FUNDAMENTOS

ESTÁNDAR

milady®

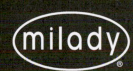

Cengage

Australia • Brasil • Canadá • México • Singapur • Reino Unido • Estados Unidos

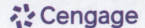

Fundamentos Estándar de Milady
Milady

Vicepresidente y gerente general, Milady:
Sandra Bruce

Directora de producto: Kara Melillo

Gerente de producto: David Santillan

Gerente de diseño de aprendizaje: Jessica
Mahoney

Gerente ejecutivo de contenido: Nina Tucciarelli

Diseñadora de aprendizaje: Beth Williams

Experto interno en el tema: Harry Garrott

Gerente de Marketing: Kim Berube

Directora de marketing: Slavik Volinsky

Director de diseño, estudio creativo: Jack
Pendleton

Diseñador de portada: Joe Devine

Para obtener información sobre los productos y asistencia tecnológica,
póngase en contacto con nosotros a través de
**Servicio al Cliente y de Ventas de Cengage Learning al 1-800-354-9706
o a support.cengage.com.**

Si desea obtener una autorización para utilizar este material, envíe todas las
solicitudes mediante nuestro sitio en Internet en **www.cengage.com/permissions.**

Número de control de la Biblioteca del Congreso: 2019931164

ISBN: 978-1-337-09526-6
Cengage
200 Pier 4 Boulevard
Boston, MA 02210
Estados Unidos

Cengage es un proveedor líder de soluciones de aprendizaje
personalizadas, con empleados con domicilio en casi 40 países
diferentes y ventas en más de 125 países en todo el mundo.
Encuentre su representante local en **www.cengage.com.**

Para obtener más información sobre las plataformas y servicios
de Cengage, registrarse o acceder a su solución de aprendizaje en línea,
o comprar materiales para su curso, visite **www.cengage.com.**

Aviso al lector

La editorial no garantiza ni avala ninguno de los productos descritos en el
presente, ni realiza análisis independiente alguno en relación con ningún tipo
de información sobre los productos contenidos en el presente. La editorial
no asume ningún tipo de obligación de obtener ni incluir información
ajena a la brindada por el fabricante y renuncia de forma expresa a ella.
Se aconseja expresamente al lector que tenga en cuenta y adopte todas
las precauciones de seguridad que se indican en las actividades descritas
aquí para evitar posibles peligros. El lector asume voluntariamente
todos los riesgos relacionados con las instrucciones aquí mencionadas.
La editorial no ofrece declaraciones ni garantías de ningún tipo como, entre
otras, la garantía de que los bienes son idóneos para los fines específicos
o de que las condiciones son aptas para la venta. Dichas declaraciones
tampoco se infieren respecto del material expuesto aquí. La editorial no
se responsabiliza por dicho material. La editorial no se responsabiliza por
daños ni perjuicios especiales, indirectos o punitorios, ocasionados, en su
totalidad o en parte, por el uso o la confianza del lector en este material.

Printed in Mexico
Print Number: 8   Print Year: 2023

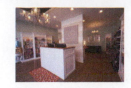

PARTE *1*

JUEGO DE HERRAMIENTAS DE HABILIDADES INTERPERSONALES / 2

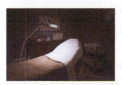

PARTE *2*

SEGURIDAD PÚBLICA Y SALUD / 70

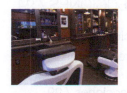

PARTE *3*

DESTREZAS COMERCIALES / 206

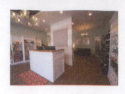

6 QUÍMICA Y SEGURIDAD / 152

 7 ELECTRICIDAD Y SEGURIDAD DE LOS EQUIPOS ELÉCTRICOS / 182

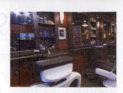 PARTE **3**
DESTREZAS COMERCIALES / 206

 8 PLANIFICACIÓN PROFESIONAL / 208

 9 EN EL TRABAJO / 240

 10 EL NEGOCIO DE LA BELLEZA / 268

FUNDAMENTOS ESTÁNDAR DE MILADY

¡Felicitaciones! Usted está a punto de comenzar un camino que puede tomar diferentes rumbos y que le brinda la posibilidad de convertirse en un profesional seguro y exitoso. En Milady, creemos que aquellos que siempre buscan el conocimiento, salen de su zona de confort y se desafían a sí mismos tienen mayores oportunidades de triunfar.

Usted y su escuela han seleccionado el curso de estudio perfecto para lograr sus metas; el primer paso es crear una base sólida. *Fundamentos Estándar de Milady* se creó para ayudarlo a dominar los principios fundamentales que utilizará a lo largo de su educación y carrera, donde sea que esta lo lleve. Este recurso incluye los componentes básicos de su educación sobre belleza y bienestar, como aspectos básicos de ciencia, temas teóricos, destrezas interpersonales y fundamentos empresariales. Combinado con el texto específico de cada disciplina Milady, tiene a mano la educación más relevante e integral en su campo.

Cuando comience su experiencia educativa, piense de qué manera abordará el curso; incluso si se presentan dificultades, con la actitud, la destreza, los hábitos de estudio y la perseverancia lo logrará. Manténgase enfocado en su objetivo, contacte a sus instructores cuando necesite ayuda y no tenga miedo de comenzar a pensar más allá de obtener una licencia. Una carrera de belleza en esta increíble industria puede llevarlo a cualquier lugar, pero todo comienza con una mentalidad ganadora y una buena base.

LOS ESTÁNDARES DE LA INDUSTRIA

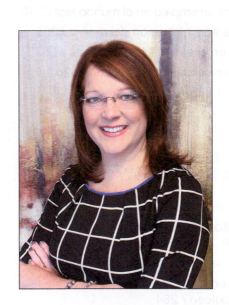

Desde 1927, Milady se ha comprometido con la calidad en la educación para los profesionales de la belleza. A lo largo de los años, decenas de millones de profesionales con licencia comenzaron su carrera estudiando de los libros de texto de Milady líderes en la industria.

En Milady, nos dedicamos a brindar las soluciones de aprendizaje más completas, en la mayor variedad de formatos, para serle de utilidad a usted, el estudiante moderno. La primera edición de *Fundamentos Estándar de Milady* está disponible para en varios formatos, tales como la versión impresa tradicional, la versión en libro digital y la versión MindTap, que ofrece una experiencia de aprendizaje interactivo con actividades, herramientas de aprendizaje y videos nuevos.

Milady quiere agradecer a los educadores y profesionales que participaron en las encuestas y reseñas para ayudarnos a identificar el contenido que debía incluirse en esta nueva edición. También nos gustaría agradecerles a los estudiantes, del pasado y actuales, por ser claros en cuanto a sus necesidades y por darle la oportunidad a Milady de ofrecerles lo mejor en capacitación de belleza y bienestar.

Gracias por confiar en Milady, como fuente da información valiosa que lo ayudará a construir las bases de su carrera. Nuestro contenido, junto con su pasión, creatividad y devoción al trabajo y a los clientes, lo encaminarán hacia el éxito de por vida. ¡Felicitaciones por dar el primer paso hacia su futuro como profesional de la belleza!

Sandra Bruce
Vicepresidente y gerente general, Milady

LO NUEVO DE ESTA EDICIÓN

Como parte del desarrollo de *Fundamentos Estándar de Milady*, este texto incluye muchas características y herramientas de aprendizaje que pueden ser nuevas para los estudiantes familiarizados con los libros de texto anteriores de Milady.

ORGANIZACIÓN DE CAPÍTULOS

La información de este texto, junto con las enseñanzas de sus instructores, le permitirá desarrollar las habilidades necesarias para establecer una clientela leal y satisfecha. Los capítulos están agrupados en tres partes principales con el fin de poder localizar la información con mayor facilidad.

PARTE 1: JUEGO DE HERRAMIENTAS DE DESTREZAS INTERPERSONALES

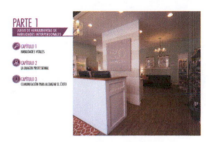

El juego de herramientas de destrezas interpersonales consiste en tres capítulos que hacen hincapié en el campo de las destrezas personales e interpersonales que necesitará para tener éxito. En el Capítulo 1, "Destrezas vitales", se resalta la habilidad para fijar objetivos y mantener una buena actitud, además del análisis de la psicología del éxito. El Capítulo 2, "La imagen profesional", resalta la importancia de cultivar la apariencia externa, desde tener una higiene adecuada y vestirse para el éxito hasta focalizarse en las destrezas interpersonales, el desarrollo de la carpeta de antecedentes laborales y la etiqueta de las redes sociales. El Capítulo 3, "Comunicación para lograr el éxito", describe el importante proceso de establecer relaciones con los clientes con base en la confianza y la comunicación eficaz y se focaliza en la consulta con el cliente.

PARTE 2: SEGURIDAD PÚBLICA Y SALUD

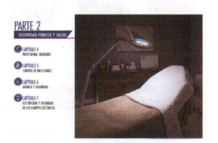

Seguridad pública y salud incluye información importante que necesitará para preservar la seguridad y la salud, tanto suya como de sus clientes. El Capítulo 4, "Profesional saludable", combina información sobre nutrición y ergonomía con orientación sobre cómo mantenerse saludable, tomarse un día por enfermedad, y sobre profesionales y clientas embarazadas. El Capítulo 5, "Control de infecciones", ofrece los datos vitales más recientes sobre la identificación y prevención de la transmisión de patógenos en salones, spas y barberías, además de las precauciones de seguridad específicas, como las necesidades especiales de los clientes de alto riesgo. El Capítulo 6, "Química y seguridad", cubre los conceptos básicos de la química en relación con la belleza y el bienestar, con un enfoque en el manejo, el almacenamiento y la eliminación de productos químicos de manera segura. El Capítulo 7, "Electricidad y seguridad de los equipos eléctricos", presenta de manera similar la teoría eléctrica con una visión hacia la comprensión de las posibilidades y precauciones de los dispositivos eléctricos en el salón, spa y barbería.

PARTE 3: DESTREZAS COMERCIALES

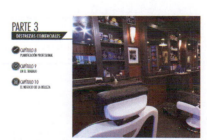

La sección de destrezas comerciales comienza con el Capítulo 8, "Planificación profesional". Este capítulo ayuda a los estudiantes a prepararse para los exámenes para obtener la licencia y para las entrevistas laborales. También, explica cómo crear un currículum vitae y una carpeta de antecedentes laborales. El Capítulo 9, "En el trabajo", describe los conocimientos y actitudes que se esperan de usted, como profesional de la belleza con licencia. Ofrece consejos sobre cómo aprovechar al máximo su primer trabajo, incluida la importancia de administrar su dinero y aprender todo lo que pueda. El capítulo final, "El negocio de la belleza", muestra a los estudiantes los diversos tipos de negocios y tipos de opciones de propiedad comercial disponibles para ellos, con un vistazo a los requisitos y responsabilidades involucradas.

APRENDIZAJE INTENSIVO

En respuesta a los avances en el aprendizaje de la ciencia y la creciente importancia de la educación basada en competencias, *Fundamentos Estándar* incluye varios cambios que lo diferencian de los textos de la disciplina con los que puede estar familiarizado. Se han agregado o modificado características con la esperanza de hacer que su experiencia de aprendizaje sea más intuitiva, eficaz y, sobre todo, relevante.

TABLA DE CONTENIDO

Ya sea que esté apenas comenzando, se encuentre revisando el texto para rendir sus exámenes o simplemente se sienta perdido, la tabla de contenidos al comienzo de este texto será su hoja de ruta de aprendizaje a través de estas bases. La sección de **Contenidos** no solo muestra la estructura del texto como un todo, lo que facilita la búsqueda de una sección específica, sino que, como los encabezados de las secciones se desdoblan como objetivos de aprendizaje, esta tabla de contenidos también le muestra de un vistazo todos los objetivos que deberá completar para dominar cada capítulo.

ÍCONOS DE LOS CAPÍTULOS

Cada capítulo en *Fundamentos Estándar* tiene su propio ícono, que lo conecta a través de todos sus suplementos. Piense en estos íconos como insignias: una vez que haya completado todos los objetivos de aprendizaje de un capítulo, ¡habrá ganado un ícono de capítulo! Y mucho más.

OBJETIVOS DE APRENDIZAJE

OBJETIVOS DE APRENDIZAJE

AL FINALIZAR ESTE CAPÍTULO USTED PODRÁ:

1. EXPLICAR LAS HABILIDADES VITALES.
2. ENUMERAR LOS PRINCIPIOS QUE FAVORECEN AL ÉXITO.
3. DISEÑAR UNA DECLARACIÓN DE OBJETIVOS.
4. ESTABLECER METAS A CORTO Y LARGO PLAZO.
5. DEMOSTRAR UNA ADMINISTRACIÓN EFICAZ DEL TIEMPO.
6. IMPLEMENTAR HERRAMIENTAS DE APRENDIZAJE EFICACES.
7. DEFINIR LA *ÉTICA*.
8. DESARROLLAR UNA PERSONALIDAD Y ACTITUD POSITIVA.

Al inicio de cada capítulo, hay una lista de objetivos de aprendizaje que le indicará la información importante que deberá conocer después de estudiar el capítulo. A lo largo del capítulo, estos objetivos de aprendizaje también se utilizan como títulos de las secciones principales en sí. Eso se hace para facilitar el acceso a la referencia y reforzar las principales competencias que son fundamentales en el aprendizaje de cada capítulo para prepararse para la certificación. Además, los objetivos de aprendizaje se han escrito para poner el énfasis en resultados que pueden medirse, para ayudarlo a comprender qué es lo que debería poder hacer luego de dominar cada sección.

PREGUNTAS DE VERIFICACIÓN

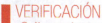

VERIFICACIÓN
¿Cuáles son las características de una actitud saludable y positiva?

En lugar de colocar preguntas de revisión al final de cada capítulo, las preguntas de verificación se agregaron al final de la sección que cubren. Esto le permite verificar su nivel de comprensión, a medida que va avanzando en un capítulo, en lugar de esperar hasta que haya terminado el capítulo para simplemente hacer memoria. Las preguntas de **verificación** también facilitan la búsqueda de las respuestas para las que necesita ayuda.

PROGRESO DE LAS COMPETENCIAS

La lista de objetivos de aprendizaje se repite al final de cada capítulo, con casillas de verificación agregadas. Aquí, se lo invita a que revise su progreso a través del contenido que ha cubierto, lo que incluye marcar los objetivos de aprendizaje que sienta que ha dominado. Lo que no esté marcado se destacará como un claro recordatorio del trabajo que aún debe realizar para completar ese capítulo.

PROGRESO DE LAS COMPETENCIAS

¿Cómo le va con la imagen profesional? A continuación, marque los Objetivos de aprendizaje del Capítulo 2 que considere que ha dominado; deje sin marcar aquellos objetivos a los que deberá volver:

☐ EXPLICAR QUÉ ES LA IMAGEN PROFESIONAL.
☐ IMPLEMENTAR LOS PRINCIPIOS DEL DISEÑO DE LA IMAGEN.
☐ DEMOSTRAR UNA ACTITUD PROFESIONAL.
☐ CREAR SU CARPETA PERSONAL.
☐ IMPLEMENTAR LAS MEJORES PRÁCTICAS EN EL USO DE LAS REDES SOCIALES.

SECCIONES EXPLICAR Y APLICAR

Las primeras y últimas secciones de cada capítulo funcionan de manera un poco diferente a las secciones de contenido estándar que conforman la mayor parte del texto. Cada capítulo comienza con una sección **Explicar**, que sirve como una breve introducción al capítulo y, ocasionalmente, tiene contenido adicional. Notará que esta sección tiene un objetivo de aprendizaje, mientras que **Aplicar** no lo tiene. Esto se debe a que la sección **Explicar** se considera un objetivo de nivel superior dentro del capítulo: para dominar el contenido de un capítulo en su totalidad, debe poder explicar la importancia del capítulo para su disciplina.

En relación a esto, la sección **Aplicar** que cierra cada capítulo es una invitación para que usted, su grupo de estudio o su clase analicen cómo se aplican los temas generales de belleza y bienestar del capítulo a su disciplina específica. Esta sección ofrece algunas sugerencias, pero el verdadero análisis depende de usted. Esta es la razón por la cual no hay un objetivo de aprendizaje para la sección **Aplicar**, ya que usted o su instructor harán el verdadero trabajo de conectar el capítulo con su propia carrera.

EXPLICAR LAS HABILIDADES VITALES

Si bien es importante tener habilidades técnicas eficaces, aprender a aplicar las habilidades vitales resulta igual de valioso. La belleza y el bienestar representan el corazón de la industria creativa, donde se espera que ponga en práctica su talento artístico. Para ser exitoso en un salón de belleza, spa, o barbería, necesitará ciertas habilidades. Ejemplos de estas habilidades son buena comunicación, tomar decisiones, desarrollo personal, establecimiento de objetivos, servicio al cliente, y finalmente organización del tiempo. Estas habilidades vitales son la base del éxito de estudiantes y profesionales. Además, el hecho de desarrollar habilidades de estudio técnico le ayudará a cumplir las metas educativas y profesionales.

APLICACIÓN DE LAS HABILIDADES VITALES

¡Felicitaciones por completar este capítulo! Antes de continuar, tómese un momento para pensar cómo estos temas de habilidades vitales se aplican a su disciplina particular. Debata con un compañero de clase o grupo de estudio cómo el éxito se puede definir de manera diferente para su disciplina, qué exigencias únicas puede tener su horario, cómo puede abordar dilemas éticos específicos, entre otros asuntos.

CARACTERÍSTICAS ADICIONALES

Se ofrecen muchas características en este texto que lo ayudarán a dominar los conceptos y las técnicas clave.

CONCÉNTRESE EN

En el texto hay secciones cortas en cuadros que llaman la atención sobre las destrezas y los conceptos que lo ayudarán a lograr sus metas. Las secciones **Concéntrese en** se enfocan en perfeccionar las destrezas técnicas y personales, el mejoramiento de la facturación, la consulta con el cliente y el establecimiento de su clientela. Estos temas son la clave para su éxito como estudiante y como profesional.

CONCÉNTRESE EN

La persona holística

La personalidad de un individuo es la suma total de sus características innatas, de sus actitudes y de los rasgos de su comportamiento. Mejorar la actitud es un proceso que continúa toda la vida. Tanto en su vida profesional como en la personal, una actitud agradable atrae más socios, clientes y amigos. Sabrá que tiene una actitud agradable cuando sea capaz de ver lo bueno en situaciones difíciles. La gente disfruta de la compañía de las personas que pueden darle un giro positivo a cualquier situación.

¿SABÍA QUE…?

Esta sección proporciona información interesante que mejorará su comprensión del material incluido en el texto y lo hará concentrarse en un punto en particular.

¿LO SABÍA?

El 7 % de la comunicación es verbal (involucra palabras reales), el 55 % es visual (lenguaje corporal, contacto visual) y el 38 % es tonal (timbre, cadencia, volumen, tono de la voz)[1]. Para comunicarse de manera eficiente como un profesional, proyecte un sólido lenguaje corporal imbuido de confianza, competencia y carisma.

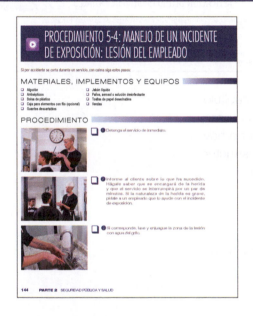

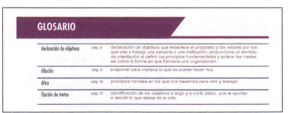

SUGERENCIA

Estos consejos útiles llaman la atención sobre situaciones que podrían surgir y proporcionan formas rápidas de hacer las cosas. Busque estos consejos en el texto.

PRECAUCIÓN

Parte de la información es tan vital para su seguridad y la de sus clientes que merece que se le dedique atención especial. El texto le indica cuál es esta información en los recuadros **Precaución**.

ACTIVIDAD

Los recuadros **Actividad** describen ejercicios prácticos en el salón de clases o individuales que lo ayudarán a comprender los conceptos que se explican en el texto.

PROCEDIMIENTOS

Todos los procedimientos paso a paso ofrecen instrucciones claras y fáciles de comprender, y numerosas fotografías para aprender las técnicas. Al comienzo de cada procedimiento, encontrará una lista de los implementos y materiales necesarios, además de cualquier preparativo que deba efectuarse antes de comenzarlo.

En las ediciones y textos anteriores, los procedimientos interrumpían el flujo del contenido principal, lo que a veces hacía necesario que los lectores hojeen muchas páginas antes de continuar su estudio. Para evitar esta interrupción, los procedimientos se trasladaron a una sección especial de **Procedimientos** al final de cada capítulo. A medida que avanza por el contenido principal del capítulo, verá el número de página en donde aparece el procedimiento relevante completo.

COMBINACIÓN DE TÉRMINOS CLAVE Y LISTA DE GLOSARIO

Hay una lista completa de términos clave como parte del glosario al final de cada capítulo. Además de los términos clave, encontrará la *página de referencia* donde los términos clave son definidos y discutidos en el material del capítulo. Se incluye una guía de *Pronunciación* de todos los términos en las definiciones del glosario. La combinación de los términos clave y el glosario del capítulo es una manera de aprender términos importantes que se utilizan en la industria de la belleza y bienestar, y lo prepararán para su certificación. La lista es un recurso único para crear fichas de estudio para los cuestionarios de un capítulo en particular.

Todos los términos clave y sus definiciones se incluyen en el *Glosario del capítulo*, así como en el *Glosario/Índice* al final del libro.

FOTOGRAFÍA Y DISEÑO

Fundamentos Estándar propuso un desafío, ya que pidió fotografías que mostraban no solo una diversidad de profesionales y clientes, sino que también representaban la gama de disciplinas que constituyen las bases de este texto. La intención era seguir siendo neutros en cuanto a las disciplinas al incluir imágenes de todo el espectro de la belleza y bienestar: barberos y estilistas, esteticistas y técnicos de uñas, incluso masajistas ocasionales y maquilladores. Nuestra esperanza es que cada estudiante pueda encontrarse a sí mismo y su futura carrera en algún lugar de este texto.

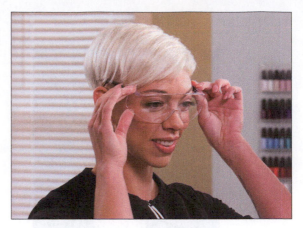

COLABORADORES

LESLIE ROSTE

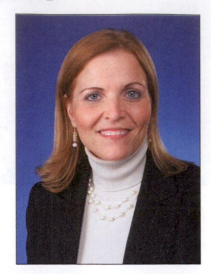

Capítulo 4 Profesional saludable

Capítulo 5 Control de infecciones

Capítulo 6 Química y seguridad

Capítulo 7 Electricidad y seguridad de los equipos eléctricos

Leslie Roste, enfermera titulada y autorizada, se graduó en la Universidad de Kansas, donde estudió Enfermería y Microbiología. Trabajó en varios puestos de enfermería, incluido el de enfermería obstétrica y control de infecciones en el área de la ciudad de Kansas antes de comenzar a trabajar en la industria de la cosmetología. Su principal objetivo en la industria ha sido la salud y la seguridad en el entorno de la belleza profesional y la formación general en las ciencias relacionadas. Leslie ha escrito muchos artículos para publicaciones y ha disertado en audiencias grandes y reducidas sobre el control de infecciones en el ambiente laboral, las normas mínimas de salud y seguridad, y la certificación basada en la seguridad. Está muy involucrada con la industria en todos los niveles, de estudiantes a legisladores, al asegurar que los servicios profesionales de la industria de la belleza se realicen de manera segura.

Actualmente, Leslie participa en varias comisiones estatales y federales relacionadas con la salud y seguridad pública, y las licencias ocupacionales. También pasa gran parte de su tiempo trabajando con estados individuales en la revisión de normas o legislación respecto al control de infecciones en la industria de la belleza profesional. Actualmente, es la directora nacional de educación de King Research.

COLABORADORES ANTERIORES

- C. Jeanine Fulton, Persona Market Enterprises, Atlanta, GA
- Dr. Roychen Joseph, Farouk Systems, Inc, Houston, TX
- Mary Ann Kilgore, OC Minx Cosmetics, LLC, Laguna Niguel, CA
- Suzanne Mulroy, Beauty Changes Lives, Los Angeles, CA

RECONOCIMIENTOS

Milady reconoce con gratitud y respeto a los profesionales que han ofrecido su tiempo para contribuir con esta edición de *Fundamentos Estándar de Milady* y desea expresar su enorme gratitud a las siguientes personas que desempeñaron una función invaluable en la creación de esta edición:

- Daesha Devon Harris, Michael Gallitelli, Tom Stock y Julie Moscheo por prestarnos sus poderes fotográficos y utilizar sus cámaras para la mejora del juego de imágenes de Milady.
- Paul Mitchell The School (Schenectady, NY), Capri Cosmetology Learning Center (Newburgh, NY), 560 Salon and Spa (Cobleskill, NY), Make Me Fabulous (Saratoga Springs, NY) y Henry Street Barbershop (Saratoga Springs, NY) por albergar amablemente nuestras sesiones de fotos y videos. Un sincero agradecimiento a todos estos establecimientos por su generosidad y asistencia en la búsqueda de la excelencia fotográfica.
- Un agradecimiento especial a Devin, Rasi y Josh en Henry Street Barbershop. Su barbería es un negocio que hace hincapié en la comunidad, como lo demuestra con su donación de cortes de cabello gratuitos para las personas sin hogar y veteranos el primer domingo de cada mes.
- A Danielle Valachovic por sus destrezas de maquillaje en diferentes sesiones de fotos y videos, así como en el modelado a pedido.
- A Michelle Whitehead por trabajar incansablemente para abastecer, organizar y ejecutar muchas de las sesiones de Milady durante su cargo, incluidas las de este libro. No podríamos haberlo hecho sin su ayuda.
- Al equipo de Beauty Operatives por brindar sus comentarios durante el desarrollo de este proyecto. ¡Les agradecemos por ayudarnos a lograr que esto sea posible!

REVISORES DE *FUNDAMENTOS ESTÁNDAR DE MILADY*

- Yota Batsaras, QueenB Parlor, Cypress, CA
- Jenny Berglund, estilista independiente, Duluth, MN
- Adrienne Bishop, Nail Crazed, LLC, Spanish Fork, UT
- Bonita Branch, Bennett Career Institute, Washington, DC
- Dina Costello, Benes Career Academy, New Port Richey, FL
- Kimberly Cutter-Williams, Savannah Technical College, Savannah, GA
- Cheryl Duarte, Greater Lowell Technical High School, Tyngsborough, MA
- John Halal, Chemistry Simplified, McCordsville, IN
- Donna Haynes, Jackson Barber College, Houston, TX
- Cindy Heidemann, ABC School of Cosmetology, Esthetics & Nail Technology Inc., Lake in the Hills, IL
- Sarah Herb, Evergreen Beauty College, Everett, WA
- Tammy Hingten, TONI&GUY Hairdressing Academy, Albuquerque, NM
- Mike Kennamer, Northeast Alabama Community College, Rainsville, AL
- Joanne Myers, Pulse Beauty Academy, Downingtown, PA
- Barbara Padget, Kenneth Shuler School of Cosmetology, Columbia, SC
- Juanita Darlene Ray, CND, Chattanooga, TN
- Kathy Davis Rees, National Institute of Medical Aesthetics, South Jordan, UT
- Jean Schlaiss, Kenneth Schuler School of Cosmetology, Rock Hill, SC
- Sharicka Washington, Institute of Skin Science, Stratham, NH
- Madison Weinrich, Continental School of Beauty, Rochester, NY
- Patrice Wilson, Bennett Career Institute, Washington, DC
- Debbie Yandow, Gaston Community College, Dallas, NC

PARTE 1

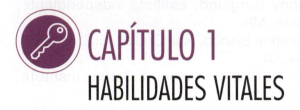

JUEGO DE HERRAMIENTAS DE HABILIDADES INTERPERSONALES

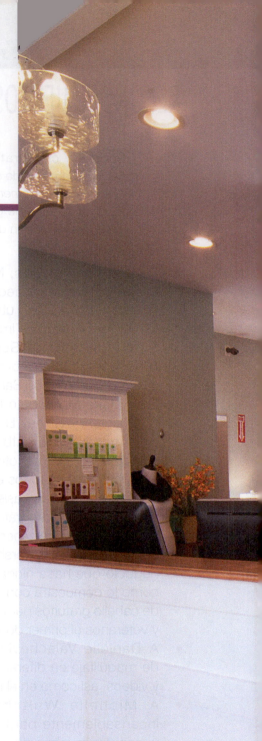

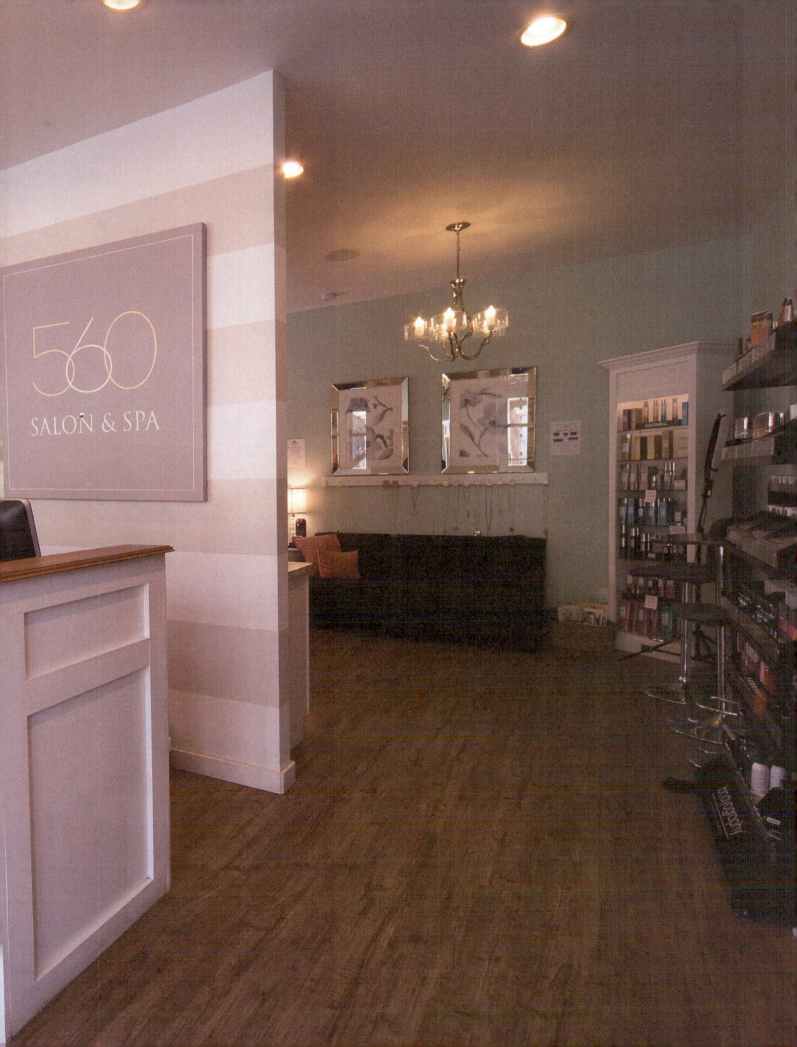

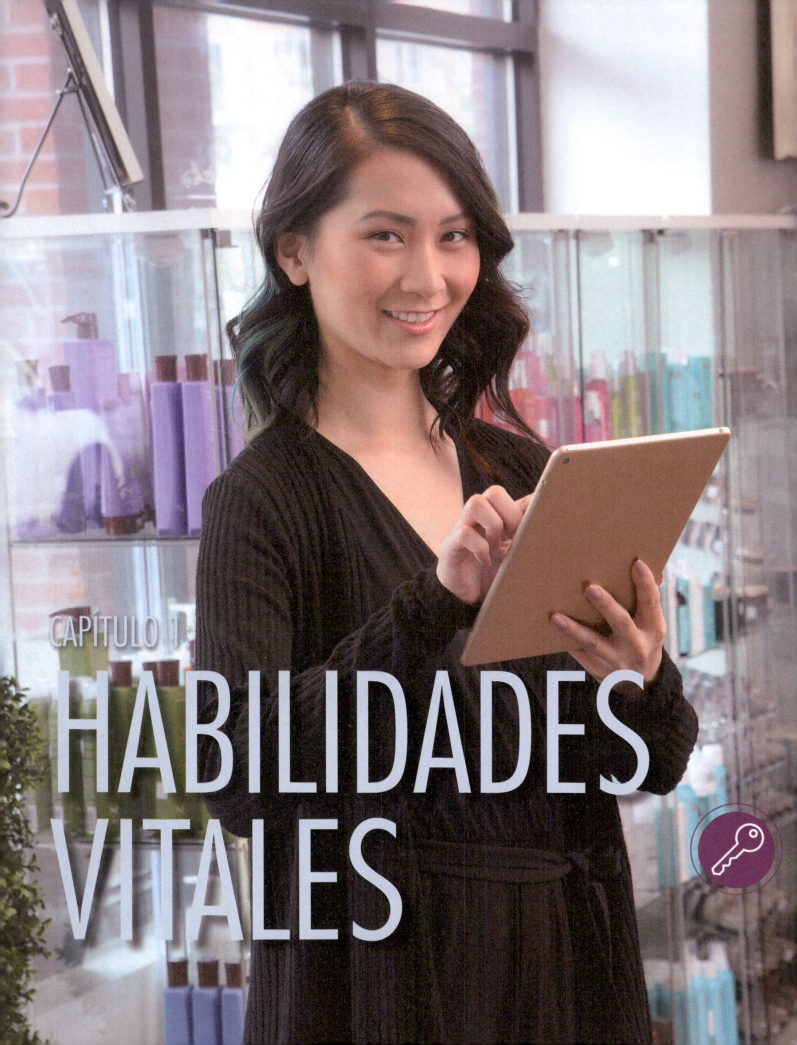

CAPÍTULO 1

HABILIDADES VITALES

"Todo lo que siempre ha querido está del otro lado del miedo".
-George Addair

OBJETIVOS DE APRENDIZAJE

AL FINALIZAR ESTE CAPÍTULO USTED PODRÁ:

1. EXPLICAR LAS HABILIDADES VITALES.
2. ENUMERAR LOS PRINCIPIOS QUE FAVORECEN AL ÉXITO.
3. DISEÑAR UNA DECLARACIÓN DE OBJETIVOS.
4. ESTABLECER METAS A CORTO Y LARGO PLAZO.
5. DEMOSTRAR UNA ADMINISTRACIÓN EFICAZ DEL TIEMPO.
6. IMPLEMENTAR HERRAMIENTAS DE APRENDIZAJE EFICACES.
7. DEFINIR LA *ÉTICA*.
8. DESARROLLAR UNA PERSONALIDAD Y ACTITUD POSITIVA.

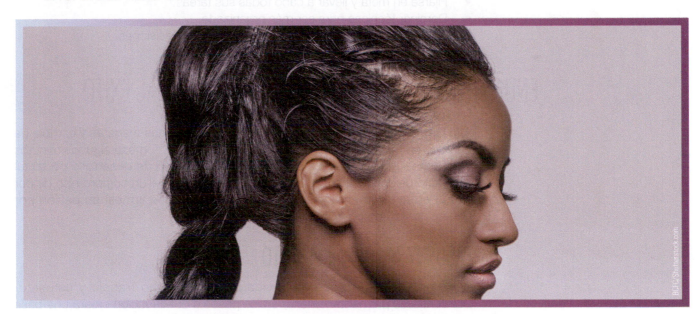

EXPLICAR LAS HABILIDADES VITALES

Si bien es importante tener habilidades técnicas eficaces, aprender a aplicar las habilidades vitales resulta igual de valioso. La belleza y el bienestar representan el corazón de la industria creativa, donde se espera que ponga en práctica su talento artístico. Para ser exitoso en un salón de belleza, spa, o barbería, necesitará ciertas habilidades. Ejemplos de estas habilidades son buena comunicación, tomar decisiones, desarrollo personal, establecimiento de objetivos, servicio al cliente, y finalmente organización del tiempo. Estas habilidades vitales son la base del éxito de estudiantes y profesionales. Además, el hecho de desarrollar habilidades de estudio técnico le ayudará a cumplir las metas educativas y profesionales.

Los profesionales de la belleza deben estudiar y comprender bien las habilidades vitales porque:

- Tener buenas prácticas vitales les permitirá disfrutar de una carrera profesional más satisfecha y productiva en el ámbito de la belleza y el bienestar.
- Estos profesionales trabajan con clientes de todas partes. Así que pueden ser útiles para mantener relaciones positivas con ellos en cualquier situación.
- Habilidades bien desarrolladas les permitirá lidiar con circunstancias difíciles.
- Ayudan a construir la autoestima, lo cual contribuye a lograr las metas.

HABILIDADES VITALES EN ACCIÓN

Las habilidades vitales son acciones y capacidades diarias cuales hagan que una persona sea productiva y versátil. Algunas de las prácticas más importantes que debe recordar y practicar incluyen:

- Preocuparse y ser servicial con los demás.
- Hacer buenos amigos.
- Sentirse bien consigo mismo.
- Tener sentido del humor.
- Mantener una actitud cooperadora.
- Abordar el trabajo con un fuerte sentido de la responsabilidad.
- Tener constancia en su trabajo.
- Adaptarse bien a distintas situaciones.
- Fijarse en meta y llevar a cabo todas sus tareas.
- Dominar técnicas para ser más organizado.
- Desarrollar verdaderas habilidades para tomar decisiones.

ENUMERAR LOS PRINCIPIOS QUE FAVORECEN AL ÉXITO

A lo largo de los años, el éxito ha sido definido en varias maneras y cambia de persona en persona. ¿Cuál es la definición del éxito? Tómese algunos minutos para pensar y luego escribir su respuesta. El proceso de desarrollo personal es el acto de aprovechar de todo su potencial y requiere un compromiso de por vida. Permanezca en el curso y alimente, con pasos firmes, su pasión por el éxito asegurado (**Figura 1-1**).

PASOS PARA LOGRAR EL ÉXITO

Ser una persona exitosa en la vida requiere mucho trabajo y esfuerzo. Concentrarse permanentemente en los pasos a continuación creará una base sólida para alcanzar sus metas.

- **Fortalezca su autoestima.** La autoestima se basa en la fuerza interior y comienza cuando uno confía en si mismo para alcanzar sus metas. Es fundamental que comience a desarrollar su autoestima cuando todavía esté estudiando. Leer afirmaciones positivas es una manera fantástica de comenzar.
- **Visualice el éxito.** Imagínese trabajando en el lugar de sus sueños. Estés atendiendo a los clientes eficientemente, ama su trabajo y el ambiente. Cuanto más practique esta visualización, más fácil le resultará convertirla en realidad.

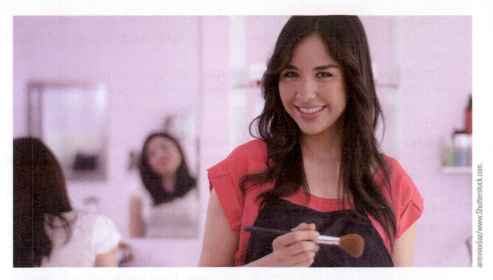

▲ FIGURA 1-1 Amar su trabajo es crucial para alcanzar el éxito.

- **Aproveche sus fortalezas.** Practique todo lo que le ayude a mantener una imagen positiva de usted mismo. Si es bueno en algo (por ejemplo, tocar la guitarra, correr, cocinar, arreglar el jardín o cantar), el tiempo que invierta en esa actividad le permitirá sentirse bien consigo mismo (**Figura 1–2**). Recuerde que es posible que sea bueno en algo y que aún no se haya dado cuenta. A lo mejor es bueno para escuchar a los demás, por ejemplo, o es un amigo comprensivo y considerado.
- **Sea amable consigo mismo.** Este paso puede ser el más difícil, pero es el más importante para alcanzar ser exitoso. Elimine los pensamientos autocríticos y negativos que son contraproducentes. Si comete un error, véalo como una oportunidad de aprendizaje y hazlo mejor la próxima vez.

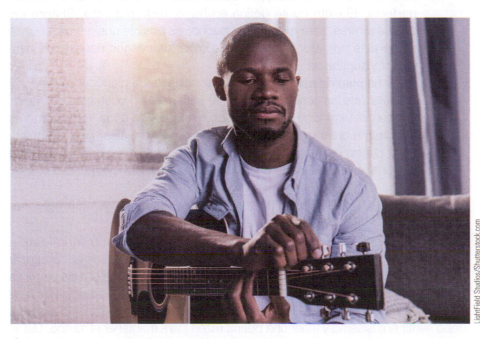

▲ FIGURA 1-2 Dedíquele tiempo a lo que hace bien.

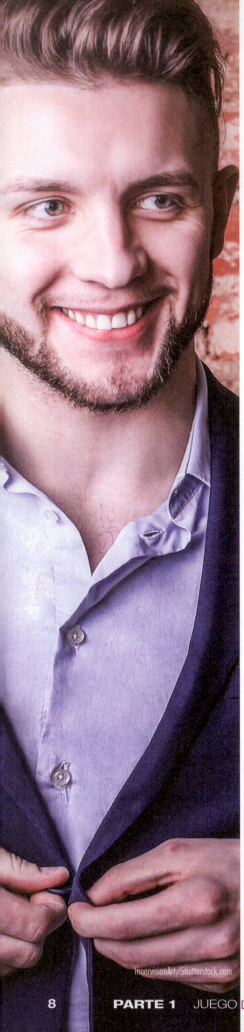

InnervisionArt/Shutterstock.com

- **Sea honesto con usted mismo.** ¡Sea usted mismo y sea profesional! Lleva mucho tiempo y esfuerzo ser alguien que en realidad no es. Ser único es un recurso valioso.
- **Practique nuevos comportamientos.** Debido de que hay que lograr el éxito constituye una destreza, puede desarrollarla practicando nuevos comportamientos positivos como hablar con confianza, permanecer erguido o usar gramática apropiada.
- **Separe su vida personal de su vida laboral.** Hablar sobre su vida personal en el trabajo es contraproducente y puede afectar a todos los que trabajan con usted. Trate de separar su vida laboral de su vida personal y desarrollar un equilibrio entre ambas.
- **Mantenga siempre alto su nivel de energía.** Los profesionales exitosos de la belleza exitosos se cuidan a sí mismos. Duerma la cantidad de horas necesarias, coma alimentos saludables y administre su tiempo con sensatez. Encuentre también un punto de equilibrio para dedicar parte de su tiempo a estar con su familia y amigos, tener pasatiempos y disfrutar de actividades recreativas.
- **Respete a los demás.** Haga un esfuerzo consciente por respetar a todos. Practique los modales buenos mediante el uso de palabras como "por favor", "gracias" y "perdón". Practique ser un buen oyente y recuerde no interrumpir a los demás cuando están hablando.
- **Manténgase productivo.** Los tres hábitos malos que le impedirán rendir al máximo son los siguientes: (1) la dilación, (2) el perfeccionismo y (3) la falta de un plan de acción. Si elimina estas tendencias problemáticas, verá que su productividad mejorará casi inmediatamente.

1. La **dilación** es el acto de dejar para mañana lo que se puede hacer hoy. Por ejemplo, "estudiaré mañana en vez de hoy". Este tipo de pensamiento puede atribuirse al hecho de tener demasiadas tareas a la vez, lo cual es un síntoma de organización defectuosa.
2. El **perfeccionismo** es la compulsión de hacer las cosas de la manera perfecta. El éxito no se define en hacer todo perfecto. Si aprende de sus errores, será exitoso. De hecho, es posible que el quien nunca se permite cometer errores no asumirá los riesgos necesarios para crecer y superarse.
3. Tener un **plan de acción** es el acto consciente de planificar algo en vez de dejar que las cosas simplemente sucedan. Un buen plan de acción puede ser formado en periodos de cinco o diez años. Igualmente es importante crear metas diarias, mensuales y anuales. ¿Dónde quiere estar dentro de cinco años a nivel profesional? ¿Qué debe hacer esta semana, este mes y este año para acercarse a esa meta?

MOTIVACIÓN Y AUTOGESTIÓN

Comenzar algo nuevo puede ser tan emocionante como intimidante. Por ejemplo, muchos estudiantes nuevos se sienten nerviosos al comenzar a estudiar belleza y bienestar. Independientemente de lo que pueda sentir, la motivación y las habilidades de autogestión le ayudaran a pasar al siguiente nivel en su carrera. Para lograr el éxito, necesita algo más que un empujón externo: debe sentir entusiasmo y tener una buena razón para mantener el rumbo. Usted es responsable de manejar su propia vida y aprendizaje. El uso de la creatividad le ayudará lograr sus metas exitosamente.

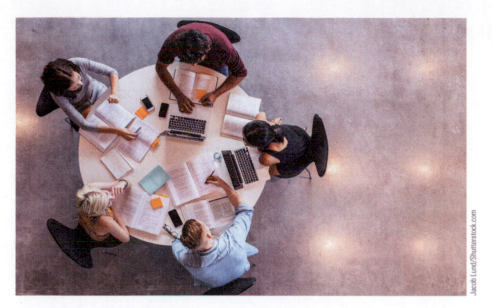

▲ **FIGURA 1-3** Construya relaciones sólidas para sentirse respaldado.

SU CAPACIDAD CREATIVA

Ser creativo significa tener talento, por ejemplo, para pintar, actuar, tocar un instrumento, escribir, cortar el cabello, maquillar o realizar arte de uñas. La creatividad también es un recurso interior ilimitado de ideas y soluciones. Para mejorar su creatividad, tenga en cuenta estas pautas:

- **Sea positivo.** Las críticas impiden que la mente creativa explore ideas y descubra soluciones para los desafíos.
- **Busque inspiración para su creatividad.** Explore la energía creativa de los museos de arte, la música, las exposiciones de moda y las revistas.
- **Mejore el vocabulario.** Desarrolle un vocabulario positivo con palabras eficaces para resolver problemas, por ejemplo, *"explorar"*, *"analizar"* y *"determinar"*.
- **Rodéese de personas que compartan su pasión.** En el agitado y exigente mundo actual, muchas personas talentosas descubren que son más creativas en un entorno donde se trabaja en equipo y se comparten ideas. Aquí es donde entra en juego el valor de un equipo fuerte (**Figura 1–3**).

VERIFICACIÓN

¿Qué principios contribuyen al éxito personal y profesional?

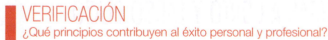

DISEÑAR UNA DECLARACIÓN DE OBJETIVOS.

Una parte esencial del negocio es la declaración de objetivos, que establece los objetivos y los valores por los que vive y se desempeña una persona o institución. Ofrece un sentido de orientación, ya que define los principios fundamentales y aclara las metas. Además, indica la forma en que funciona una organización. A menudo encontrará publicada la declaración de los objetivos de una compañía. Busque una la próxima vez que esté en un hotel, un restaurante de comida rápida u otro negocio parecido.

Declaración de objetivos

Formar un EQUIPO que valore la importancia de cada uno de sus MIEMBROS donde los INVITADOS, gracias a nuestras actitudes positivas, puedan disfrutar del excelente SERVICIO AL CLIENTE que esperan.

Gracias a la capacitación continua de nuestro equipo, el CLIENTE recibirá la mejor calidad de trabajo posible.

▲ **FIGURA 1-4** Las declaraciones de objetivos se deben mostrar con orgullo. Declaración cortesía de Jean Paul Salon & Spa.

Los objetivos pueden transformarse en algo más que una declaración. Suelen convertirse en el pulso cultural de una organización (**Figura 1-4**). Un sentido de propósito bien pensado que tome la forma de una declaración de objetivos también ayudará a las personas en su camino hacia el éxito.

Trate de redactar una declaración de objetivos en una o dos oraciones que expresen quién es usted y qué desea lograr en la vida. El siguiente es un ejemplo de una declaración de objetivos simple, pero bien pensada: "Estoy dedicado a tener una carrera exitosa con dignidad, honestidad e integridad". Su declaración de objetivos puede guiarlo hacia la dirección correcta y ayudarlo a sentirse seguro cuando las cosas se salgan temporalmente de su curso. Como refuerzo, mantenga una copia de su declaración de objetivos donde pueda verla y leerla con frecuencia.

VERIFICACIÓN
¿Cuán útil es tener una declaración de objetivos, tanto ahora como en el futuro?

ESTABLECIMIENTO DE METAS A CORTO Y LARGO PLAZO
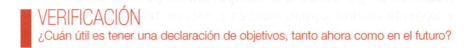

¿Tiene un objetivo, un estímulo, un deseo y un sueño? Si es así, ¿tiene una idea razonable de cómo puede logar sus metas?

La **fijación de metas** es la identificación de metas a corto y largo plazo. Cuando lo sepa, podrá marcar su destino y trazar la mejor ruta para llegar a él. Al trazar un mapa hacia sus metas, verá en qué puntos debe concentrar su atención y qué es lo que debe aprender para poder cumplir sus sueños.

CÓMO FUNCIONA LA FIJACIÓN DE METAS

Cuando fije metas, categorícelas según la cantidad de tiempo que toma lograrlas. Un ejemplo de meta a corto plazo es aprobar con éxito un examen. Graduarse de la escuela de belleza y bienestar sería otra meta a corto plazo. En general, las metas a corto plazo se pueden lograr en un año o menos.

Las metas a largo plazo abarcan períodos más prolongados, por ejemplo, de dos, cinco o diez años, o incluso más. Una meta a largo plazo podría ser, por ejemplo, convertirse en propietario de un spa en cinco años.

Después de organizar sus pensamientos, escríbalos en dos columnas tituladas como "A corto plazo" y "A largo plazo". Enumere sus metas en la columna correspondiente. Luego, desglose sus metas en partes más pequeñas para que no parezcan imposibles o abrumadoras. Por ejemplo, si usted es un estudiante de belleza y bienestar de medio tiempo, una de las metas a largo plazo es convertirse en un profesional de la belleza con licencia. Es posible que al principio le parezca que obtener una licencia requiera demasiado tiempo y esfuerzo. Sin embargo, cuando divide estas aspiraciones en varias metas a corto plazo (por ejemplo, asistir a clases puntualmente, completar las tareas y dominar las técnicas), verá que lograr cada paso lo llevará progresivamente a lograr una meta mayor.

Recuerde fijar metas posibles, crear un plan de acción y revisar ese plan con frecuencia. A veces es necesario adaptar sus metas y planes. Las personas exitosas saben que concentrarse en las metas los impulsará a alcanzar logros adicionales (**Figura 1-5** y **Figura 1-6**).

ACTIVIDAD

Tiempo frente a una pantalla

En promedio, una persona pasa alrededor de cuatro horas por día revisando su correo electrónico, visitando sitios web o viendo videos. El adolescente promedio envía aproximadamente 80 mensajes de texto al día. Para averiguar si está administrando bien su tiempo, pruebe con este ejercicio:

- Anote la hora de la mañana en que se conectó por primera vez a Internet, revisó su correo electrónico o envió un mensaje de texto.
- Haga lo que hace normalmente en línea. Anote la hora en que termina estas actividades.
- Durante el resto del día, trate de calcular (y agregar a su lista) cuánto tiempo adicional dedica a estas actividades.
- Al final del día, sume el tiempo que pasó en línea.

¿Le sorprende el resultado? Los expertos en gestión del tiempo recomiendan evitar el uso del correo electrónico, navegar en Internet y enviar mensajes de texto durante los primeros 45 o 60 minutos del día. Usted también puede usar este tiempo para planificar su día, revisar el material que debe leer para su estudio o hacer alguna tarea. La primera hora del día, que por lo general es tranquila y sin interrupciones, suele ser el mejor momento para realizar una tarea concreta.

CÓMO FIJAR OBJETIVOS A CORTO PLAZO Y LLEVAR UN REGISTRO DE ELLOS

Número	Lista de comprobación de la fijación de metas	Fecha en que se realizó	Listo
1.	Leer el Capítulo 1. Pasos a seguir: leer la primera parte durante el almuerzo; terminarlo después de la cena.	09/6	✓
2.	Practicar hablar a los clientes en un tono de voz agradable. Pasos a seguir: practicar con la familia esta noche.	10/6	✓
3.	Crear mi propia declaración de objetivos. Pasos a seguir: revisar el ejemplo del Capítulo 1; escribir la mía.	15/6	✓
4.	Comenzar a aprender tendencias. Pasos a seguir: buscar en Internet, leer revistas de la industria y de belleza. Confeccionar una "lista de tendencias" con cinco palabras.	20/6	✓
5.	Prepararme para aprobar el examen sobre el Capítulo 1. Pasos a seguir: repasar lo leído, hacer preguntas al instructor, estudiar con dos amigos.	10/7	✓
6.	¡Practicar la puntualidad! Pasos a seguir: poner la alarma para que suene 15 minutos antes. Regalarme $1 cada vez que llego a clase con diez minutos de anticipación.	Comenzar el 20/6 5 días consecutivos hasta el 20/7	
7.	Ampliar mi vocabulario. Pasos a seguir: comprar un libro o encontrar un sitio de Internet. Aprender una palabra nueva por día.	Diariamente	

▲ **FIGURA 1-5** Desglose las metas, como en este ejemplo de seguimiento de metas a corto plazo.

MIS METAS

Número	Lista de comprobación de la fijación de metas	Fecha en que se realizó	Listo
1.			
2.			
3.			
4.			
5.			
6.			
7.			

▲ **FIGURA 1-6** Haga una fotocopia de esta plantilla y complétela con sus propias metas.

DEMOSTRACIÓN DE UNA ADMINISTRACIÓN EFICAZ DEL TIEMPO

Administrar su tiempo de la manera más eficiente es una forma de lograr sus metas rápidamente. Las siguientes son algunas formas para gestionar el tiempo eficazmente:

- Aprenda a **priorizar** y haga una lista de las cosas que debe realizar, de lo más importante a lo menos importante.
- Una vez que diseñe su sistema de administración del tiempo, cerciórese de que funcione. Por ejemplo, si es de las personas que necesitan mucha flexibilidad, arme un programa que incluya bloques de tiempo no estructurados.
- Nunca asuma más tareas de las que puede manejar. Aprenda a decir *"no"* con firmeza, pero con cortesía, y manténgase firme. Será más fácil completar tareas si las actividades son limitadas.
- Aprenda técnicas para la resolución de problemas que le ahorrarán tiempo y frustraciones innecesarias.
- Permítase hacer una pausa siempre que se sienta frustrado, abrumado, preocupado o culpable. Cuando se tiene una actitud negativa, se pierden tiempo y energía valiosos. Lamentablemente, pueden surgir situaciones en las que no podrá levantarse e irse. Para manejar estos momentos difíciles, trate de practicar la técnica de respiración profunda. Llene sus pulmones con todo el aire que pueda y exhálelo poco a poco. Por lo general, después de 5 a 10 respiraciones, sentirá que recuperó la calma y su equilibrio interior.
- Tenga un anotador, un organizador u otra aplicación digital disponible en todo momento.
- Haga horarios diarios, semanales y mensuales donde indique los exámenes, las sesiones de estudio y todos los demás compromisos habituales. Planifique su tiempo libre en torno a estos compromisos en lugar de hacerlo al revés (**Figura 1-7**).
- Identifique los momentos del día cuando suele tener más energía y los momentos cuando por lo general desea o necesita relajarse. Planifique su cronograma basándose en esto.
- Recompensar con un obsequio o una actividad especial por haber hecho un buen trabajo y por haber gestionado su tiempo en forma eficiente.

¿SABÍA QUE...?

El manejo eficiente del tiempo en el salón, el spa o la barbería requiere del esfuerzo del equipo. Las barberías programan las citas según los tipos de servicio que brinden, la clientela y el tipo de barbería. Algunos salones operan sin programar citas y, en cambio, trabajan con la norma de que la primera persona que entra es la primera en ser atendida. Ambos métodos requieren que los profesionales de la belleza mantengan una comunicación eficaz con sus colegas y pares.

Al asegurarse de llegar a tiempo, comenzar a atender a su primer cliente en cuanto llegue y atenerse al horario, se acercará más rápido a convertirse en un profesional de la belleza exitoso. La persona encargada de la recepción y el gerente pueden ser de gran ayuda si está atrasado o si tiene la oportunidad de añadir un servicio de coloración y necesita ayuda para acomodarlo en su programación para el día. Con el tiempo aprenderá a acomodar a los clientes que lleguen tarde y a vender servicios complementarios como un profesional.

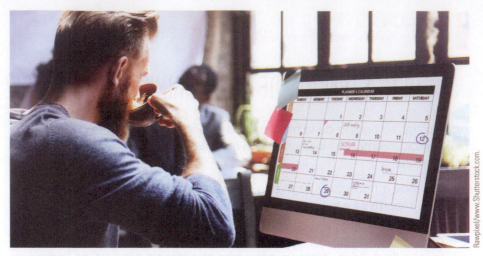

▲ **FIGURA 1-7** Los programas lo ayudan a hacer un seguimiento de sus compromisos, incluido el tiempo de inactividad.

- No descuide la actividad física. Recuerde que el ejercicio y la recreación estimulan el pensamiento claro (**Figura 1-8**).
- Programe al menos un bloque de tiempo libre al día. Esto lo protegerá ante posibles imprevistos, como problemas con su automóvil, problemas con el cuidado de los niños, ayudar a un amigo que lo necesita o cualquier otra situación inesperada.
- Comprenda el valor de las listas de tareas diarias y semanales. Estas listas le servirán para priorizar sus tareas y actividades, lo cual es un elemento fundamental para organizar su tiempo de manera eficiente.
- Haga de la gestión del tiempo un hábito.

VERIFICACIÓN
¿Cuáles son algunos de los métodos más eficaces para administrar el tiempo?

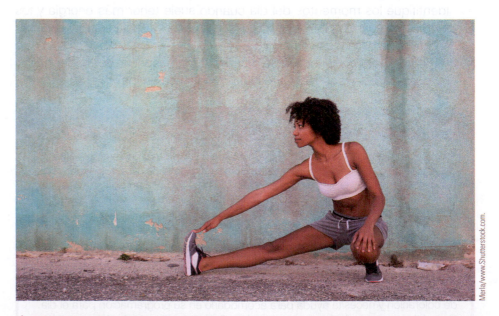

▲ **FIGURA 1-8** Tómese un tiempo para el ejercicio y la recreación.

IMPLEMENTAR HERRAMIENTAS DE APRENDIZAJE EFICACES

Tener una carrera exitosa como profesional de la belleza comienza con el empleo de las herramientas de aprendizaje clave durante la etapa de estudio. Para aprovechar los beneficios que su educación le puede brindar, debe comprometerse a hacer lo siguiente:

- Asistir a todas las clases.
- Llegar temprano a las clases.
- Tener listos todos los materiales necesarios.
- Escuchar con atención a su instructor.
- Tomar nota.
- Destacar los puntos importantes.
- Prestar mucha atención durante las sesiones de resumen y repaso.
- Pedir aclaración cuando algo no esté claro. Pedir ayuda nuevamente si aún está inseguro.

UN CONSEJO

Busque oportunidades de formación continua después de convertirse en un profesional con licencia. ¡Nunca deje de aprender! La industria de la belleza y el bienestar está en constante cambio; siempre hay nuevas tendencias, técnicas, productos e información. Leer revistas del sector, unirse a asociaciones de la industria, asistir a exhibiciones comerciales e inscribirse en clases educativas avanzadas son formas de continuar aprendiendo.

Cada persona aprende de manera diferente y a su propio ritmo. Sus habilidades para estudiar deben incluir el uso de métodos o herramientas que le permitan asimilar y retener información nueva. Aprender sobre todas las destrezas de estudio disponibles le ayudará a encontrar el método que mejor le funcione para optimizar su tiempo.

REPETICIÓN

Ya sea que repita información mentalmente, la diga en voz alta, la escriba o la practique activamente, la repetición lo ayuda a asimilar la información de una manera más firme en la memoria a corto plazo, lo que hará más fácil recordarla cuando la necesite.

ORGANIZACIÓN

La organización puede usarse para procesar información nueva y usar la memoria de corto y largo plazo. Si un tema nuevo parece particularmente abrumador, categorice la información en segmentos más pequeños. Por ejemplo, en lugar de tratar de recordar todas las capas de piel al mismo tiempo, estudie sobre una división de la piel a la vez.

TÉCNICAS DE MNEMOTECNIA

Una técnica de mnemotecnia es un método que le ayuda a recordar información. Puede ser una asociación de palabras, un acrónimo, una canción o rima, o cualquier otra forma de activar la memoria para que lo ayude a recordar información.

ASOCIACIONES DE PALABRAS

Para mejorar la memoria a largo plazo, intente asociar información nueva con conocimientos previos a través de técnicas de asociación de palabras. Por ejemplo, el *estrato córneo* es la capa más externa de la epidermis. También se conoce como *capa córnea* porque consiste de células fuertemente compactadas. Las células exteriores se renuevan constantemente y se reemplazan por células de las capas subyacentes de la epidermis. En este ejemplo, la palabra *corneum* en *stratum corneum* es muy parecida a la palabra *córnea*, de forma que es más fácil recordar la terminología técnica y la alternativa.

La asociación de palabras puede ser muy útil a la hora de recordar información, pero asegúrese de crear asociaciones que tengan sentido para usted. Las asociaciones significativas lo ayudarán a aprender realmente el material y a recuperarlo de su memoria de largo plazo más fácilmente cuando lo necesite.

ACRÓNIMOS

Puede crear acrónimos con las primeras letras de una serie de palabras. Por ejemplo, para recordar los huesos del cráneo puede usar el acrónimo ES PATO FEo: esfenoides, parietal, temporal, occipital, frontal y etmoides, (**Figura 1-9**). Para recordar las funciones de la piel, puede usar otro acrónimo, PRESAS: protección, regulación del calor, excreción, secreción, absorción y sensación. En este caso, el acrónimo no tiene relación con el cuerpo pero puede intentar encontrar alguno que sí lo tenga.

CANCIONES O RIMAS

Las canciones o las rimas no tienen que ser complicadas. Algo simple como "al echar aire caliente mueve el cabello y el secador para no quemar a tu cliente" sirve para evitar quemar el cuero cabelludo del cliente. Además, "enrolla los bigudíes en forma vertical y lograrás una permanente en espiral" sirve para ilustrar la técnica de colocación de bigudíes para una ondulación permanente, lo que puede ser un recordatorio eficiente durante los procedimientos de aplicación.

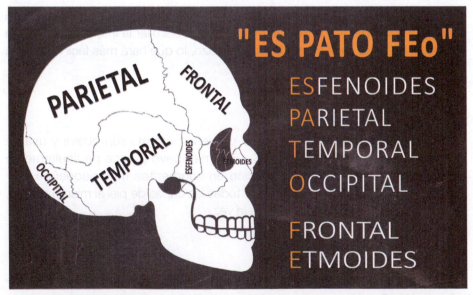

▲ **FIGURA 1-9** Los acrónimos conectan ideas relacionadas y las hacen más fáciles de recordar.

HABILIDADES DE ESTUDIO VISUAL

Algunas personas necesitan plasmar visualmente sus pensamientos, planes e ideas para poder retener la información. Para ellas, las herramientas de aprendizaje más visuales, como los apuntes y los mapas mentales, son las más efectivas.

MAPAS MENTALES

Los **mapas mentales** representan un método que puede utilizar para crear una representación visual de sus pensamientos, ideas o notas (**Figura 1-10**). Estas son algunas pautas básicas para crear un mapa mental de un tema.

- Escriba el tema principal o el problema en el centro de una hoja.
- Piense en el tema y deje que las ideas fluyan.
- Escriba las palabras clave o las ideas que vienen a su mente.
- Use líneas para conectar las palabras clave con el tema principal.
- Expanda el significado de las palabras clave y cree nuevas relaciones con otros pensamientos o información.
- Utilice colores y/o símbolos para resaltar información importante.

TOMA DE NOTAS

Tomar notas es una destreza fundamental para estudiar y trabajar en el mundo de los negocios. Las personas que toman buenas notas son oyentes meticulosos que prestan atención a las señales verbales para determinar qué es lo más importante. Cuando tome notas, esté atento a estas señales:

- El hablante enfatiza palabras o frases.
- El hablante utiliza frases como "es importante que sepa" o "debería recordar".

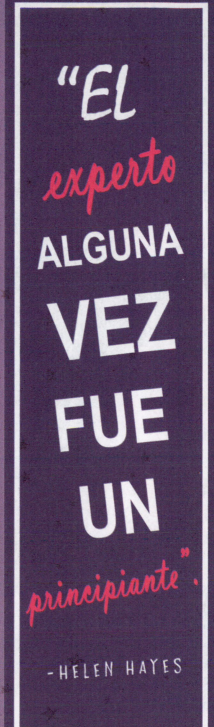

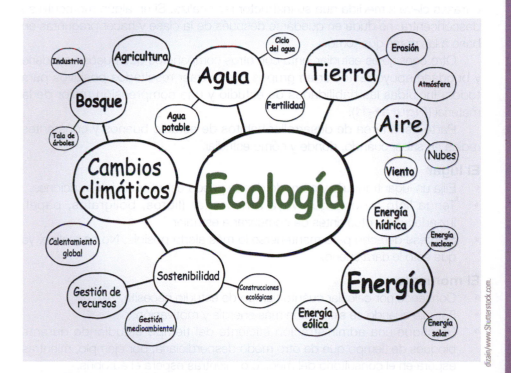

▲ **FIGURA 1-10** Mapa mental del tema "Ecología".

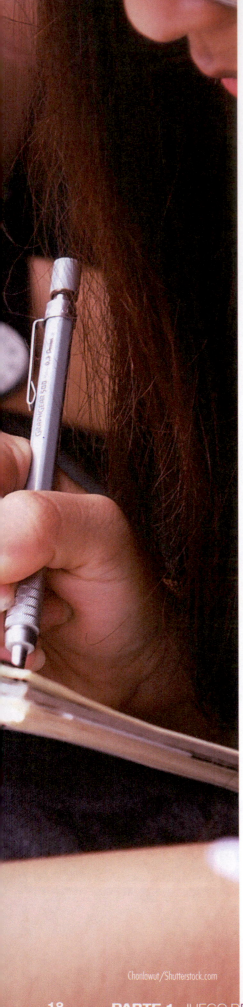

- El hablante usa palabras definitivas, como *principal* o *primero*, que proporcionan la importancia o el orden de algo.
- Si se escribe en el pizarrón, es importante.

A pesar de que la mayoría de las personas tienen su propia forma de tomar notas, aquí se enumeran algunas sugerencias generales. Recuerde que debe tomar notas de forma tal que tenga sentido para usted y que lo ayude a aprovechar al máximo el proceso.

- Crear o seleccionar una plantilla para tomar de notas que se adapte a su forma de organizar la información.
- Escribir la fecha y el número de las páginas para una mejor organización cuando necesite revisarlas.
- Escuchar con atención las instrucciones y los resúmenes de las clases.
- Utilizar frases o palabras clave para identificar lo importante.
- Utilizar oraciones completas y precisas cuando el instructor diga "debe saber que..." o "esto es importante..." o cuando se usen definiciones técnicas.
- Utilizar marcas y símbolos para enfatizar palabras importantes, definiciones, etc.
- Utilizar símbolos, imágenes y diagramas para crear recordatorios visuales o para ilustrar un concepto.
- Utilizar bolígrafos de colores o resaltadores para destacar información importante.

ESTABLECER BUENOS HÁBITOS DE ESTUDIO

Si estudiar le resulta abrumador, concéntrese en una pequeña tarea a la vez. Por ejemplo, en lugar de tratar de estudiar tres horas sin parar, empiece fijándose una meta más accesible y estudie por períodos más breves. Si su mente tiende a dispersarse cuando está en clase, trate de escribir palabras o frases clave a medida que su instructor las analiza. Si en algún momento se desconcentra, no dude en quedarse después de la clase y hacer preguntas en base a las notas que tomó.

Otro consejo es estudiar junto con otros compañeros que puedan ayudarle y brindarle apoyo. Estudiar en grupos puede traer resultados positivos para todos, incluidas las habilidades de estudio y una comprensión mejor de la material (**Figura1-11**).

Parte de la tarea de desarrollar hábitos de estudio buenos y constantes radica en saber cuándo, dónde y cómo estudiar.

El lugar

- Elija un lugar tranquilo y cómodo donde pueda estudiar sin interrupciones.
- Tenga listo todo lo que vaya a necesitar (libros, bolígrafos, papel, luz adecuada, etc.) antes de comenzar a estudiar.
- Siéntese derecho para mantenerse lo más alerta posible. No se recline, ya que esto le dará sueño.

El momento

- Comience por calcular cuánto tiempo de estudio necesita.
- Estudie cuando se sienta con más energía y motivación.
- Practique una administración eficiente del tiempo estudiando durante bloques de tiempo que de otro modo desperdiciaría, por ejemplo, mientras espera en el consultorio del médico o mientras espera el autobús.

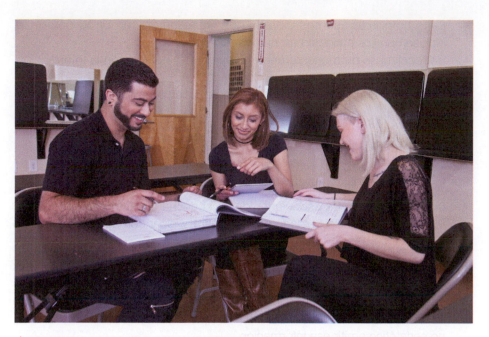

▲ **FIGURA** 1-11   Estudiar con amigos puede ser un método eficaz y divertido.

El modo

- Estudie solo una sección de un capítulo a la vez y revise los puntos clave. Este método es más efectivo que leer el capítulo completo de una sola vez.
- Resalte las palabras y frases clave a medida que avanza.
- Evalúese después de cada sección para verificar si comprendió la información.

Recuerde que todo el esfuerzo que haga por avanzar en su educación es una inversión para su futuro. A medida que avance con su aprendizaje, aumentará su confianza. De hecho, cuando haya dominado cierta cantidad de técnicas e información, su autoestima aumentará tanto como sus calificaciones.

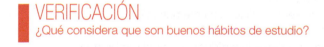

VERIFICACIÓN
¿Qué considera que son buenos hábitos de estudio?

DEFINICIÓN DE ÉTICA

La **ética** comprende los principios morales en los que nos basamos para vivir y trabajar. En el ámbito laboral, las normas éticas también deben guiar su conducta con clientes y colegas. Cuando sus acciones demuestran que es una persona respetuosa, educada y colaboradora, se está comportando de manera ética.

Practique la conducta ética en su lugar de trabajo con la práctica de estas cinco acciones profesionales:

- Preste servicios profesionales y competentes.
- Sea honesto, cortés y sincero.

- Evite compartir asuntos privados de sus clientes con otras personas, incluso con sus amigos más íntimos.
- Perfecciónese permanentemente y manténgase al día con la información, las técnicas y las destrezas más recientes.
- Entregue información precisa a sus clientes acerca de los tratamientos y los productos.

ÉTICA PROFESIONAL

Para ser una persona con ética, debe poseer las siguientes cualidades:

- **Cuidado personal.** Es esencial cuidarse si desea ser útil para los demás. Realice la Prueba del cuidado personal para evaluar cómo lo está haciendo (**Figura 1-12**).

- **Integridad.** Mantenga su integridad al alinear su comportamiento y acciones con sus valores. Por ejemplo, recomendar productos que los clientes no necesitan es un comportamiento poco ético. Por otra parte, si piensa que un cliente podría beneficiarse con ciertos productos y servicios adicionales, no sería ético omitir esa información.

- **Discreción.** No comparta sus asuntos personales con los clientes. Tampoco falte a su deber de confidencialidad al compartir los asuntos personales que le hayan comentado sus clientes.

Prueba del cuidado personal

Algunas personas saben intuitivamente cuándo deben parar, hacer un pequeño descanso o incluso tomarse el día libre. Pero otras se olvidan hasta de comer. Puede juzgar qué tan bien se cuida si presta atención a cómo se siente física, emocional y mentalmente. Las siguientes son algunas preguntas que puede hacerse ver cómo califica en la escala del cuidado personal.

1. ¿Espera hasta sentirse exhausto antes de dejar de trabajar?
2. ¿Olvida ingerir alimentos nutritivos y los reemplaza por comida chatarra?
3. ¿Dice que va a hacer ejercicio y luego pospone el programa?
4. ¿Tiene malos hábitos para dormir?
5. ¿Se siente molesto por no ser lo suficientemente bueno?
6. ¿Tiene relaciones conflictivas con los demás?
7. Cuando piensa en el futuro, ¿siente incertidumbre por el rumbo que tomará?
8. ¿Pasa la mayor parte de su tiempo libre mirando televisión?
9. ¿Le dijeron que está demasiado estresado y, sin embargo, ignora el hecho?
10. ¿Pierde tiempo y luego se enoja consigo mismo?

Sume 5 puntos por cada respuesta afirmativa. Un puntaje de 0 a 15 significa que se cuida bastante, pero sería aconsejable que volviera a analizar las preguntas que contestó afirmativamente. Un puntaje de 15 a 30 indica que necesita volver a pensar en cuáles son sus prioridades. Un puntaje de 30 a 50 es una clara señal de que no se cuida y que podría padecer un alto nivel de estrés y agotamiento. Analizar las sugerencias del capítulo 1 lo ayudará a volver al camino correcto.

▲ FIGURA 1-12 Tome la prueba del cuidado personal.

- **Comunicación.** La responsabilidad de comportarse en forma ética se extiende a la comunicación con los clientes y los compañeros de trabajo. Tenga cuidado con lo que dice y cómo lo dice. También esté atento a su comunicación no verbal, como expresiones faciales y lenguaje corporal, que es tan importante como la comunicación verbal.

VERIFICACIÓN
¿Cuáles son algunos ejemplos de conducta no ética en la industria de la belleza?

DESARROLLAR UNA PERSONALIDAD Y ACTITUD POSITIVAS

Los profesionales de la belleza interactúan con personas de todas las profesiones y condiciones sociales todos los días y durante todo el día. Por lo tanto, resulta útil tener alguna idea de cómo se desempeñan en conjunto las diferentes características de su personalidad. Consulte frecuentemente las siguientes características de una actitud saludable y positiva:

- **Diplomacia.** Mostrarse seguro puede ayudar a las personas a comprender su posición. Sin embargo, hay una distancia corta entre mostrarse seguro y ser agresivo o, incluso, intimidante. Evalúe su actitud para ver qué tan bien pone en práctica el arte de la diplomacia. La diplomacia, también llamada *tacto*, es la habilidad de entregar mensajes veraces, incluso críticos o difíciles en ocasiones, con amabilidad.
- **Tono de voz agradable.** El tono de voz es un rasgo innato de la personalidad, pero si su voz natural es áspera o si tiende a balbucear, esta se puede mejorar de manera consciente al hablar con mayor suavidad o claridad. Otra técnica es sonreír cuando habla (si corresponde). Sonreír le ayudará a mejorar el tono de voz, así que practique sonreír cuando hable con personas, incluso si es por teléfono.

CONCÉNTRESE EN

La persona holística
La personalidad de un individuo es la suma total de sus características innatas, de sus actitudes y de los rasgos de su comportamiento. Mejorar la actitud es un proceso que continúa toda la vida. Tanto en su vida profesional como en la personal, una actitud agradable atrae más socios, clientes y amigos. Sabrá que tiene una actitud agradable cuando sea capaz de ver lo bueno en situaciones difíciles. La gente disfruta de la compañía de las personas que pueden darle un giro positivo a cualquier situación.

- **Estabilidad emocional.** Aprender a manejar una confrontación y a compartir sus sentimientos de forma profesional son indicadores importantes de madurez y estabilidad emocional.
- **Sensibilidad.** Ser sensible significa ser comprensivo y atento con los demás.
- **Valores y metas.** Los valores y los objetivos guían nuestro comportamiento y nos dan dirección.

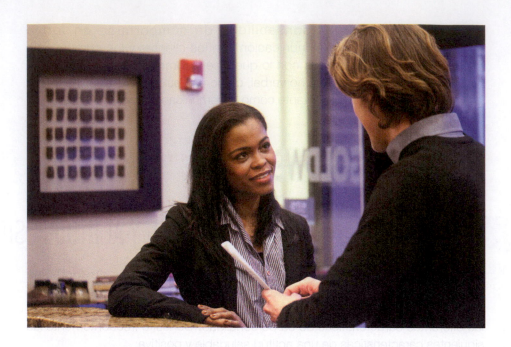

▲ **FIGURA 1-13** Ejercite las buenas prácticas de escucha cuando intercambie opiniones con los clientes.

- **Receptividad.** Desarrollar interés por los demás y tener en consideración sus opiniones, sentimientos e ideas. La receptividad implica tomarse el tiempo necesario para escuchar a los demás. Siempre, esté dispuesto a abrir su mente y a trabajar con todo tipo de personalidades.
- **Habilidades de comunicación eficaz.** Comprométase a practicar una comunicación eficaz mediante la escucha activa y las habilidades verbales y no verbales (**Figura 1-13**).

VERIFICACIÓN
¿Cuáles son las características de una actitud saludable y positiva?

APLICACIÓN DE LAS HABILIDADES VITALES

¡Felicitaciones por completar este capítulo! Antes de continuar, tómese un momento para pensar cómo estos temas de habilidades vitales se aplican a su disciplina particular. Debata con un compañero de clase o grupo de estudio cómo el éxito se puede definir de manera diferente para su disciplina, qué exigencias únicas puede tener su horario, cómo puede abordar dilemas éticos específicos, entre otros asuntos.

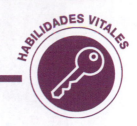

HABILIDADES VITALES

PROGRESO DE LAS COMPETENCIAS

¿Cómo le va con las habilidades vitales? **A continuación, marque los Objetivos de aprendizaje del Capítulo 1 que considere que ha dominado; deje sin marcar aquellos objetivos a los que deberá volver:**

- ☐ EXPLICAR LAS HABILIDADES VITALES.
- ☐ ENUMERAR LOS PRINCIPIOS QUE FAVORECEN AL ÉXITO.
- ☐ DISEÑAR UNA DECLARACIÓN DE OBJETIVOS.
- ☐ ESTABLECER METAS A CORTO Y LARGO PLAZO.

- ☐ DEMOSTRAR UNA ADMINISTRACIÓN EFICAZ DEL TIEMPO.
- ☐ IMPLEMENTAR HERRAMIENTAS DE APRENDIZAJE EFICACES.
- ☐ DEFINIR *LA ÉTICA*.
- ☐ DESARROLLAR UNA PERSONALIDAD Y ACTITUD POSITIVAS.

GLOSARIO

declaración de objetivos	pág. 9	declaración de objetivos que establece el propósito y los valores por los que vive y trabaja una persona o una institución; proporciona un sentido de orientación al definir los principios fundamentales y aclarar las metas, así como la forma en que funciona una organización.
dilación	pág. 8	posponer para mañana lo que se puede hacer hoy.
ética	pág. 19	principios morales en los que nos basamos para vivir y trabajar.
fijación de metas	pág. 10	identificación de los objetivos a largo y a corto plazo, que le ayudan a decidir lo que desea de la vida.
mapa mental	pág. 17	representación gráfica de una idea o problema que permite organizar los pensamientos.
organización	pág. 15	método para almacenar información nueva en las memorias a corto y a largo plazo.
perfeccionismo	pág. 8	deseo compulsivo y enfermizo de hacer las cosas de un modo perfecto.
plan de acción	pág. 8	acto consciente de planear su vida en lugar de dejar que las cosas simplemente sucedan.
priorizar	pág. 13	hacer una lista de las tareas que debe hacer, empezando por la más importante hasta llegar a la menos importante.
realización personal	p. 6	aprovechar todo su potencial.
repetición	pág. 15	repasar información nueva repitiéndola verbalmente, por escrito o de otra manera, hasta aprenderla.
técnicas de mnemotecnia	pág. 15	cualquier sistema de memorización que ayude a una persona a recordar información.

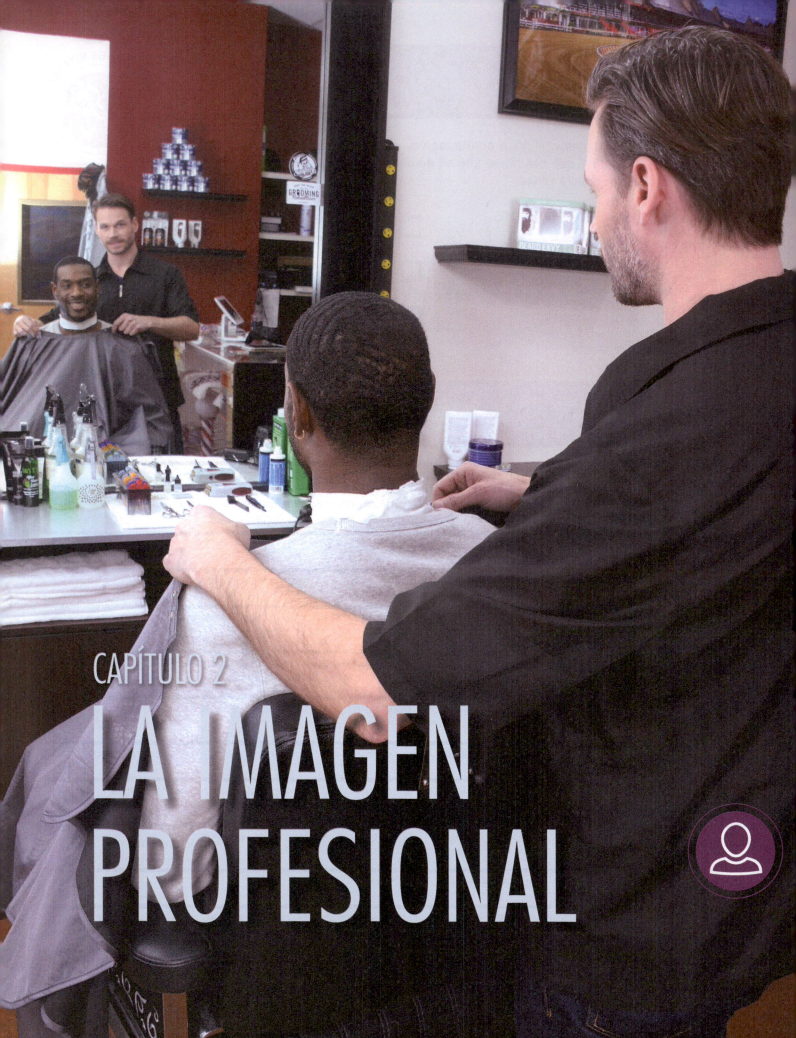

CAPÍTULO 2
LA IMAGEN PROFESIONAL

"Sea tan bueno que no puedan ignorarlo".

-Steve Martin

OBJETIVOS DE APRENDIZAJE

AL FINALIZAR ESTE CAPÍTULO USTED PODRÁ:

1. EXPLICAR QUÉ ES LA IMAGEN PROFESIONAL.
2. IMPLEMENTAR LOS PRINCIPIOS DE LA CONSTRUCCIÓN DE LA IMAGEN.
3. DEMOSTRAR UNA ACTITUD PROFESIONAL.
4. CREAR SU CARPETA DE ANTECEDENTES LABORALES.
5. IMPLEMENTAR LAS MEJORES PRÁCTICAS EN EL USO DE LAS REDES SOCIALES.

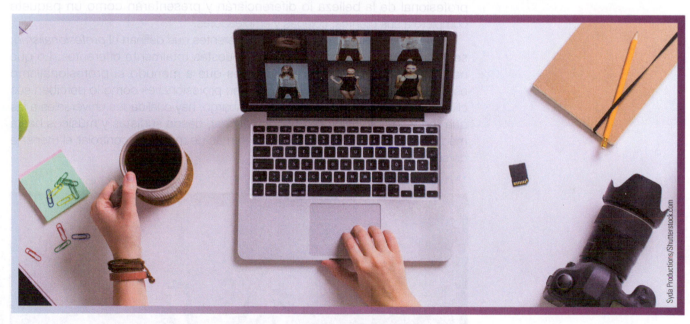

Sydia Productions/Shutterstock.com

EXPLICAR QUÉ ES LA IMAGEN PROFESIONAL

Sin importar cual es la importancia sobre la belleza de la que se esta hablando, el camino sera una travesía llena de oportunidades estimulantes, que le ofrece a su carrera profesional. La clave para abrir paso hacia un futuro exitoso e ser flexible, abierto, dispuesto hacer las cosas. y estar preparado para trabajar. Los especialistas en belleza son exitosos de acuerdo a su desempeño, tratar de ser alguien que no es dañara su imagen.

Los profesionales de la belleza deben estudiar y comprender en profundidad la imagen profesional porque:

- Sus conocimientos, su talento y su reputación como profesional lo definen como tal y son sus ventajas más valiosos.
- Los clientes confían en los profesionales de la belleza para que luzcan y tengan buena apariencia. Tener una imagen profesional ayuda a construir la confianza de los clientes y hacer que se vuelven clientes frecuentes
- Es importante encontrar un salón, spa o barbería cuya cultura complemente sus estándares y metas con respecto a la imagen para crecer laboralmente y obtener logros.
- Los profesionales más exitosos se mantienen informados, educados, actualizados y en la vanguardia con relación a las novedades y las tendencias de su industria.

SU IMAGEN PROFESIONAL

Su imagen profesional es la impresión que proyecta a través de su apariencia física y su conducta en el trabajo. La habilidad y el talento pueden llevarlo a la cima, pero serán su imagen profesional y su reputación las que lo mantendrán ahí. A pesar de que no siempre podemos controlar las circunstancias, siempre podemos controlar cómo respondemos a ellas. La consciencia y el perfeccionamiento permanente de las cualidades que representan a un profesional de la belleza lo diferenciarán y presentarán como un paquete completo a sus clientes, colegas y empleadores.

Si le preguntara a cinco personas diferentes que definan el *profesionalismo*, sería probable que recibiera cinco respuestas totalmente diferentes. Lo que nos crea problemas con frecuencia es que a menudo el profesionalismo es algo subjetivo. En definitiva, su imagen profesional es cómo lo perciben sus clientes, colegas y empleadores. Sin embargo, hay cualidades universales a las que todos los profesionales pueden aspirar, desde surfistas y músicos hasta médicos y políticos. Hay muchísimas formas de mejorar y controlar el mensaje de su marca (**Figura 2–1**).

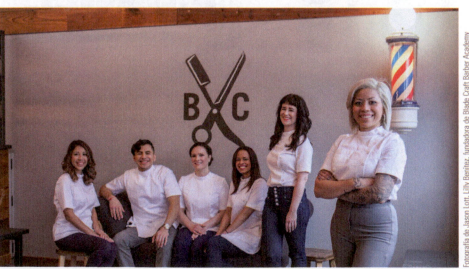

▲ **FIGURA 2–1** Siempre preséntese de un modo profesional.

ACTIVIDAD

Vuélvase profesional

Seleccione 10 cualidades de la siguiente lista que en su opinión demuestran profesionalismo. Estas cualidades se convertirán en el molde con el que comenzará a dar forma a su carrera profesional y a su reputación. No existen opciones correctas o incorrectas: Sus opciones solo lo ayudarán a convertirse en el profesional destacado que está destinado a ser.

Cualidades clave

- Conocimientos especializados
- Experto en el campo que eligió
- Confiado
- Se comunica en forma positiva
- Responsable
- Confiable
- Integridad
- Respetado
- Estándares elevados
- Ético

- Apariencia profesional
- Preparado
- Organizado
- Creativo
- Sabe actuar en equipo
- Trabaja bien bajo presión
- Busca soluciones, no culpables
- Con pericia para los negocios
- Habilidades para la gestión del tiempo
- Actualizado y al día en tendencias, técnicas y productos

Estas son las cualidades que llevará a cada trabajo, a cada proyecto y a cada cliente con el que trabaje. Anote estas cualidades y repáselas con frecuencia. Pregúntese si está actuando de acuerdo con su imagen profesional.

IMPLEMENTAR LOS PRINCIPIOS DEL DISEÑO DE LA IMAGEN

Naturalmente, la moda es una salida creativa para los profesionales de la belleza. Estar en la industria de la belleza nos da más libertad creativa cuando se trata de nuestro aspecto. En muchos casos, suele esperarse que el profesional de la belleza presente un aspecto profesional que sea a la vez consistente y moderno. Sin embargo, cuando nos salimos de los límites en nuestra búsqueda de la expresión individual, podemos equivocarnos. Cuando se trata de la imagen profesional, debe recordar la regla 7/11: En 7 segundos, una persona establecerá 11 impresiones de usted. Una de esas 11 impresiones depende directamente de su aspecto.

Tener una buena apariencia refleja el compromiso del profesional con la industria. Visualícese como su propia valla publicitaria y asegúrese de que los hábitos de arreglo e higiene personal sean el primer paso para desarrollar su imagen profesional.

PRECAUCIÓN

A menudo, los salones, spa y barberías tienen una política que prohíbe al personal usar fragancias durante el horario de trabajo, ya que hay un gran número de personas sensibles o alérgicas a varias sustancias químicas, incluidos los aceites para perfumes. Ya sea que su establecimiento cuente o no con una política que prohíbe el uso de fragancias, no debe usar colonia o perfume en el trabajo.

ARREGLO PERSONAL

Muchos propietarios y gerentes consideran que la apariencia y la personalidad son tan importantes como las habilidades y los conocimientos técnicos. El arreglo personal es el proceso de cuidar el cuerpo y mantener una apariencia arreglada. La manera en que una persona viste y cuida su cabello, piel y uñas refleja los hábitos de arreglo personal que posee.

VESTIRSE PARA EL ÉXITO

Mientras trabaje, su selección de vesturaio debe reflejar una imagen profesional que concuerde con la de su salón, spa o barbería (**Figura 2-2**). Su ropa debe estar planchada y limpia, no solo libre de la suciedad que se puede ver, sino también libre de manchas. Esté atento a los derrames y los goteos cuando use sustancias químicas y no se apoye en los mostradores del trabajo, sobre todo en el dispensario. Si bien muchos propietarios no exigen a los profesionales

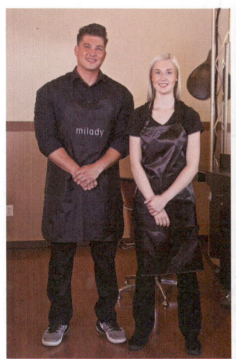
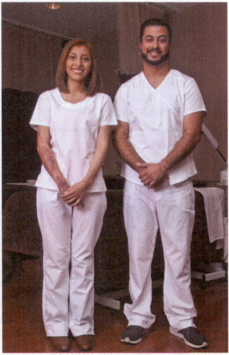
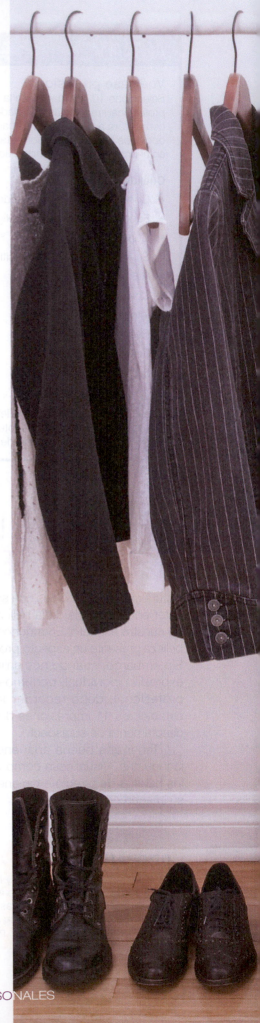

▲ **FIGURA 2-2** Su vestimenta de trabajo debe complementar la imagen de su salón, spa o barbería.

usar uniformes, es posible que tengan un código de vestimenta específico para el salón, el spa o la barbería. Por ejemplo, quizás a algunos barberos se les exija el uso de una chaqueta de barbero, un delantal o una corbata. En el caso de las esteticistas, los uniformes pueden ser obligatorios. En algunos spas se visten solo de blanco y en otros se usa algo completamente diferente. Estas exigencias son ejemplos de la cultura de un negocio y dictaminan cómo vestirse exitosamente en ese lugar.

Cuando compre ropa para ir al trabajo, visualice cómo se vería con ella mientras realiza un servicio. ¿Es aceptable para sus clientes la imagen que va a presentar? Es importante tener en cuenta el tipo y la forma de su cuerpo cuando

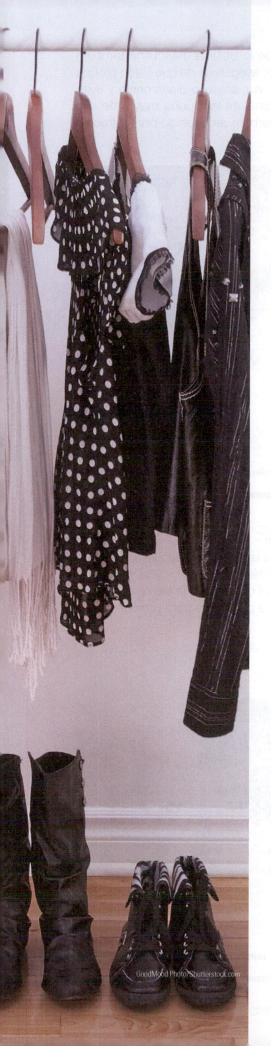

elija la ropa que usará en el trabajo. Elija ropa que lo favorezca y asegúrese de mirarse al espejo desde varios ángulos antes de ir al trabajo. Evite la ropa muy holgada o muy apretada, ya que puede dañar su trabajo.

Vestirse bien para el trabajo no significa tener que aparentar ser alguien que no es. Todos tenemos una personalidad única y está bien permitir que se exprese a través de nuestra ropa, calzado y accesorios. Solo recuerde ponerse a tono con la cultura del salón, spa o barbería.

Aunque es importante que siempre siga el código de vestimenta de su empleador, a continuación le ofrecemos algunas pautas universales para el vestuario:

- Use ropa limpia, fresca y a la moda.
- Elija ropa funcional, cómoda y con estilo.
- Complemente sus atuendos con accesorios, pero asegúrese de que las alhajas no hagan ruido mientras trabaja, que no caigan en la cara del cliente, que no se atasquen en el equipo o interfieran con el trabajo (**Figura 2–3**).
- Los relojes de pulsera son útiles para trabajar con puntualidad, pero deben ser resistentes al agua.
- El calzado debe ofrecer un buen apoyo, estar lustrado y en buenas condiciones. El calzado incómodo no es la mejor opción si debe estar de pie durante mucho tiempo.

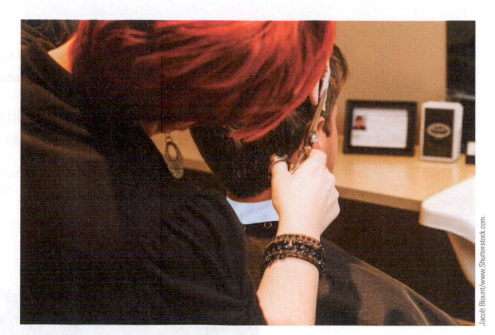

▲ **FIGURA 2-3** Evite los accesorios que puedan molestar o interferir con el servicio.

MANTENIMIENTO DEL CABELLO

Complemente su vestimenta profesional con un peinado moderno. Es importante mantener el corte y el color del cabello bien cuidados, en especial si trabaja con cabello. Para conseguirlo, planifique una cita de peluquería, incluso los profesionales merecen ser mimados. Recuerde: ¡usted es la publicidad de su negocio!

El arreglo facial para los profesionales de la belleza masculina también es de suma importancia. Si usa barba o bigote, asegúrese de que estén prolijos y recortados, si es un profesional que no los usa, aféitese diariamente y evite tener barba incipiente. El arreglo facial personal es la prueba mayor de sus habilidades y cuidado. En especial, para un barbero reconocido por su trabajo con el vello facial (**Figura 2–4**).

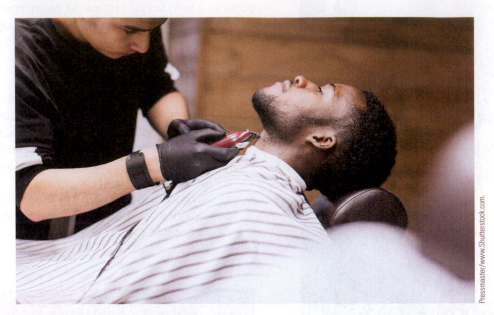

▲ FIGURA 2-4   Hágase el tiempo para cuidar su vello facial.

CUIDADO DE LA PIEL Y MAQUILLAJE

Al igual que una sonrisa, el cuidado correcto de la piel puede ayudar a promover una buena imagen profesional. Tener y mantener una piel saludable es un proceso continuo. Desarrolle un régimen para el cuidado de la piel que funcione mejor con su tipo de piel (**Figura 2–5**). Utilice productos para proteger la piel

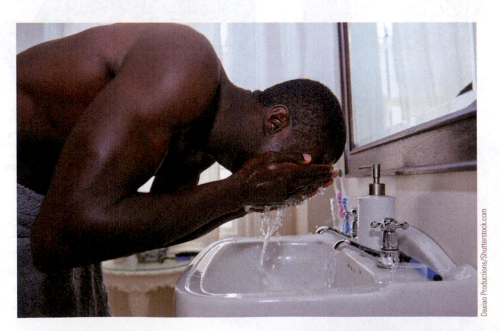

▲ FIGURA 2-5   Cuidar su piel es importante tanto para su salud como para su imagen.

como pantallas solares y, en caso de que se presente algún problema en la piel, busque consejo profesional. Si utiliza maquillaje, debería hacerlo para realzar los rasgos faciales, por lo que debe tomarse su tiempo para aplicarlo antes de llegar al trabajo o a la escuela. Aplicarse maquillaje en su estación no es profesional y solo demuestra habilidades deficientes para administrar el tiempo.

CUIDADO DE LAS UÑAS

Los profesionales de la belleza tienen el privilegio de utilizar las manos para ganarse la vida. Sin embargo, a menudo, desatienden su propio cuidado de las uñas. Las manicuras son una manera excelente de relajar las manos y limpiar las uñas de manera minuciosa. Determine el largo de uñas que se ajuste a su personalidad y mantenga el aspecto de estas. Tener las uñas quebradas o el esmalte para uñas descascarado puede ocurrir en ocasiones, pero no de manera regular.

HIGIENE PERSONAL

Las prácticas de higiene básicas como ducharse o bañarse jamás deberían ser omitidas en el cuidado personal diario. La **higiene personal** es el mantenimiento diario de la limpieza mediante la práctica de buenos hábitos sanitarios (**Figura 2-6**). Cuando trabaje como profesional de la belleza, estará necesariamente muy cerca de los clientes. La tentación de beber una taza de café justo antes de atender a un cliente o usar una prenda que está manchada por falta de planificación podría resultar desastroso. La mayoría de los clientes no le dirá que huele mal, simplemente no regresará, y podría contarle a otras personas sobre su mala experiencia.

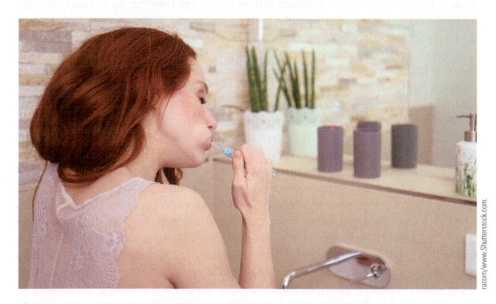

racorn/www.Shutterstock.com.

▲ **FIGURA 2–6** Mantenga a diario una higiene personal meticulosa.

Como profesional de la belleza es imprescindible estar siempre limpio, prolijo y tener un aroma agradable.

Una de las mejores formas de asegurarse que siempre huela limpio y fresco es preparar un kit de higiene para usar en el trabajo. Debe incluir los siguientes elementos:

- Cepillo de dientes y pasta dental
- Enjuague bucal

- Toallitas de mano o líquido desinfectante para lavarse las manos entre una cita y otra (cuando no cuente con agua y jabón)
- Hilo dental
- Desodorante o antitranspirante y toallitas para el cuerpo.

El kit de higiene le será útil para mantener buenos hábitos de higiene personal:

- Lavarse las manos durante el día cada vez que sea necesario, incluso al comenzar cada servicio.
- Comprobar su higiene y lavarse o refrescarse las axilas cuando sea necesario.
- Cepillarse los dientes, limpiarlos con hilo dental y usar enjuague bucal o pastillas de menta durante el día.
- Si fuma, *no lo haga* durante las horas de trabajo. Muchos clientes encuentran desagradable el olor del cigarrillo. Si fuma durante la hora del almorzar, cepíllese los dientes, use enjuague bucal y luego lávese las manos.

VERIFICACIÓN
¿Cuál es la mejor forma de asegurarse de que está vestido para el éxito?

DEMOSTRAR UNA ACTITUD PROFESIONAL

Sus habilidades y su creatividad artística son un talento; su actitud es algo que usted puede mejorar, pulir y desarrollar de manera constante para conseguir el éxito. Un talento sorprendente será un factor para impulsarlo por una vía rápida a las oportunidades y al éxito en su profesión, pero una actitud negativa lo descarrilará con la misma rapidez. Como profesional de la belleza, su talento artístico, sus habilidades técnicas y su imagen profesional generarán recomendaciones y los clientes regresarán. Sin embargo, solo una actitud positiva hará que esto se mantenga.

Las exigencias de la industria de la belleza requieren que la actitud de los profesionales abarque varias facetas. Además de las cualidades que seleccionó al crear la plantilla para su imagen profesional, también deberá dominar otras habilidades interpersonales que se traducen en una actitud positiva y un elemento importante de su reputación profesional. Uno de los mayores desafíos que encontrará como profesional de la belleza serán las múltiples personalidades de sus clientes. Su cliente puede estar cansado, estresado, extenuado, infeliz, triste, nervioso o enojado. Serán su actitud y su imagen profesional las que generarán el resultado de su tiempo juntos. Con esto en mente, siempre recuerde que su trabajo consiste en satisfacer las necesidades del servicio de sus clientes y luego en explorar los aspectos positivos o negativos de la cita. Imagínese como un camaleón: Su capacidad para cambiar de colores y adaptarse a su entorno (dentro de los límites de su ética personal y profesional) le servirá para avanzar en su carrera profesional en los años por venir (**Figura 2–7**).

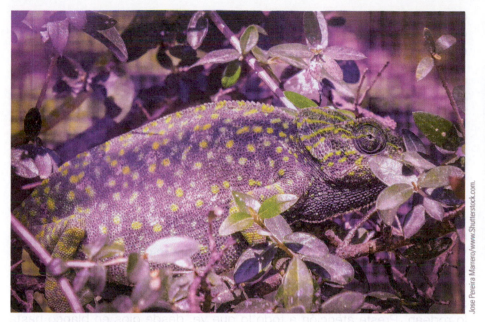

▲ **FIGURA 2–7** Su habilidad para adaptarse a su entorno es beneficiosa para su carrera profesional.

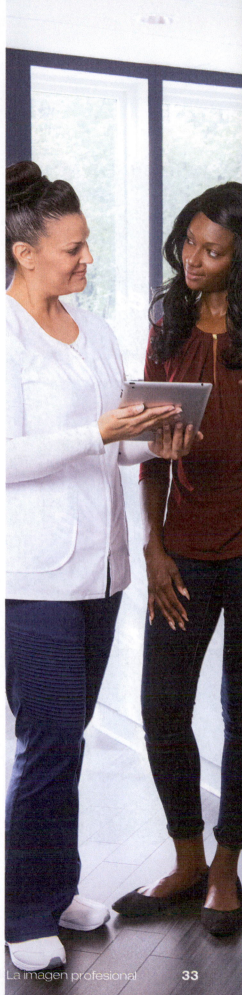

ADAPTE SU ACTITUD CON REALZADORES DE LA IMAGEN

Nuestra actitud es la plataforma desde la cual vemos el mundo y desde la que el mundo nos ve a nosotros. Es de gran importancia mantener la imagen profesional que creó. Sin embargo, somos humanos y todos necesitamos un cambio de actitud de vez en cuando. Los **potenciadores de la imagen**, es decir, comportamientos cuales mejoren la calidad de su imagen profesional por metodos especificos en como conducir y representarse a si mismo, detallado en esta sección, le ayudará presentar la mejor imagen profesional. Tenga en cuenta que estos temas se abordan en profundidad en otros capítulos, pero aquí se unen para ilustrar la complejidad de crear y mantener su imagen profesional.

REALZADOR DE LA IMAGEN N.° 1: HABILIDADES INTERPERSONALES

Las **habilidades interpersonales**, también llamadas *habilidades comunicacionales* o *habilidades para relacionarse con las personas*, son atributos personales que mejoran las interacciones del individuo, su rendimiento laboral y las perspectivas de su carrera profesional. La comunicación es un componente clave de las habilidades interpersonales. Su capacidad para comunicarse de manera eficaz contribuirá, en gran medida, con la dimensión de su éxito. De hecho, el 85 % del éxito proviene de su capacidad para comunicarse, mientras que solo el 15 % se atribuye a sus habilidades técnicas.

Como profesional de la belleza, su ojo artístico y sus habilidades técnicas son esenciales. Sin embargo, la industria de la belleza e sun negocio orientado a la gente y su capacidad para comunicarse tendrá el impacto máximo en su carrera profesional. Buenas habilidades de expresarse y escuchar le permitirán transmitir su punto de vista al cliente de manera eficaz y asegurarse

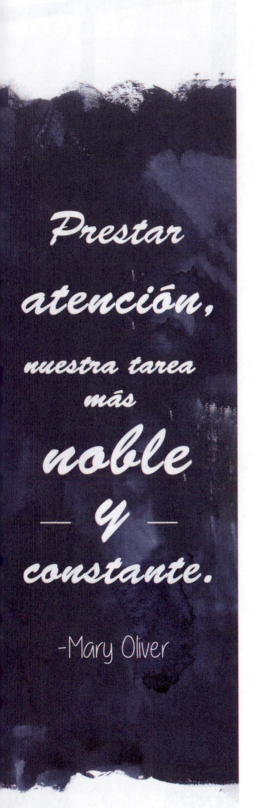

Prestar atención, nuestra tarea más noble y constante.

—Mary Oliver

de cumplir con sus expectativas y necesidades. La comunicación exitosa entre el profesional y el cliente puede ser la diferencia entre un cliente satisfecho y el éxito o un cliente insatisfecho y el fracaso.

¿LO SABÍA?

El 7 % de la comunicación es verbal (involucra palabras reales), el 55 % es visual (lenguaje corporal, contacto visual) y el 38 % es tonal (timbre, cadencia, volumen, tono de la voz)[ii]. Para comunicarse de manera eficiente como un profesional, proyecte un sólido lenguaje corporal imbuido de confianza, competencia y carisma.

Mientras que las habilidades en la comunicación verbal no se pueden minimizar, debemos reconocer que una cantidad abrumadora de todo tipo de comunicación es inconsciente. La **comunicación no verbal** es la comunicación que se expresa mediante el lenguaje corporal, el contacto visual, las expresiones faciales y los gestos. Mire al alrededor del lugar donde se encuentra y observe la comunicación inconsciente de las personas que lo rodean. Preste atención a todo lo que ve, desde ojos en blanco hasta suspiros, movimientos inquietos, miradas inquisitivas, sonrisas, ceños fruncidos o inclinaciones de cabeza. Cuanto más trabaje con personas, más experiencia adquirirá en la lectura del lenguaje corporal: Por lo general, las acciones hablan más fuerte que las palabras. El tono de la voz, la expresión facial, la postura e incluso el movimiento y la expresión de los ojos se convertirán en herramientas valiosas que le indicarán si está o no en sintonía con sus clientes y en camino a satisfacer sus necesidades.

Preste especial atención a las acciones no verbales ya que envían mensajes negativos y trabaje de manera activa para refrenar esas acciones en usted:

- Evitar el contacto visual
- No sonreír
- Dar golpecitos con los pies
- Cruzar los brazos
- Estar de pie y con los hombros caídos
- Morderse el labio
- Fruncir las cejas

Como profesional, deberá estar muy atento a su propio lenguaje corporal y al mensaje que este transmite a su cliente. Su postura, el tono de su voz, sus expresiones faciales y, lo que es más importante, la seguridad en sí mismo, indicarán su nivel de profesionalismo a sus clientes y compañeros de trabajo (**Figura 2-8**).

ACTIVIDAD

Observar personas
Tómese 15 minutos y siéntese afuera del salón de clases a observar a la gente que lo rodea. Observe cómo interactúan con otras personas. Vea si puede identificar cinco conductas no verbales positivas y cinco negativas. Como profesional de la belleza, tener consciencia de sus propias acciones fortalecerá la consciencia que tiene de sus clientes y de todos los que lo rodean. Estas habilidades mejorarán su capacidad para interactuar con diferentes personalidades y en diferentes ambientes profesionales.

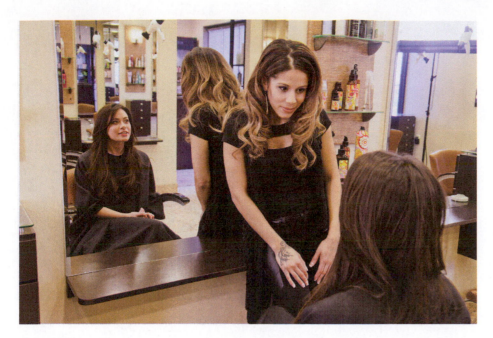

▲ **FIGURA 2-8** Reconozca y controle su comunicación no verbal.

REALZADOR DE LA IMAGEN N.° 2: SERVICIO AL CLIENTE

Debido a su profesión, inevitablemente prestará un servicio para que lo adquieran los clientes. De usted depende ofrecer la mejor experiencia posible a cada cliente potencial. Piense en el servicio al cliente como en la entrega de una experiencia digna de recordar que desea experimentar la persona que recibe sus servicios una y otra vez. Un buen servicio al cliente cumple las expectativas del cliente. *Un servicio al cliente excelente* supera las expectativas del cliente.

Su tarea consiste en generar resultados que superen las necesidades y las expectativas de sus clientes. Cuando su cliente salga satisfecho, feliz y sintiéndose hermoso, atractivo, rejuvenecido y elegante tendrá un cliente de por vida. Cada cliente es una experiencia de aprendizaje y una oportunidad no solo para perfeccionar sus habilidades técnicas, sino también para mejorar sus habilidades interpersonales. Para superar las expectativas de sus clientes, debe combinar su imagen profesional, una actitud positiva y la información que obtenga durante el proceso de consulta en un paquete de servicio integral. Una vez que comience a hacer que este proceso sea parte de cada servicio que realice, superará con facilidad las expectativas de su cliente y promoverá una imagen profesional y una reputación que fomentarán el éxito (**Figura 2–9**).

REALZADOR DE LA IMAGEN N.° 3: ÉTICA PROFESIONAL

Probablemente ha escuchado cuando describen a una persona ética. ¿Qué significa esto exactamente? Recuerde que la ética es el conjunto de principios morales en los que nos basamos para vivir y trabajar. En el negocio de la belleza, tener una **ética profesional** sólida significa enorgullecerse de su trabajo y comprometerse con usted mismo a realizar siempre una buena labor para sus clientes, su empleador y el equipo del salón, el spa o la barbería. Una ética

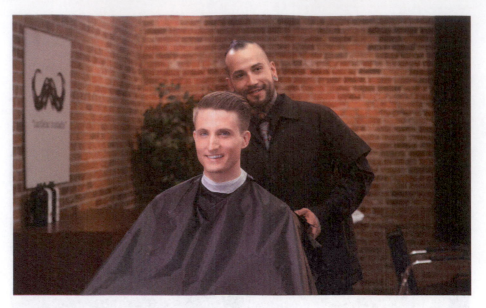

▲ FIGURA 2-9 Un servicio al cliente eficaz es crucial.

profesional sólida incorpora el hacer lo correcto y ser honesto al mantenerse motivado, mostrar integridad, practicar las buenas habilidades comunicacionales y ser entusiasta en todos sus esfuerzos.

- **La motivación** consiste en tener el impulso que se requiere para realizar las acciones necesarias para lograr una meta a corto o largo plazo. Aunque la motivación puede proceder de fuentes externas (por ejemplo, la presión paternal o de los pares), la mejor motivación es la interna, como la que proviene del deseo de perfeccionar sus habilidades en el arte del maquillaje. La motivación y el impulso le darán una gran cantidad de oportunidades.
- **La integridad** es mantener valores morales y estéticos. La integridad es la brújula que mantiene el rumbo mientras recorre su carrera profesional.
- **Buenas habilidades técnicas y de comunicación.** Si bien es probable que usted tenga excelentes habilidades técnicas o comunicacionales, debe desarrollar ambas para alcanzar el nivel de éxito que desea. Tener la capacidad para emplear buenas habilidades comunicacionales siempre garantizará que las expectativas sean claras y que se brinden los resultados correctos.
- **El entusiasmo y la pasión** son la chispa que enciende el fuego. Nunca pierda sus ganas de aprender, crecer y ampliar sus habilidades y conocimientos. La industria de la belleza y el bienestar evoluciona todos los días, con nuevos productos, estilos, tendencias y técnicas que aparecen en el mercado de manera constante. Un profesional de la belleza exitoso no solo está al tanto de las nuevas tecnologías y tendencias, también está inmerso en los detalles e incorpora estos elementos dinámicos en su práctica profesional.

¿LO SABÍA?

La gente le cuenta a un amigo acerca de un buen servicio al cliente y a diez si recibe un mal servicio. Con la popularidad de las redes sociales, ese número puede cuadruplicarse con facilidad.

REALZADOR DE LA IMAGEN N.º 4: GESTIÓN DEL TIEMPO

Ya sea que lo contraten como trabajador independiente o empleado, se espera que se presente a tiempo en un lugar determinado para prestar un servicio. Ser puntual es un componente crítico de ser un profesional. No permaneceríamos en el trabajo ni seríamos requeridos por mucho tiempo si fuéramos incapaces de ser puntuales y equilibrar con sensatez el tiempo con cada cliente. En el trabajo, la puntualidad es una responsabilidad profesional. Por lo general, su tarea no será independiente, aunque sea un contratista independiente. Siempre habrá otros profesionales que confiarán en usted y su capacidad para administrar su tiempo. Si se atrasa, afectará a todo el equipo de personas que también deben realizar un trabajo (**Figura 2–10**). En el negocio de la belleza, el tiempo es oro. La poca habilidad para administrar el tiempo afectarán de manera negativa su imagen profesional y pueden tener un efecto catastrófico en su reputación profesional y su éxito en el futuro.

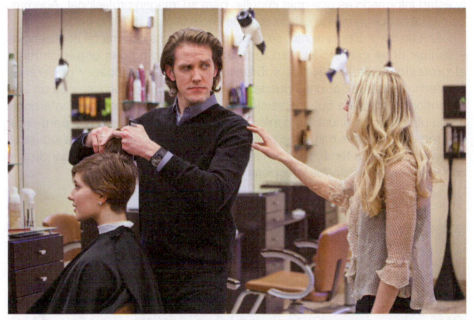

▲ **FIGURA 2-10** Si posee poca habilidad para administrar el tiempo, puede desacomodar a todo el equipo.

Recuerde que usted es responsable de administrar su tiempo. A veces, surgen situaciones difíciles o instancias imprevistas ocurren y es inevitable que nos atrasemos. Si esto ocurre, comuníquese de inmediato con aquellas personas a quienes afectará (clientes y compañeros de trabajo) y esté preparado para ofrecer soluciones que compensen el tiempo perdido.

REALZADOR DE LA IMAGEN N.º 5: EDUCACIÓN CONTINUA

Sin importar su edad, experiencia o habilidades, siempre hay productos, ingredientes cosméticos y técnicas nuevas en la industria de la belleza. Los profesionales de la belleza más exitosos se mantienen informados y actualizados sobre las últimas novedades y tendencias en su profesión. Existen muchas formas para mantenerse informado y adquirir experiencia que lo pondrán en la delante de sus contemporáneos.

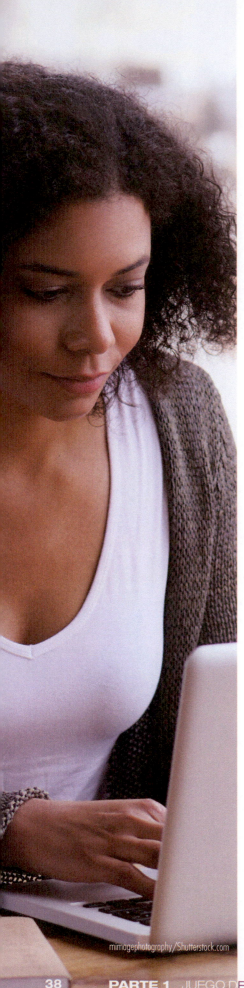

Las revistas para el consumidor y para los profesionales son una fuente tradicional sobre todo lo nuevo y emocionante en la industria. Las revistas para el consumidor lo mantendrán informado de todo a lo que están expuestos sus clientes, por lo que puede responder sus dudas sobre las nuevas tendencias, técnicas, productos e ingredientes. Por otro lado, las revistas profesionales se publican especialmente para la industria profesional, incluyen artículos sobre técnicas, ingredientes, trabajos, educación, productos, tendencias, colores, recomendaciones de la FDA, insumos, herramientas y estilos, además de otros aspectos de las profesiones relacionadas a la belleza.

Internet es una fuente de información valiosa y puede estar seguro de que sus clientes la aprovechan. Al igual que las revistas para consumidores, le será muy útil conocer las tendencias actuales sobre las que el cliente probablemente le preguntará. Gracias a Internet, en la actualidad es posible que reciba más solicitudes impracticables de los clientes que se inspiran en imágenes que encontraron en algún lado. Mantenerse informado sobre Internet y las aplicaciones como Instagram puede parecer trabajo adicional, pero mostrarse (y estar) informado es una gran impulso para su imagen profesional. Además, es probable que ya realice esta búsqueda en su tiempo de descanso.

En cuanto al conocimiento, se realizan más de una docena de conferencias y exhibiciones comerciales en Estados Unidos dirigidas especialmente al profesional de la belleza, sobre disciplinas específicas y generales. Las fechas y las ubicaciones pueden variar, pero suelen definirse con un año de anticipación, para que los asistentes incluyan al menos una conferencia en su planificación anual. La conferencias son lugares excelentes para crear una red de contactos con otros profesionales y representantes de la industria, aprender sobre las tendencias emergentes y tomar clases para expandir sus habilidades interpersonales y técnicas (**Figura 2–11**).

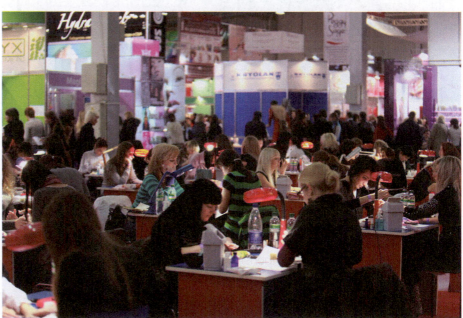

▲ **FIGURA 2-11** Las conferencias y los espectáculos son eventos emocionantes donde puede formar redes y aprender.

Averigue también en institutos locales de belleza locales, tiendas de insumos o distribuidoras por otras oportunidades educativas, que suelen incluir, cada vez más, clases en línea. Muchas clases brindan certificaciones que puede usar para mejorar su imagen profesional y tener como muestra de su interés constante en mejorar su servicio y habilidades. Por supuesto, antes de asistir a cualquier clase, asegúrese de pedir referencias a graduados e instructores. Seguro querrá asegurarse de que su tiempo y su dinero estén bien invertidos en una clase e institución renombrados.

VERIFICACIÓN
¿Por qué es importante tener una actitud positiva para crear su imagen profesional?

CREE SU CARPETA PERSONAL

Internet es todo un mundo en sí misma, su número de usuarios crece cada día, principalmente gracias al mercado de dispositivos móviles. Hay un dicho en marketing: "Si no estás en Internet, no existes". Su carpeta de antecedentes laborales en línea o su sitio web serán una tarjeta de presentación donde presentará sus talentos y su trabajo para que potenciales clientes y empleadores vean sus habilidades profesionales. Internet también es un lugar donde podrán buscarlo sus empleadores y clientes potenciales. En la industria de la belleza, su carpeta de antecedentes laborales en línea y su presencia son tan importantes y, a veces más importante, que su currículum vitae, su lista de clientes y su carpeta de antecedentes laborales en papel. Su carpeta de antecedentes laborales en línea es una representación visual de su talento y sus habilidades, y contribuye tanto a su imagen profesional como al despliegue físico de sus cualidades profesionales (**Figura 2-12**).

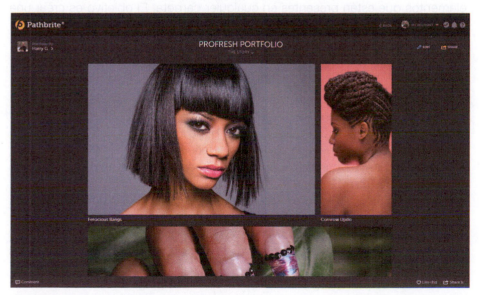

▲ **FIGURA 2-12** Existen varias ventajas de contar con una carpeta de antecedentes laborales en línea.

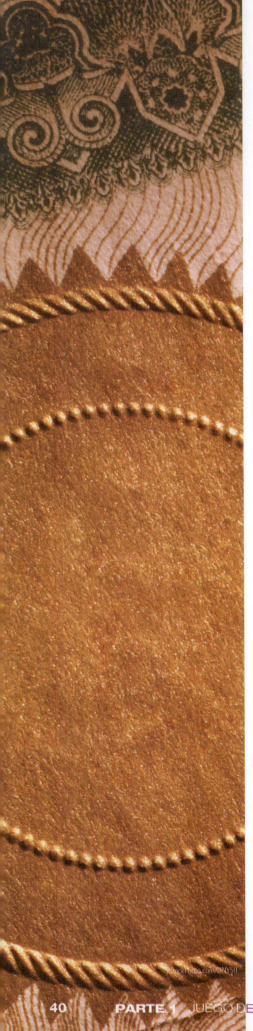

Existen muchos sitios web para crear carpetas de antecedentes laborales, en algunos debe pagar por el servicio después de un periodo de prueba y otros son gratuitos (como pathbrite.com). Como alternativa, puede presentar su carpeta de antecedentes laborales en línea en los sitios que hospedan imágenes, sitios web personales o una galería de Facebook. Todas las opciones tienen ventajas y desventajas que debe tener en cuenta antes de crear una carpeta de antecedentes laborales.

Puede ser como una prueba de su trabajo que pueden ver sus clientes y empleadores potenciales, que les permite evaluar sus habilidades profesionales y su técnica artística. Su carpeta de antecedentes laborales debe contener una gran variedad de fotografías y mostrar estilos diversos. Comience una carpeta de antecedentes laborales en línea mientras estudia para mostrar con claridad la evolución de sus habilidades y su experiencia. Lo importante es establecer su presencia en la industria lo antes posible.

Haga su tarea, investigue con cuidado y piense a largo plazo, ya que seguro desea que sus antecedentes laborales y su dirección en Internet estén en el mercado por mucho tiempo. Investigue y descubra lo que hacen en línea otros profesionales de la belleza al ver y examinar sus sitios web y páginas profesionales.

Si por ahora no cuenta con el presupuesto para crear su sitio web, puede usar los sitios web que permiten compartir sus antecedentes laborales o una página de seguidores en Facebook para mostrar su trabajo. Recuerde: su página de seguidores es la página de su negocio y la representación de su imagen profesional.

CONTENIDO DE LA CARPETA DE ANTECEDENTES LABORALES

Mientras que el verdadero contenido variará de un profesional a otro, hay ciertos elementos que están presentes en cualquier carpeta. El objetivo es crear una colección de fotografías y documentos que reflejen las habilidades, los logros y las capacidades que posee en el campo de la profesión que ha elegido.

Una carpeta de antecedentes laborales potente, impresa o en línea, incluye los siguientes elementos:

- Diplomas, incluido el de la escuela secundaria y la escuela de belleza
- Premios y logros como estudiante
- Currículum vitae actualizado orientado hacia los logros
- Cartas de referencia de empleadores anteriores
- Resumen de los cursos de educación continua o copias de certificados de capacitación
- Declaración de membresías en organizaciones de la industria y otras organizaciones profesionales
- Declaración de afiliaciones cívicas y/o actividades comunitarias relevantes
- Fotografías antes y después de los servicios que haya brindado a clientes o modelos
- Formularios para fotografías
- Una breve declaración sobre el motivo por el que eligió su disciplina
- Cualquier otra información que considere relevante

Cuando escriba los motivos por los cuales eligió esta carrera en su campo, debería incluir los siguientes elementos:

- Una explicación de qué es lo que le gusta de su nueva profesión
- Una descripción sobre la importancia del trabajo en equipo y cómo debe ser el integrante colaborador en un equipo
- Una descripción de métodos e ideas que usaría para incrementar las ganancias provenientes de la venta al por menor y de los servicios

Al incluir fotografías de sus mejores trabajos, su selección debe ser ante todo variada. Esto demostrará que es capaz de adaptarse a diferentes clientes, necesidades, ambientes, técnicas, productos, estilos y diseños. Incluya servicios realizados en adolescentes, novias, hombres, modelos de modas o de glamour, modelos de camuflaje o eventos especiales, modelos de maquillaje de fantasía o cualquier otra aplicación de maquillaje única que realice. Las fotografías de antes y después ilustrarán con claridad el poder de transformación que posee su trabajo (**Figura 2–13**).

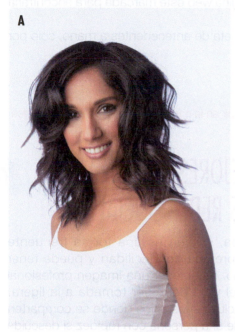 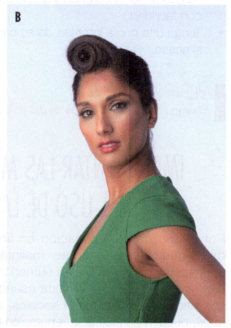

▲ **FIGURA 2-13** Use fotografías del antes (A) y el después (B) del servicio para exhibir sus habilidades.

CARPETA DE ANTECEDENTES LABORALES EN PAPEL

Si no está en condiciones de crear una carpeta de antecedentes laborales en línea o un sitio web, puede crear una carpeta impresa. Puede adquirir estas carpetas en cualquier tienda de fotografía o de insumos para oficina, en varios tamaños y colores. Elija un tamaño que pueda transportar con facilidad y mostrar a sus empleadores y clientes potenciales. Tenga siempre presente que su carpeta y fotografías deben ser del mismo tamaño. Por ejemplo, si su carpeta es de 8" × 10", todos las fotografías deben ser de 8" × 10". La presentación y el diseño de su carpeta son tan importantes como las fotografías que contiene. La organización de su carpeta no solo es una representación de sus habilidades de organización personal y su técnica artística. También es una demostración de su imagen profesional.

PAUTAS PARA SU CARPETA DE ANTECEDENTES LABORALES EN LÍNEA Y EN PAPEL

Una vez que haya elaborado su carpeta de antecedentes o en otro formato, pregúntese si esta lo describe a usted y sus habilidades profesionales con exactitud. Si no es así, identifique qué es lo que debe cambiar. Si no está seguro, pida la opinión de alguien para hacerla más interesante y precisa. La carpeta de antecedentes laborales se debe preparar de tal forma que proyecte profesionalismo:

- Para simplificar el uso, quizás quiera separar las secciones de una carpeta impresa con pestañas.
- Una carpeta impresa debe ser fácil de transportar y mostrar a sus empleadores y clientes potenciales.
- Todas las fotografías deben tener las mismas dimensiones.
- Si muestra una carpeta en línea, asegúrese de que su dispositivo electrónico esté totalmente cargado y que la página web esté marcada para encontrarla con facilidad.
- Tenga una copia impresa de su carpeta de antecedentes a mano, solo por si acaso.

VERIFICACIÓN
Enumere los elementos que se deben incluir en la carpeta de antecedentes laborales.

IMPLEMENTAR LAS MEJORES PRÁCTICAS EN EL USO DE LAS REDES SOCIALES

Por último, la comunicación en línea, si bien es una forma frecuente de comunicación puede ser malinterpretada con facilidad y puede tener un impacto considerable en su negocio. Establecer una imagen profesional en línea es una característica esencial y no debe ser tomada a la ligera. Los sitios web de las redes sociales, incluidos los sitios donde se comparten fotos, pueden perjudicar la reputación de una persona con rapidez si descuida la etiqueta mediática (**Figura 2–14**).

Siga algunos pasos sencillos tanto en los sitios de redes sociales personales como en los profesionales para evitar errores costosos en el futuro:

QUÉ SE DEBE HACER

- Moderar las páginas o muros personales.
- Utilizar las redes sociales para establecer la comunicación con colegas y clientes.
- Publicar contenido útil.

QUÉ NO SE DEBE HACER

- Usar lenguaje grosero.
- Participar o promover discusiones en línea.
- Publicar fotografías incómodas o de desnudos.
- Reenviar correo no deseado.
- Agredir o promover la agresión.

Deberá planificar un horario para mantener su presencia en las redes sociales. No es necesario que sea demasiado tiempo y es posible que ello ocurra de manera natural durante los descansos o comidas.

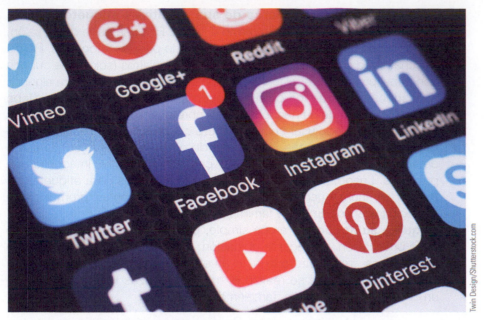

Twin Design/Shutterstock.com

▲ **FIGURA 2-14** Las redes sociales son herramientas poderosas cuando se utilizan correctamente.

Mantener la imagen profesional en línea es un proceso diario, también es una inversión de tiempo que puede tener enormes resultados positivos en su negocio. Las redes sociales le permiten compartir su imagen profesional (las pruebas de sus destrezas, su creatividad y su pasión) con un sin fin de potenciales clientes y colegas profesionales de la belleza. Asegurarse de que su imagen es la mejor, depende de usted.

PRECAUCIÓN

Tenga precaución en el uso de las redes sociales mientras continua en la escuela. Algunos estados sancionan a estudiantes por publicar contenido relacionado con servicios, que incluyen fotografías. Consulte con su instructor y el consejo estatal para saber qué está permitido publicar y cuándo. Si publica material, su carpeta y redes sociales deben aclarar que aún es estudiante y que no puede aceptar clientes.

LAS REDES SOCIALES COMO HERRAMIENTAS DE NEGOCIO

Obtener "me gusta" y "compartir" es bueno para elevar la autoestima, pero obtener citas a partir de las redes sociales le genera dinero real (y clientes en su agenda). Estos tres consejos convertirán sus redes sociales en poderosas herramientas de negocios.

1. **Incluya un vínculo a su formulario de citas.** Cuando encuentra algo que quiere en las redes sociales (un postre delicioso, un par de zapatos, etc.), necesita saber cómo comprarlo, ¿no? Los clientes potenciales se preguntarán lo mismo si ven su trabajo o promociones en las redes sociales. Actualice sus perfiles en las redes sociales para incluir un vínculo al formulario de su sitio web o su sistema de administración de citas para que los clientes interesados puedan reservar una cita. *Consejo profesional:* Use una herramienta para acortar y simplificar la dirección URL. Algunas herramientas también registran la cantidad de personas que hacen clic en el vínculo, de esta forma puede saber la cantidad de visitantes que atrae su cuenta.

2. **Tome fotografías con marca de sus clientes y etiquételos.** Esto involucrará un poco de trabajo previo a la cita. Elija una parte de su salón, spa o barbería donde colocar un telón de fondo para las fotografías. Podría ser una pared decorativa o una puerta de suministros (solo debe cubrirla con papel para envolver elegante). A continuación, cree o compre algunos accesorios para que los clientes posen en la foto. El accesorio debe incluir el nombre de su negocio y el nombre del cliente (si desea hacerlo más sencillo, puede usar solo el nombre del negocio). Antes de tomarle fotografías a sus clientes, asegúrese de obtener su permiso. Si están de acuerdo, tome varias fotografías y permítales elegir las imágenes que publicará. Luego, pregúnteles por sus redes sociales para etiquetarlos. A partir de ahora, cuando tome fotografías de sus clientes, promocionará su negocio con los amigos y familiares de su cliente.

3. **Etiquete su negocio.** Parece simple, pero debe etiquetar su negocio en la publicación y agregar la ubicación. Cuando la publicación obtenga comentarios, "me gusta" o la incluyan en mensajes, los visitantes sabrán con exactitud dónde se realizó el trabajo y quizás lo visiten. Si tiene un hashtag de la compañía, también debe agregarlo.

CONCÉNTRESE EN

Marketing en las redes sociales

Cada red social, como Facebook, Twitter, Instagram y Pinterest, posee sus propios trucos y consejos. Estas son 10 pautas generales que debe considerar:

1. Complete toda la información de su perfil.
2. Siempre debe responder.
3. No exagere con los halagos.
4. Modere el correo no deseado y los comentarios negativos.
5. Concéntrese en los compromisos, no en los "me gusta".
6. Sea breve.
7. No publique demasiado *ni* muy poco.
8. Siempre pregúntese: ¿Esta publicación ayuda a mis seguidores?
9. Sea amigable.
10. *Sea visual.*

VERIFICACIÓN

¿Qué cuatro cosas *no se deben hacer* en las redes sociales?

APLIQUE LA IMAGEN PROFESIONAL

¡Felicitaciones por completar este capítulo! Antes de continuar, tómese un momento para pensar cómo estos temas sobre la imagen profesional se aplican a su disciplina particular. Debata con un compañero de clase o grupo de estudio cómo se vestirá para trabajar, qué convenciones o espectáculos existen en la actualidad para su disciplina, qué aplicaciones o sitios web debería seguir para mantenerse informado, etc.

PROGRESO DE LAS COMPETENCIAS

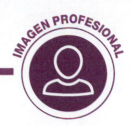

IMAGEN PROFESIONAL

¿Cómo le va con la imagen profesional? A continuación, marque los Objetivos de aprendizaje del Capítulo 2 que considere que ha dominado; deje sin marcar aquellos objetivos a los que deberá volver:

☐ EXPLICAR QUÉ ES LA IMAGEN PROFESIONAL.

☐ IMPLEMENTAR LOS PRINCIPIOS DEL DISEÑO DE LA IMAGEN.

☐ DEMOSTRAR UNA ACTITUD PROFESIONAL.

☐ CREAR SU CARPETA PERSONAL.

☐ IMPLEMENTAR LAS MEJORES PRÁCTICAS EN EL USO DE LAS REDES SOCIALES.

GLOSARIO

arreglo personal	pág. 28	el proceso de cuidar el cuerpo y de mantener una apariencia general arreglada.
carpeta de antecedentes laborales	pág. 39	una visualización de sus talentos y trabajo para que clientes y empleadores potenciales evalúen sus habilidades profesionales.
comunicación no verbal	pág. 34	comunicación que se expresa mediante el lenguaje corporal, el contacto visual, las expresiones faciales y los gestos.
ética profesional	pág. 35	sentirse orgulloso del trabajo que uno hace y comprometerse consigo mismo a realizar constantemente una labor de excelencia para los clientes, el empleador y el equipo del salón, spa o barbería.
habilidades interpersonales	pág. 33	los atributos personales que mejoran las interacciones del individuo, su rendimiento laboral y las perspectivas de su carrera profesional.
higiene personal	pág. 31	el mantenimiento y la limpieza diarios mediante la práctica de buenos hábitos de salud.
imagen profesional	pág. 26	la impresión proyectada por una persona en cualquier profesión que consiste en la presentación física y la conducta que muestra en el lugar de trabajo.
realzadores de la imagen	pág. 33	conductas que mejoran la calidad de su imagen profesional a través de métodos específicos para comportarse y representarse a sí mismo.

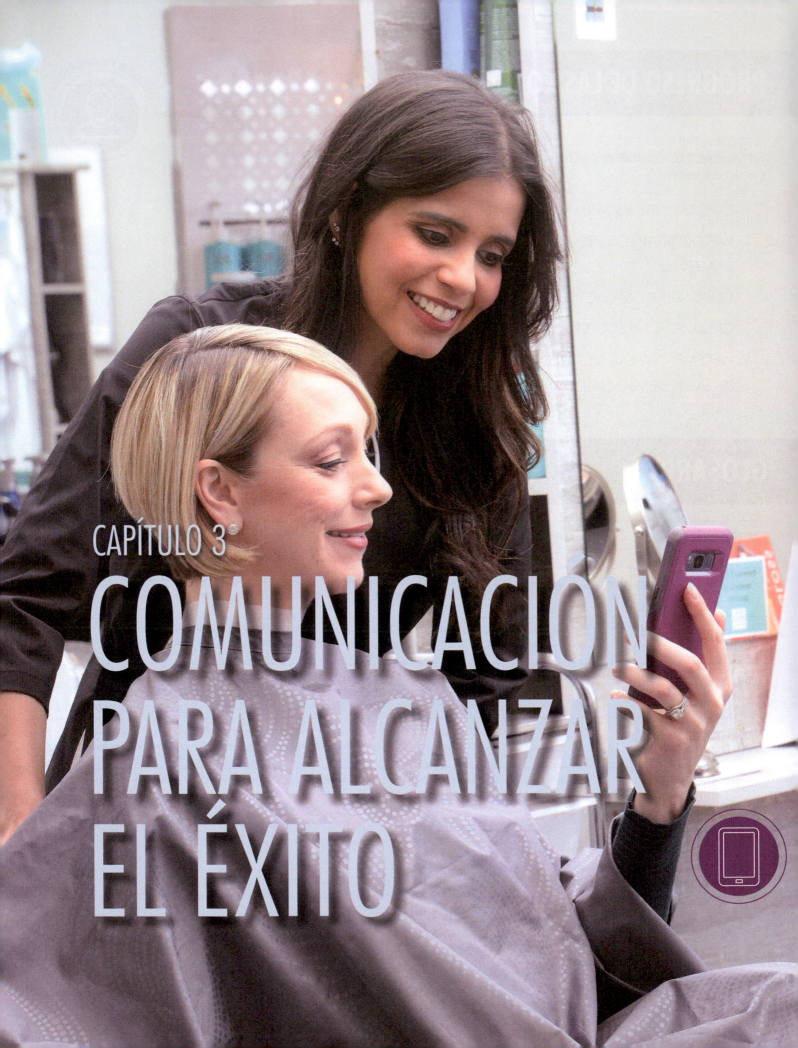

CAPÍTULO 3

COMUNICACIÓN PARA ALCANZAR EL ÉXITO

"La comunicación funciona para aquellos que la trabajan".

— John Powell

OBJETIVOS DE APRENDIZAJE

AL FINALIZAR ESTE CAPÍTULO USTED PODRÁ:

1. EXPLICAR LA COMUNICACIÓN PARA ALCANZAR EL ÉXITO.

2. PRACTICAR HABILIDADES DE COMUNICACIÓN.

3. REALIZAR LA CONSULTA CON EL CLIENTE.

4. MANEJAR LAS BARRERAS DE COMUNICACIÓN.

5. SEGUIR LAS PAUTAS PARA LA COMUNICACIÓN EN EL LUGAR DE TRABAJO.

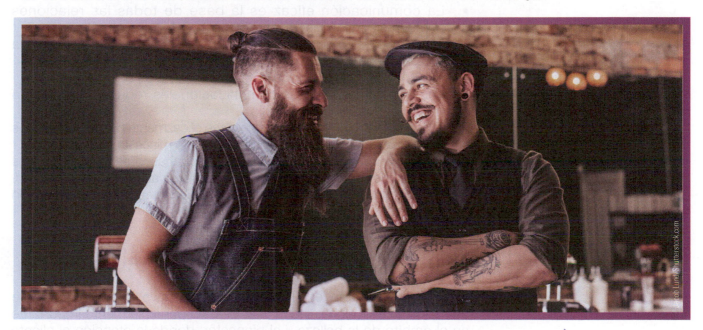

Jacob Lund/Shutterstock.com

EXPLICAR LA COMUNICACIÓN PARA ALCANZAR EL ÉXITO

Para poder tener una clientela que crezca, comprométase con el dominio del arte de la comunicación (**Figura 3-1**). Las habilidades para las relaciones humanas y las comunicaciones eficaces establecen relaciones duraderas con los clientes, aceleran el crecimiento profesional y promueven un ambiente positivo de trabajo.

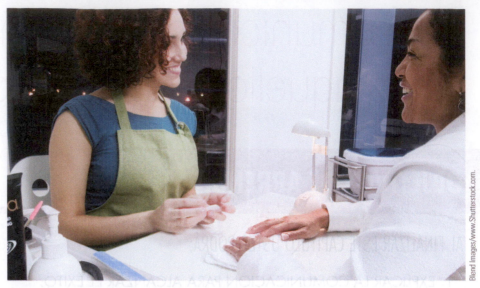

▲ **FIGURA 3-1** La comunicación es clave en la construcción de relaciones duraderas entre los profesionales y sus clientes.

Los profesionales de la belleza deben estudiar y comprender en profundidad la comunicación para alcanzar el éxito porque:

- La comunicación eficaz es la base de todas las relaciones duraderas con los clientes y compañeros de trabajo.
- El proceso de comunicación ayudará a los profesionales de la belleza a perfeccionar el proceso de consulta con los clientes.
- La comunicación eficaz fomenta un ambiente de equipo positivo.
- Las buenas habilidades comunicacionales reducen el conflicto potencial en el lugar de trabajo.
- El aprendizaje sobre cómo comunicarse eficazmente puede ayudar a los profesionales de la belleza a mejorar la venta minorista y de servicios.
- La práctica de la comunicación profesional asegura que los clientes disfruten de su experiencia y los motiva a seguir atendiéndose con usted.
- Una habilidad necesaria para el ascenso en la carrera es la expresión eficaz de ideas.

PRACTICAR HABILIDADES DE COMUNICACIÓN

La habilidad de entender a las personas es la clave para desempeñarse con eficacia en muchas industrias. Esto es particularmente importante en el ámbito de la belleza y el bienestar, donde la atención al cliente es el pilar para el éxito. Muchos de los logros de un profesional de la belleza dependerán de su habilidad para comunicarse exitosamente con una gran variedad de personas: supervisores, compañeros de trabajo, clientes y distintos proveedores que vayan al salón.

A continuación encontrará los pasos prácticos para comunicarse con éxito en el lugar de trabajo:

- **Responda en lugar de reaccionar.** Le preguntaron a un hombre por qué no se había enojado cuando se le atravesó un conductor. Él respondió: "¿Por qué debería dejar que otra persona dicte mis emociones?" Un hombre sabio, ¿no cree? Incluso podría haber salvado su propia vida al no reaccionar con una mentalidad de "ojo por ojo".

- **Crea en sí mismo.** Cuando cree en sí mismo, confié en su criterio, mantenga sus valores y apegase a lo que cree correcto. Es fácil creer en uno mismo cuando se tiene un fuerte sentido de autovaloración. Creer en nosotros mismos nos hace sentir lo suficientemente fuertes como para manejar casi cualquier situación de manera calma y servicial.
- **Hable menos, escuche más.** Hay un viejo refrán que dice que por alguna razón la naturaleza nos ha dado dos oídos y una sola boca. Escuche más de lo que habla. Cuando una persona sabe escuchar, concentra toda su atención en lo que dicen los demás.
- **Esté atento.** Cada cliente es diferente. Algunos clientes son claros sobre lo que quieren, otros son muy exigentes e incluso otros pueden ser indecisos. Si tiene un cliente que es agresivo, pídale consejo a su supervisor. Es muy posible que le diga que los clientes difíciles suelen calmarse si se muestra de acuerdo con ellos. Luego debe preguntarle qué puede hacer para que el servicio le resulte más satisfactorio (**Figura 3-2**).
- **Contrólese.** Si está cansado o molesto, sus interacciones con los clientes pueden verse afectadas. Una parte importante del éxito en una profesión dedicada al servicio consiste en ocuparse de los conflictos personales primero para poder atender de la mejor forma posible a los clientes.

LAS REGLAS DE ORO DE LA COMUNICACIÓN

Siga estas reglas de oro de la comunicación para construir una carrera exitosa en la industria de la belleza y el bienestar:

- Proyecte una conducta profesional en todo momento.
- Una sonrisa puede ser su mejor recurso. Sonría todos los días.
- Cuide su lenguaje corporal. Por ejemplo, no cruce los brazos cuando escuche a los clientes o miembros del equipo. En cambio, asienta con la cabeza para reconocer o aceptar sus puntos de vista.
- Recuerde siempre que escuchar es la mejor herramienta para forjar una relación.
- Hable de manera fuerte y clara para que las personas puedan oírlo. No balbucee.
- Evite el uso de jerga.

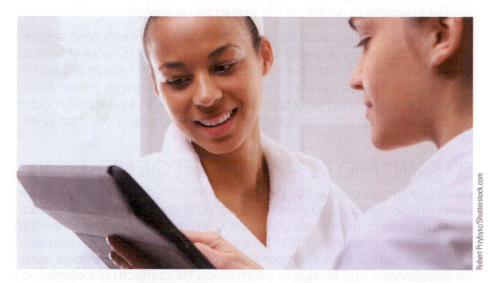

Robert Przybysz/Shutterstock.com

▲ **FIGURA 3-2** Preste atención a las necesidades del cliente.

LO MÁS
importante
en la
comunicación
ES ESCUCHAR
LO QUE
no se dice.

— Peter Drucker

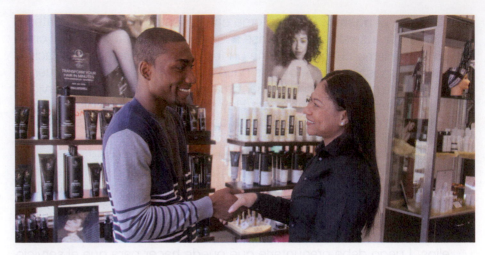

▲ **FIGURA 3-3** Reciba a sus clientes con una sonrisa.

LA IMPORTANCIA DE LA COMUNICACIÓN EFICAZ

La comunicación eficaz es el acto de compartir con éxito información entre dos personas (o grupos de personas) de forma tal que se entienda. Puede comunicarse mediante palabras, inflexiones de la voz, expresiones faciales, lenguaje corporal o herramientas visuales (por ejemplo, una carpeta de su trabajo). Cuando usted y su cliente se comunican claramente sobre un servicio, sus posibilidades de complacer a ese cliente aumentan.

RECEPCIÓN DE NUEVOS CLIENTES

Uno de los encuentros más importantes que tendrá será cuando conozca a un cliente por primera vez. Sea amable, genuinamente amigable y acogedor (**Figura 3-3**). Recuerde que los clientes van al salón para que les brinde un servicio y pagan por su conocimiento. Comuníquese profesionalmente utilizando la terminología apropiada y explique en profundidad las características y beneficios de los productos y servicios.

Para ganarse la confianza y la lealtad de un cliente:

- Sea consistente mediante una actitud positiva. Preséntese siempre al cliente nuevo y recuerde llamarlo por su nombre durante el servicio. Tómese unos minutos para mostrarle el salón a su nuevo cliente.
- Preséntele a las personas con las que puede llegar a interactuar durante su estancia en el salón, spa o barbería, incluso a proveedores potenciales de otros servicios, como el cuidado de la piel o las uñas.

EL FORMULARIO DE ADMISIÓN DEL CLIENTE

Cada cliente nuevo debe completar un formulario de admisión, también denominado *cuestionario del cliente*, *ficha de consulta* o *historia clínica*. Este formulario puede resultar una herramienta de comunicación y comercial sumamente útil (**Figura 3-4**). El formulario de admisión del cliente se utiliza para ofrecer servicios de belleza y bienestar como un cuestionario que incluye la información de contacto del cliente, los productos utilizados, las necesidades para el cuidado del cabello, las uñas y la piel, sus preferencias y estilo de vida. El formulario también

Formulario de admisión del cliente

Estimado cliente:

Nuestro deseo más sincero es brindarle los mejores servicios de belleza y bienestar que jamás haya recibido. Queremos que esté contento con la visita de hoy y sinceramente esperamos construir una relación duradera con usted. Para poder lograrlo, nos gustaría conocer más sobre usted, sus necesidades de cuidado del cabello y sus preferencias. Por favor, tome un momento para responder a las siguientes preguntas de la manera más completa y precisa posible.

Gracias por su colaboración. Esperamos establecer una relación duradera.

Nombre: _____

Dirección: _____

Número telefónico: (día) _____ (noche) _____ (celular) _____

Correo electrónico: _____

Sexo: _____   Edad: _____

¿Cómo supo de nuestro salón? _____

Si alguien le recomendó nuestro salón, ¿quién fue? _____

Responda a las siguientes preguntas en los espacios en blanco. ¡Gracias!

1. ¿Cuál es la fecha aproximada de su última visita a un salón? _____

2. Durante el año pasado, ¿se realizó alguno de los siguientes servicios, ya sea en un salón o no?

    _____ Corte de cabello   _____ Manicura

    _____ Coloración   _____ Servicio de uñas postizas (describa)

    _____ Ondulación permanente o tratamiento texturizador   _____ Pedicura

    _____ Alisado químico o tratamiento alisador   _____ Tratamiento facial/de la piel

    _____ Mechas u oscurecimiento   _____ Otros (enumere otros servicios que haya disfrutado en un salón y que no estén en la lista).

    _____ Aclaración de todo el cabello

3. ¿Cuáles son sus expectativas respecto de los servicios de hoy? _____

4. ¿Tiene o ha tenido alergia a alguno de los productos, tratamientos o sustancias químicas que le aplicaron durante un servicio de salón, ya sea de cabello, uñas o piel? (explique)

    _____

5. ¿Actualmente toma medicamentos? (mencione)

    _____

6. Indique todos los productos que utiliza regularmente.

    _____

    _____

7. ¿Qué herramientas de peinado utiliza en casa? _____

8. ¿Qué desea que su estilista conozca sobre usted? _____

9. ¿Le interesa recibir una consulta de cuidado de la piel, cuidado de las uñas o maquillaje? _____

10. ¿Le gustaría que nos contactemos con usted a través del correo electrónico con promociones y eventos especiales futuros?

    Sí _____ No _____

▲ **FIGURA 3-4** Este modelo del formulario de admisión del cliente le ofrece una primera oportunidad de formar una excelente relación con sus clientes. Se pueden encontrar copias adicionales en el texto de su disciplina específica.

incluye todos los medicamentos, tanto tópicos (que se aplican en la piel) como orales (que se toman por boca), así como cualquier problema médico, trastorno de la piel o del cuero cabelludo o alergias que puedan afectar los servicios.

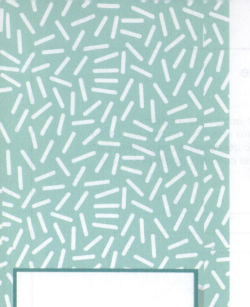

oda alergia o sensibilidad se debe anotar, destacar y documentar en la **ficha de registro de servicios**, que es el registro del progreso permanente del cliente. Esta ficha muestra los servicios recibidos, resultados, fórmulas y productos que compró o utilizó durante el servicio. La ficha de registro de servicios no es para uso del cliente y es el profesional de la belleza que brinda el servicio quien la completa. Es responsabilidad del técnico actualizar o tomar nota de los cambios en el documento con cada visita del cliente. Algunos salones utilizan una base de datos para registrar esta información pertinente.

La cantidad de información requerida en el formulario de admisión o cuestionario varía según su lugar de trabajo. En la escuela de belleza y bienestar, el formulario de admisión puede incluir una declaración de exención de responsabilidad y notas de los servicios, en las que el cliente reconoce que el servicio lo brinda un estudiante que se encuentra en el período de capacitación. Esto ayuda a proteger a la escuela y al estudiante contra acciones legales (**Figura 3-5**).

Independientemente del contenido específico, recuerde que los formularios de admisión del cliente son documentos legales y deben tener carácter confidencial. Los formularios físicos deben cuidarse en gabinetes ignífugos que se puedan cerrar con llave y los formularios electrónicos protegerse con cortafuegos y contraseñas adecuadas. La incapacidad para mantener la privacidad de los clientes puede tener ramificaciones jurídicas.

FORMULARIO DE EXENCIÓN DE RESPONSABILIDAD

Yo, la persona que firma más abajo, _____
(nombre)

con domicilio en _____
(calle, dirección)

_____
(ciudad, estado y código postal)

a punto de recibir un servicio en el Departamento Clínico de
_____

y habiendo sido informado de que los servicios serán realizados por estudiantes, estudiantes graduados y/o instructores de la escuela, en consideración del valor nominal de dichos servicios, libero a la escuela, sus estudiantes, estudiantes graduados, instructores, agentes, representantes, y/o empleados, de cualquier reclamo que surja del desempeño de estos servicios o que esté relacionado de alguna forma con ellos.

El propietario no se hace responsable por los bienes personales

Firma _____

Fecha _____

Testigo _____

SI EL CLIENTE QUE RECIBE EL SERVICIO ES MENOR DE 18 AÑOS, UN PADRE O TUTOR DEBE FIRMAR ESTE FORMULARIO DE EXENCIÓN DE RESPONSABILIDAD.

▲ **FIGURA 3-5** El formulario de exención de responsabilidad de una escuela se utiliza al ofrecer servicios en un ambiente escolar.

USO DEL FORMULARIO DE ADMISIÓN

El formulario de admisión del cliente puede usarse desde el momento en que un nuevo cliente llama para concertar una cita. Al programar la cita, infórmele al cliente que usted y el salón le solicitarán cierta información antes de poder comenzar con el servicio y que es importante que llegue 15 minutos antes. También incluya un tiempo en su cronograma para realizar una consulta de 5 a 15 minutos con el cliente.

CONCÉNTRESE EN

Comprensión del concepto de aspecto completo

Si bien mejorar la imagen de su cliente debe ser siempre su principal preocupación, es importante recordar que las uñas, la piel y el cabello reflejan todo un estilo de vida. ¿Cómo puede ayudar a un cliente a hacer elecciones que reflejen un sentido de estilo personal? Comience con una pequeña investigación. Busque libros o artículos que describan distintos estilos de moda y familiarícese con ellos. Este ejercicio resulta útil para desarrollar un perfil de las amplias categorías de la moda a las cuales puede referirse cuando realice consultas con clientes (**Figura 3-6**).

Dado que pueden ocurrir cambios entre una visita y otra, recuerde consultar las notas registradas en el formulario de admisión durante la última cita de los clientes que regresan. Cada cambio significativo debe estar apuntado en la ficha de registro de servicios.

VERIFICACIÓN
¿Cuáles son las reglas de oro de la comunicación?

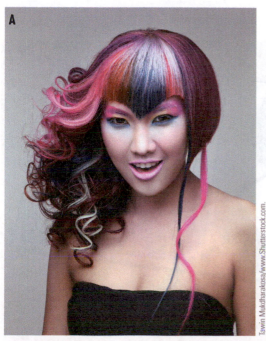
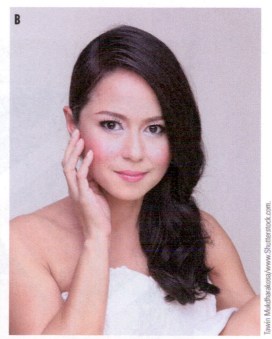

▲ **FIGURA 3-6** La imagen de su cliente es importante. Brinde servicios que se ajusten a la personalidad, ya sea que el cliente prefiera un estilo llamativo (A) o uno clásico (B).

LA CONSULTA CON EL CLIENTE

La consulta con el cliente es la conversación que tiene con él para determinar cuáles son sus necesidades y cómo lograr los resultados deseados. Es una de las partes más importantes de cualquier servicio y siempre se debe realizar antes de comenzar el servicio propiamente dicho. Debe realizarse una consulta como parte de cada servicio y visita al salón. Las consultas eficaces con los clientes le permiten ayudar a que su clientela luzca moderna, se sienta bien y esté satisfecha con sus servicios. Un cliente feliz significa más reservas y referencias, tanto para el negocio como para usted.

PREPARACIÓN PARA LA CONSULTA CON EL CLIENTE

Esté preparado para aprovechar al máximo este diálogo y tenga a mano ciertos elementos importantes:

- Un lápiz y un formulario de admisión.
- Tenga libros diferentes de peinados, folletos, bibliografía o imágenes digitales para mostrar a sus clientes.
- Muestre una selección de opciones de servicios disponibles que incluyan, como por ejemplo en el peinado, diferentes longitudes, cortes y coloraciones.
- Tenga la carpeta de su trabajo a mano con fotos del antes y del después (**Figura 3-7**).
- Material adicional que ayude al cliente a reconocer posibles resultados, como folletos de tratamientos, tineas de las uñas o muestras de cabello (**Figura 3-8**). Estos artículos los proporcionan distribuidores como herramientas de venta.

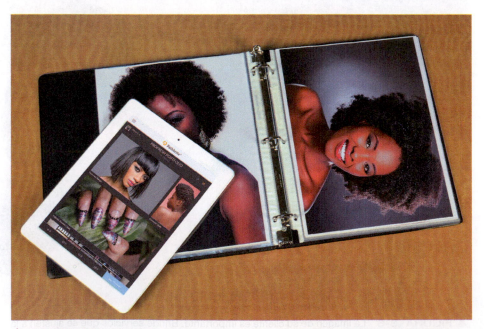

▲ **FIGURA 3-7** Use una colección de fotografías para ayudar a confirmar la elección de su cliente.

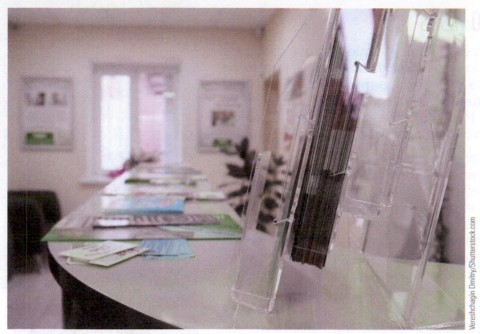

▲ **FIGURA 3-8** Los folletos, los artículos, las fotos y las muestras lo ayudarán a presentar sus servicios y sus habilidades a los clientes.

EL ÁREA DE CONSULTA

La responsabilidad del profesional de la belleza consiste en averiguar cuáles son las necesidades del cliente y brindarle recomendaciones en consecuencia. Y para hacerlo con eficacia, necesitará un área de trabajo limpia y ordenada. Asegúrese de que las botellas, latas y frascos de los productos también estén limpios (**Figura 3-9**). Los clientes deberían poder verse a sí mismos en el espejo sin tener que competir con botellas de productos, implementos y herramientas en la estación. Si bien darle una imagen estéticamente agradable a su estación puede demandar tiempo y esfuerzo, la recompensa de una consulta eficaz lo vale.

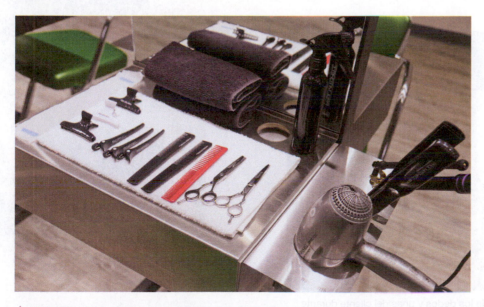

▲ **FIGURA 3-9** Ordene su estación de trabajo antes de cada consulta.

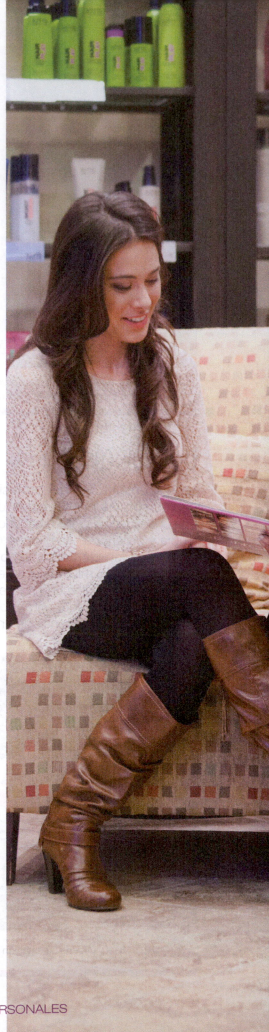

MÉTODO DE CONSULTA DE 10 PASOS

Toda consulta debe estructurarse de manera que abarque todos los puntos clave que lo llevarán a un resultado exitoso. Aunque le parezca que es mucha información para memorizar, a medida que tenga más experiencia se volverá algo natural. Para asegurarse de abarcar todo, tenga una lista de los siguientes 10 puntos clave en su puesto de trabajo. Modifique la lista según la necesidad de cada servicio:

1. **Revisar:** revisar el formulario de admisión. Siéntase libre de realizar comentarios para romper el hielo e inicie la conversación con el cliente. Lea detenidamente el formulario de admisión y consúltelo con frecuencia durante el proceso de consulta. También haga anotaciones en la ficha de registro de servicios (algunos salones poseen el formulario de admisión y la ficha de registro de servicios conjuntos). Luego del servicio, registre todas las fórmulas o productos que utilizó e incluya las técnicas específicas o metas. Esta información será necesaria en las visitas futuras.

2. **Evaluar:** realizar una evaluación de las necesidades. Descubra cuáles son los deseos y las necesidades del cliente. Comience por evaluar el estilo actual del cliente. ¿Es clásico? ¿Vanguardista? ¿Buscan sanar afecciones de la piel, o solo relajarse? ¿Quieren tener uñas largas, cortas, o buscan un balance entre ambas opciones?

3. **Preferencias:** descubrir y calificar las preferencias del cliente. Esto ayudará a determinar qué servicios serán los mejores para el cliente. A continuación se proporciona una pregunta como ejemplo: ¿Cómo calificaría la docilidad de su cabello en una escala del 1 al 10, donde 1 es pobre y 10 es excelente? Estos valores numéricos le servirán como herramienta de medición para la satisfacción total de los clientes. Otros ejemplos de preguntas de sondeo son: ¿Cuándo fue la última vez que verdaderamente le encantaron sus uñas? ¿Qué dificultades tiene para mantener su barba?

4. **Analizar:** analizar las características del cliente. Evalúe el estado del cabello del cliente, las uñas de las manos, la piel o lo que sea en que vaya a trabajar (**Figura 3-10**). Tomando como ejemplo

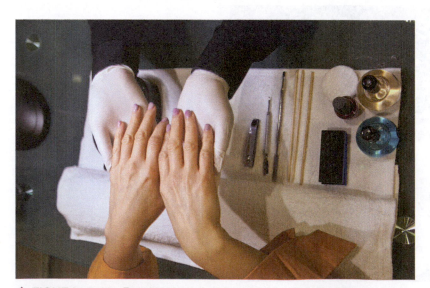

▲ **FIGURA 3-10** Examine el estado de los dedos y uñas del cliente durante una consulta sobre el cuidado de uñas.

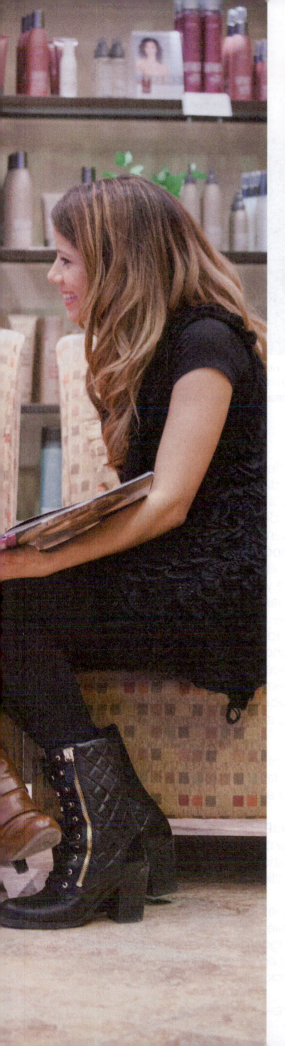

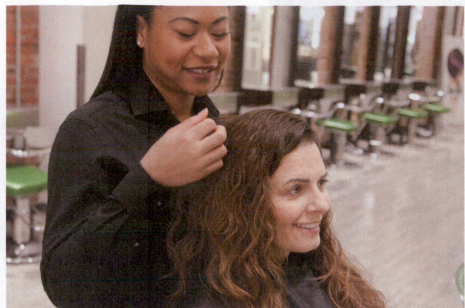

▲ **FIGURA 3-11** Al analizar el cabello debe evaluar el grosor, la textura, la docilidad y la condición.

el cabello, examine el grosor, la textura, la docilidad y el estado. ¿Es especialmente delgado en la parte superior de la cabeza o en las sienes? Busque patrones de crecimiento de cabello fuerte, incluidos los remolinos difíciles de manejar. Pregúntele al cliente qué productos utiliza en casa y si le han dado buenos resultados (**Figura 3-11**).

5. **Estilo de vida:** analizar el estilo de vida del cliente. Realice las siguientes preguntas acerca de su carrera y el estilo de vida que lleva:

   - ¿Pasa mucho tiempo al aire libre? ¿Practica natación con frecuencia? ¿Trabaja con las manos?
   - ¿Cuánto se expone al sol?
   - ¿A qué se dedica? ¿Cómo describiría su estilo personal?
   - ¿Cuáles son sus hábitos para el cuidado de la piel, del cabello y de las uñas? ¿Cuánto tiempo desea inveritir en el mantenimiento de sus uñas, su cabello y su piel?

6. **Mostrar y comentar:** alentar al cliente a que le dé una mirada a los libros de estilo y describir los que le gusten (**Figura 3-12**). Revise las elecciones para asegurarse de que los servicios son viables para el tipo de cabello (piel, uñas) y estilo personal del cliente. Muchas veces los clientes desean un servicio que tal vez vieron en un amigo o amiga o en una celebridad. Si el resultado deseado no se puede lograr, elabore un plan, ofrezca opciones alternativas y determine metas a futuro.

   Además, escuche cómo el cliente describe sus expectativas. Si el cliente dice que quiere el cabello corto, por ejemplo, ¿significa que lo quiere a la altura del hombro? ¿Por encima de las orejas? ¿O de dos centímetros de largo? ¿El flequillo debe ser lo suficientemente largo para llegar a las cejas cuando esté seco? Para estar seguro de que comprende lo que dice el cliente, repítalo con términos específicos como *a la altura de la barbilla*

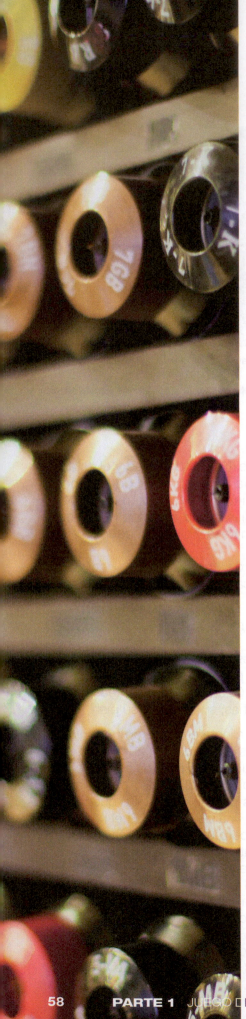

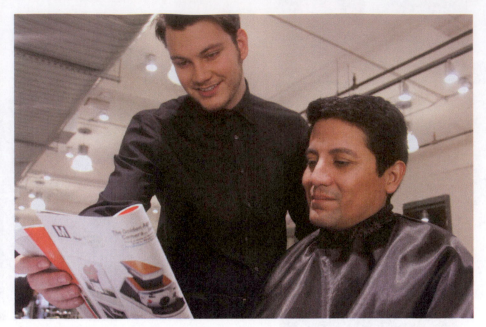

▲ **FIGURA 3-12** Use libros de estilo, revistas y otras fuentes de imágenes para poder hablar sobre detalles específicos del estilo con su cliente.

o *sobre los hombros* en lugar de expresiones ambiguas como *corto* o *largo*. Refuerce lo que dice tanto con imágenes como señalando con sus propias manos hasta dónde llegaría el cabello. Escuchar lo que dice el cliente y después repetir, con sus propias palabras, lo que cree que el cliente le está diciendo se conoce como escucha reflexiva. Es importante que se concentre en el cliente y que no lo interrumpa cuando esté hablando. Cuando el cliente termine de hablar, retome y confirme lo que dijo. Después pida que el cliente lo confirme para asegurarse de que entendió lo que necesita o quiere el cliente.

7. **Recomendar:** dar recomendaciones como parte de la evaluación de necesidades. Cuando tenga suficiente información, pregúntele al cliente si puede hacerle algunas sugerencias. Antes de dárselas, espere a que el cliente lo autorice. Cuando lo haya hecho, base sus recomendaciones en las necesidades y los deseos del cliente. Reduzca sus selecciones de acuerdo con los siguientes criterios:

- **Estilo de vida.** Los servicios que elija deben ajustarse a la constancia del cliente y satisfacer las necesidades del cliente en cuanto a una apariencia adecuada. Ofrézcale opciones según le pidan.
- **Tipo de cabello (uñas, piel).** Base sus recomendaciones en las características del cliente. En cuanto a la densidad del cabello, ¿es grueso, mediano o fino? Realice sugerencias basadas en los gustos del cliente, como el largo y la forma de las uñas.
- **Forma del rostro.** Para el cabello, señale los cortes de cabello que se verían bien con la forma del rostro del cliente. ¿Tiene un rostro angosto en el área de las sienes? Si es así, sugiera cortes que agreguen volumen en esta área. Lo mismo se aplica a las opciones de maquillaje.

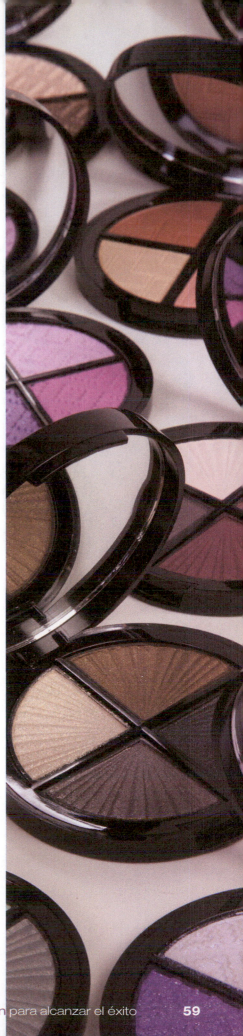

Cuando haga sugerencias, califíquelas haciendo referencia a los parámetros susodichos. Por ejemplo: "Creo que este corte quedaría bien con la textura de su cabello". Analice con mucho tacto por qué algunas de las expectativas señaladas por el cliente no serían razonables, de acuerdo con el tipo de cabello del cliente y sus necesidades personales. Si el cabello (uñas, piel) está maltratado, recomiéndele tratamientos intensivos, productos mejores para su cuidado en el hogar y cambios en su estilo de vida.

8. **Vender más:** vender servicios adicionales. A menos que el cliente definitivamente no desee hablar sobre añadir otros servicios, estas recomendaciones deben incluirse en todas las consultas. Por ejemplo, prácticamente cualquier persona puede someterse a un tratamiento de parafina, para suavizar la piel de las manos; o maquillaje luego de un servicio para rostro, cabello o uñas para complementar el nuevo estilo.(**Figura 3-13**).

Nunca dude en sugerir servicios adicionales (asegúrese de ofrecerle dos o más) para completar o mejorar de algún modo el nuevo aspecto del cliente. Además de la coloración, puede ofrecer un servicio de textura para agregarle movimiento o cuerpo al cabello, un alisado para controlar los rizos, una lección de maquillaje para complementar el nuevo estilo de su cliente, una manicura para hacer juego con las uñas, un masaje o tratamiento facial, etc.

Al hablar sobre cualquier servicio de belleza, sea cuidadoso y asegúrese de que usted y el cliente estén hablando de lo mismo. Los profesionales de la belleza están acostumbrados al aspecto técnico de los servicios y utilizan términos como *líquido monómero y polvo polimérico*. Esto puede resultar muy confuso y equívoco para los clientes. Use todas las imágenes que pueda. El término *rubio* puede significar rubio platinado para un profesional de la belleza, mientras que para un cliente puede significar algunos mechones finos de un tono rubio intermedio en el contorno del cuero cabelludo. Permita que las fotografías lo orienten.

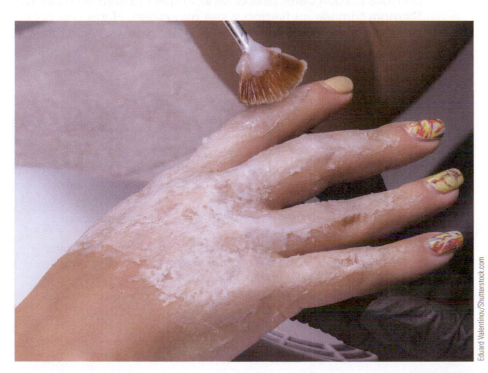

Eduard Valentinov/Shutterstock.com

▲ **FIGURA 3-13** Los tratamientos con parafina aumentan las ventas y atraen a la clientela.

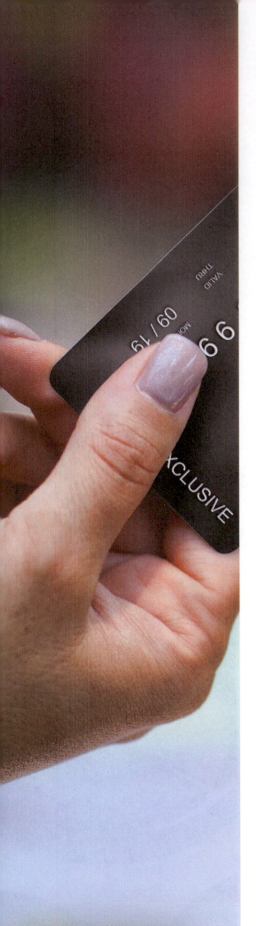

ACTIVIDAD

Experiencia de servicio

¿Cuándo fue la última vez que estuvo en un salón, spa o barbería para atenderse? Ponerse en el lugar del cliente le ayudará a mejorar sus habilidades comunicacionales en todo aspecto. Primero, recuerde su visita más reciente a un salón. Ahora, anote la siguiente información:

- Su primera impresión del profesional de la belleza
- La mejor comunicación verbal y no verbal de su profesional de la belleza
- Las preguntas que le hizo a su profesional de la belleza y qué le respondió.
- Las preguntas que quería hacer pero no hizo y por qué
- ¿Qué cambiaría, si considera lo que sabe ahora sobre cómo comunicarse con los clientes? ¿Habría hecho otras preguntas para asegurarse de recibir lo que quería? ¿Habría evitado algún tema en particular?
- ¿Cree que comunicó exactamente lo que quería? ¿Qué preguntas hizo que sus clientes no sabrían formular dado que no son profesionales de la belleza?

9. **Mantenimiento:** Comentar sobre el mantenimiento y cuidado. Aconseje a cada cliente sobre los servicios de mantenimiento, las limitaciones que la nueva apariencia impone al estilo de vida. Por ejemplo, los clientes que se realicen una exfoliación debe evitar exponerse al sol y el mantenimiento en casa que será necesario para verse como nunca antes. Informe al cliente que durante todo el servicio le enseñará sobre los diversos productos que le recomendaría que use en casa y que al final del servicio podrá elegir los que necesite.

10. **Repetir:** Repasar la consulta. Repita todo lo que haya acordado con el cliente y use frases como "Veamos si entendí bien". Asegúrese de hablar con términos precisos y medidos. Utilice herramientas visuales para mostrar el resultado final que prevé. Este es el paso más importante del proceso de la consulta porque determina el servicio que realizará en definitiva. Siempre tómese su tiempo y sea minucioso. Haga una pausa para obtener la confirmación del cliente y pídale su opinión en el proceso de consulta (**Figura 3-14**). Luego de una consulta exitosa, es hora de llevar a cabo el servicio.

CONCÉNTRESE EN

Venta al por menor

La mejor forma de realizar recomendaciones para la venta al por menor consiste en emplear este plan de tres pasos para analizar el qué, el por qué y el cómo de la recomendación:

- Cuando haya elegido un producto para el cliente, explíquele "Este es el PRODUCTO que le recomiendo..."
- Luego, explíquele POR QUÉ lo recomienda. Este es el mejor momento para hacer referencia a los intereses que el cliente expresó durante la consulta.
- Finalmente, describa CÓMO el cliente debe usar el producto en casa.

Enseñarle al cliente a través de estos tres pasos ayudará a que comprenda fácilmente las sugerencias y hace que la venta de productos para el cuidado en el hogar sea más sencilla.

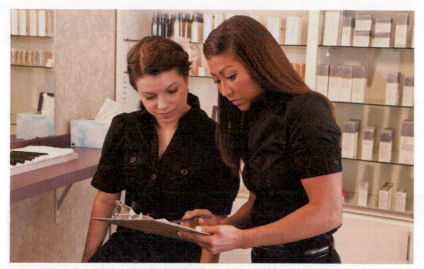

▲ FIGURA 3-14 Revise el formulario completo de consulta y reciba la confirmación antes de prestar cualquier servicio.

FINALIZACIÓN DEL SERVICIO

Una vez que finalizó el servicio y el cliente quedó satisfecho, tómese unos minutos para anotar los resultados en la ficha de registro de servicios (**Figura 3-15**). Anote cualquier cosa que haya hecho y quisiera volver a hacer, al igual que lo que no vale la pena repetir. Otra cosa que debe anotar es el resultado final y todo producto que haya comprado el cliente. Ponga la fecha en sus notas y archívelas en el lugar adecuado. De acuerdo con el lugar de trabajo, algunos salones ingresan la información sobre cada cliente a una base de datos de registro de clientes.

VERIFICACIÓN
¿Cuáles son los 10 pasos del método de consulta?

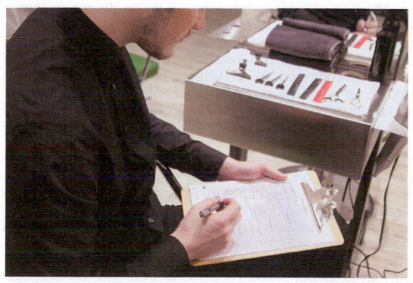

▲ FIGURA 3-15 Tómese el tiempo para registrar los resultados en una ficha de registro de servicios después de cada servicio.

MANEJAR LAS BARRERAS DE COMUNICACIÓN

Aunque haga todo lo que esté a su alcance para comunicarse en forma eficaz, a veces se encontrará en situaciones que están fuera de su control. Sus reacciones frente a las situaciones y su capacidad de comunicarse con eficacia al enfrentar retos son esenciales para lograr el éxito en una profesión de interacción con personas.

¿LO SABÍA?

Al referirse a los clientes habituales, algunos salones y barberías usan la palabra *cliente* y otros *huésped*. En los spas es más probable que se use la palabra *huésped* debido a la cantidad de tiempo que los clientes pasan en las instalaciones y al hecho de que con frecuencia almuerzan ahí durante las visitas. Algunos salones y barberías han adoptado esta práctica mientras que otros consideran que esto personaliza demasiado la relación. Los spas médicos volvieron a usar la palabra *cliente* ya que muchos de ellos están obligados por la legislación sobre la privacidad de los registros médicos. Además, la palabra *huésped* nunca se usa en el campo de la medicina profesional. Déjese guiar por la cultura del negocio en el que está trabajando y no se equivocará.

MANEJO DE LA IMPUNTUALIDAD

Los clientes impuntuales pueden afectar gravemente la fluidez del trabajo. Debido a que los profesionales de la belleza dependen de las citas y de la programación para aprovechar al máximo las horas de trabajo, un cliente que llega muy retrasado a una cita, o que suele hacerlo, ocasiona problemas. Un cliente impuntual puede retrasar el calendario de citas y otros servicios. La presión por recuperar el tiempo perdido puede resultar estresante. Además de estar apurado y sentirse acosado, corre el riesgo de causarles inconvenientes a los clientes que llegan puntuales a sus citas. A continuación encontrará algunas pautas para manejar las citas impuntuales:

- Conozca la política de su salón en relación con las citas y aténgase a ella. Muchos salones establecen un límite de espera antes de solicitar a los clientes que reprogramen la cita. Por lo general, si los clientes se retrasan más de 15 minutos, se les pide que programen otra cita. Aunque la mayoría de los clientes aceptan la responsabilidad y se muestran comprensivos con la regla, puede haber algunos que insistan en ser atendidos de inmediato. Explíqueles que tiene otras citas y que es responsable ante todos los clientes por igual. También hágales entender que prestar un servicio apurado no sería aceptable para ninguno de los dos.
- Si un cliente llega tarde y usted dispone del tiempo para atenderlo sin poner en peligro la cita de otro cliente, explíquele de manera cortés la política de impuntualidad. Puede decírselo de un modo diplomático y seguir siendo agradable y optimista.
- A medida que conozca a sus clientes, sabrá quién acostumbra a llegar tarde. Una solución es asignar a esos clientes las últimas citas del día o pedirles que lleguen antes del horario real de sus citas.
- Si está muy atrasado, pídale a la persona encargada de recepción que llame a sus clientes para avisarles. Puede darles la oportunidad de reprogramar la cita o asistir un poco más tarde de la hora programada.

MANEJO DE LAS CONFUSIONES CON LAS CITAS

Todos somos humanos y todos cometemos errores. Seguramente alguna vez ha acudido a una cita solo para darse cuenta de que está en el lugar incorrecto a la hora equivocada. El trato que reciba en ese momento determinará si vuelve a ese lugar o no. Si usted, como profesional, se ve involucrado en un problema con la programación de las citas, recuerde que siempre debe ser amable. Nunca discuta sobre quién tiene razón.

Una vez que haya consultado su libro de citas, puede decir: "Veamos, Sra. Montez. En mi agenda la tengo registrada para las 10:00 y, lamentablemente, ya tengo programados otros clientes para las 11:00 y las 12:00. Lamento mucho la confusión. ¿Podríamos volver a programar la cita para mañana a las 10:00?". Aunque el cliente esté furioso, usted debe mantenerse calmo. Cambie el rumbo de la conversación sobre quién es el responsable de la confusión y llévela hacia la búsqueda de una solución. Programe otra cita con el cliente y asegúrese de que el salón tenga su número de teléfono para confirmarla (**Figura 3-16**).

RESOLUCIÓN DE PROBLEMAS CON CLIENTES INSATISFECHOS

De vez en cuando, inevitablemente deberá lidiar con clientes insatisfechos. Recuerde el objetivo final: Hacerlo feliz. Los clientes felices generan confianza con los profesionales de la belleza y regresan por más servicios.

Aquí tiene algunas pautas:

- Trate de averiguar el motivo por el cual el cliente no está satisfecho. Pídale detalles específicos.
- Si es posible cambiar lo que le disgusta al cliente, hágalo de inmediato. Si no, consulte su agenda para ver cuándo podría atenderlo y corregir lo que no le gustó. Quizás deba recurrir a la asistencia del recepcionista si es necesario reprogramar otras citas.

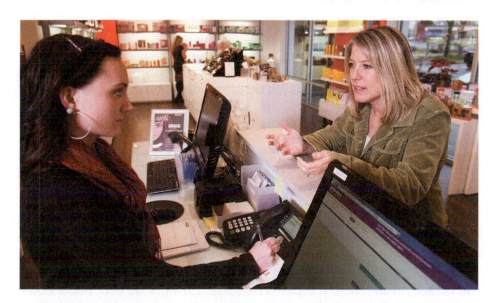

▲ **FIGURA 3-16**   Complazca a un cliente insatisfecho con rapidez y calma.

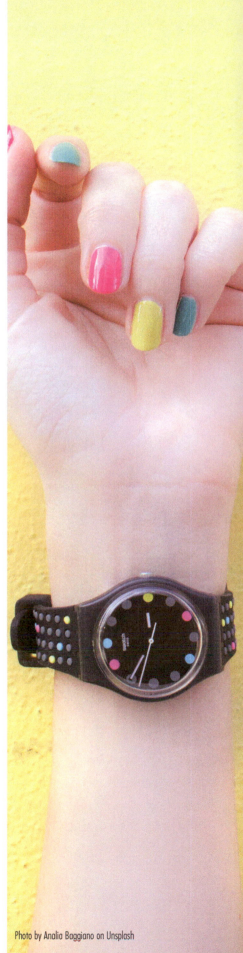

Photo by Analia Baggiano on Unsplash

- Si el problema no se puede solucionar, explíquele el motivo con honestidad y tacto. Es posible que no quede conforme, pero seguramente agradecerá su honestidad. En ocasiones, es posible ofrecer otras opciones que ayuden a minimizar la desilusión del cliente.
- Nunca discuta con el cliente ni trate de imponerle su opinión.

ACTIVIDAD

Clientes insatisfechos

Sin ninguna duda, en algún momento de su profesión se encontrará con un cliente insatisfecho con el servicio o con la programación de una cita. La mejor forma de estar preparado para esta situación es con la práctica. Realice el intercambio de roles con un compañero de estudios: una vez uno será el cliente y el otro, el profesional de la belleza y viceversa.

Cuando desempeñe el papel del cliente:

- Personifique diferentes personalidades: primero tímido, luego agresivo.
- Simule una situación donde usted (el cliente) tuvo la culpa. Luego evalúe la reacción de su compañero (el profesional de la belleza).
- Continúe la conversación hasta que quede satisfecho.

Cuando desempeñe el papel del profesional de la belleza:

- Preste atención al tono y nivel de su voz.
- Asegúrese de comprender el problema.
- Trate de no ponerse a la defensiva.
- Ofrezca varias soluciones.
- Determine cuándo debería involucrar al gerente del salón (interpretado por su instructor).
- No dude en pedir ayuda a un profesional de la belleza más experimentado o al gerente. Si, después de haber intentado todo, no está en condiciones de satisfacer al cliente, acepte el consejo del gerente sobre cómo proceder.
- Consulte al gerente del salón después de la experiencia. Un buen gerente no utilizará el incidente en su contra, sino que lo considerará un hecho inevitable del que usted puede aprender. Siga el consejo del gerente y continúe con el próximo cliente.

MANEJO DE DIFERENCIAS

Como profesional de la belleza, descubrirá que es muy probable que los clientes a los que atraiga sean similares a usted en edad, estilo y gusto. Por otra parte, también deberá atender a clientes muy diferentes a usted. Este es un elemento positivo de su profesión como profesional de la belleza. Sin clientes de todas las edades y de diversos grupos sociales, usted no podría formar una clientela sólida para sus negocios en el futuro.

Cuando trabaje con clientes de una generación diferente, debe dejarse guiar por las reglas básicas del profesionalismo. A los clientes mayores, por ejemplo, quizás no les agrade la goma de mascar, el uso de jergas ni de palabras coloquiales como *"sip"* en lugar de *"sí"*. Les gusta escuchar palabras como *"por favor"* y *"gracias"*. Prefieren mantener los temas de conversación en un nivel profesional. A algunos les gusta que los traten de manera formal, como "Sr. Martínez" en lugar de que los llamen por su nombre de pila. Cuando conozca a un cliente mayor, pregúntele cómo prefiere que lo llamen. Algunos clientes son sensibles a las palabras alusivas a la edad. Cuando realice servicios de cuidado de la piel, no se refiera a la piel envejecida. En lugar de eso, hable sobre la sequedad de la piel y las soluciones para remediar esa condición.

Si estos clientes son de su misma generación, relaciónese con la imagen que desean proyectar, pero no actúe como un igual: siempre es mejor que mantenga un comportamiento profesional. Con respecto a la jerga, una misma palabra puede tener significados diferentes entre las diversas culturas, de manera que siempre es mejor evitar el uso de estos términos. Si la palabra se relaciona con la moda y la usa el cliente, usted también puede hacerlo para indicar que entiende y conoce las tendencias actuales. Nunca emplee palabras de una jerga cultural ni regionalismos que no comprende del todo. Cuando no esté seguro, diga "Nunca había escuchado esa expresión. ¿A qué se refiere exactamente?"

CONCÉNTRESE EN

Temas para hablar

Imaginemos que una clienta de hace mucho tiempo le confiesa que ella y su esposo se están divorciando en malos términos. Usted se preocupa por ella e intenta ser comprensivo a medida que le revela una gran cantidad de detalles personales. Otros especialistas y clientes están cerca escuchando toda la conversación. Desea ser solidario y comprensivo, pero no es el lugar ni el momento adecuado. ¿Qué puede hacer? Decida por cuál de estas soluciones optaría:

- Decirle que comprende que la situación es muy difícil, pero que mientras permanezca en el salón, su intención es hacer todo lo que esté a su alcance para distraerla. Hacerle saber con delicadeza que mientras esté a su cuidado ambos deben concentrarse en que disfrute de los servicios y no en temas que le provoquen estrés.
- Cambiar el tema. ¿A qué tema podría pasar en forma natural?
- Busque un motivo para ausentarse un momento. Cambie el tema al volver.
- Dele a entender que la escucha con una frase como "Lamento oír eso". Sugiérale un servicio de relajación simple que el salón promociona.

INVOLUCRARSE DEMASIADO

A veces, cuando un cliente establece un lazo de confianza con un profesional de la belleza, puede resultarle difícil diferenciar entre una relación profesional y una personal. Maneje las relaciones con sus clientes con tacto y sensibilidad, con profesionalismo y respeto. No trate de asumir el papel de consejero, guía profesional, alguien que ofrece consejos de padre o instructor motivacional para ninguno de sus clientes.

Si su cliente se aleja mucho del tema, use comentarios neutrales para encauzar nuevamente la conversación en las necesidades de belleza. Si le cuenta algún problema personal, limítese a escuchar y decirle que lo lamenta. Luego pregunte: "¿Qué podemos hacer para que su visita de hoy sea más agradable?"

Si su cliente le cuenta chismes, cambie el tema lo antes posible. Haga un comentario como "Acabo de notar que tiene las puntas más resecas de lo que pensaba. Haremos un tratamiento acondicionador profundo después de la coloración". Luego describa el tratamiento y los cuidados que debe realizar en su hogar.

Puede usar los libros, las películas y las celebridades para llevar la conversación a un estilo o a una apariencia en particular. Como regla, evite hablar de religión o política. Cuando no pueda encontrar un modo para volver a llevar la conversación a un tema relacionado con la belleza, limítese a escuchar y luego cambie el tema.

VERIFICACIÓN

¿Cómo debe tratar a un cliente insatisfecho? Indique como mínimo cuatro puntos que se deben considerar.

SEGUIR LAS PAUTAS PARA LA COMUNICACIÓN EN EL LUGAR DE TRABAJO

Comportarse en forma profesional es el primer paso para que esta comunicación significativa dentro del salón se convierta en realidad. El salón, spa o barbería es una comunidad estrechamente unida en la que las personas pasan mucho tiempo trabajando codo a codo. Por eso, es importante mantener límites. Recuerde que este es su lugar de trabajo y, como tal, la comunicación dentro del mismo debe darse con respeto y sensatez.

COMUNICACIÓN CON LOS COMPAÑEROS DE TRABAJO

En un entorno de trabajo, no tendrá la oportunidad de elegir a sus colegas. Siempre habrá personas que le agradarán más o con quienes tendrá una mejor relación que con otras. Cuando interactúe y se comunique con sus compañeros de trabajo, tenga en cuenta estos puntos:

- **Trate a todos con respeto.** Más allá de que alguien le agrade o no, sus colegas son profesionales que merecen respeto.
- **Sea objetivo.** Es probable que distintos tipos de personalidades, trabajando juntas durante muchas horas, generen cierto grado de desavenencia y desacuerdo. Esfuércese por mantener la objetividad. No se deje arrastrar a rencillas ni camarillas.
- **Sea honesto y sensible.** Muchas personas utilizan la excusa de ser honestos como licencia para decirle cualquier cosa a quien se les ocurra. Aunque la honestidad siempre es la mejor política, nunca es una buena idea usar palabras o gestos desconsiderados en el trabajo. Sea sensible y piense antes de hablar.
- **Permanezca neutral.** Es posible que en algún momento lo persuadan a que tome partido. Evite elegir un bando en una disputa.
- **Evite el chismorreo.** El chismorreo nunca sirve para solucionar un problema, solo lo empeora. Participar de los chismes puede ser tan dañino para usted como para la persona objeto del rumor.
- **Pida ayuda a alguien que respete.** Si está en desacuerdo con un compañero de trabajo, recurra a un tercero que no esté involucrado y que pueda ser objetivo, como el gerente. Pida consejos sobre cómo proceder y escuche con atención.
- **No tome las cosas de forma personal.** ¿Cuántas veces ha tenido un mal día o ha estado pensando en algo totalmente ajeno al trabajo y se ha acercado un colega a preguntarle cuál es el problema o si está enojado con él o ella? Solo porque alguien está actuando de determinada manera y da la casualidad de que usted está ahí, no significa que usted tenga algo que ver. Si se siente confundido o preocupado por las acciones de alguien, busque un lugar privado y un momento adecuado para aclarar el tema.
- **Sea reservado con su vida privada.** El ambiente de trabajo nunca es el lugar adecuado para hablar sobre su vida privada y relaciones.

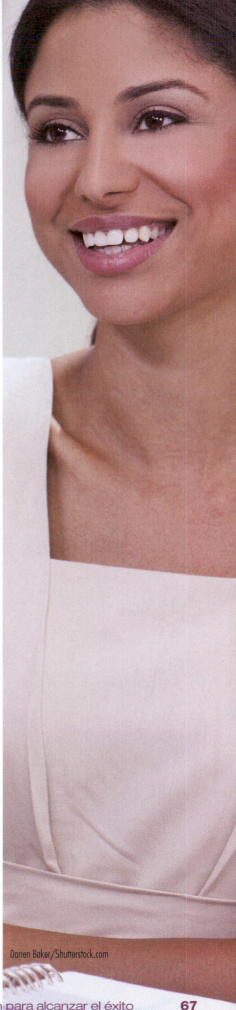

La comunicación con los gerentes

Otra relación muy importante dentro del salón es la que una persona construye con el gerente. Por lo general, es la persona que tiene la mayor responsabilidad con respecto al funcionamiento del salón o barbería en todos sus aspectos. El trabajo del gerente exige mucho. Con frecuencia, además de administrar un salón agitado, también tiene una clientela propia.

El gerente es quien contrató al personal y el responsable de capacitarlo. Los gerentes tienen un interés particular en el éxito del personal. Los empleados pueden percibir al gerente como una figura con autoridad poderosa, pero también es importante que recuerden que es un ser humano. El personal debería apoyar a la gerencia siguiendo las reglas y pautas establecidas.

Estas son algunas pautas para interactuar y comunicarse con el gerente:

- **Resuelva los problemas.** Cuando busque consejos sobre un problema o tema determinado, piense en posibles soluciones con anterioridad. De esta manera, demostrará que trabaja en beneficio del negocio.
- **Obtenga la información correcta.** Asegúrese de que la información sea precisa antes de hablar con la gerencia. Este enfoque proactivo para la resolución de problemas le ahorrará tiempo.
- **Sea abierto y sincero.** Adviértale al gerente, de manera inmediata, cuando la incertidumbre comprometa sus habilidades para la toma de decisiones.
- **Nunca se queje o inicie rumores sobre sus colegas.** Si tiene un problema legítimo con alguien y ya intentó todo lo que está a su alcance para manejar la situación con sus propios recursos, solo entonces es conveniente que recurra al gerente.
- **Muéstrese dispuesto a recibir críticas constructivas.** Nunca resulta fácil escuchar que necesita mejorar en algún área, pero recuerde que parte del trabajo del gerente es ayudarlo a alcanzar las metas profesionales y asegurar el éxito del salón. El gerente debe evaluar sus habilidades y hacerle sugerencias sobre cómo mejorarlas y ampliarlas. Mantenga una mentalidad abierta y no tome las críticas como algo personal.

COMUNICACIÓN DURANTE LA EVALUACIÓN DEL EMPLEADO

Los salones, las barberías y los spas bien administrados tienen como prioridad el hecho de realizar evaluaciones de los empleados frecuentes y minuciosas. En algún momento durante los primeros días de trabajo, su gerente le dirá cuándo está prevista su primera evaluación. Si no lo menciona, debe preguntarle y solicitar una copia del formulario o de la lista de criterios en los que se basa la evaluación. A continuación se presentan algunos puntos que debe recordar cuando comience a trabajar en el salón:

- Tómese un tiempo para analizar este documento de evaluación de empleados. Considere que es probable que lo evalúen con respecto a los comportamientos o las actividades más importantes para el salón. Puede comenzar a observar y a calificarse en las semanas y meses venideros para evaluar su avance y su desempeño.
- Recuerde que el objetivo de los criterios es ayudarlo a convertirse en un mejor profesional de la belleza y asegurar el éxito del salón. Tenga como propósito abordar la evaluación en forma positiva.
- A medida que se aproxime el momento de la evaluación, trate de completar el formulario usted mismo. En otras palabras, realice una autoevaluación, aún cuando el salón no se lo haya solicitado. Sea objetivo y elabore detenidamente sus comentarios.

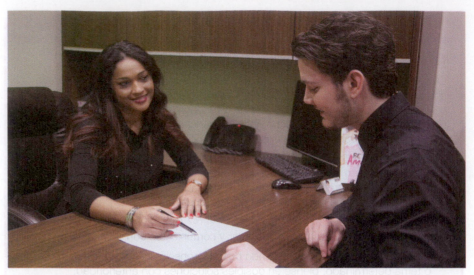

▲ **FIGURA 3-17** La evaluación del empleado es un buen momento para conversar sobre su progreso con el gerente.

- Antes de la reunión de evaluación, anote sus ideas o preguntas para compartirlas con el gerente. No sea tímido. Si quiere saber cuándo podrá atender más servicios, recibir un aumento en la escala de pagos o ser considerado para un ascenso, esta reunión es el momento y el lugar indicado para hacer las preguntas. Muchos profesionales de la belleza nunca sacan provecho de esta oportunidad crucial de comunicación para analizar su ascenso futuro, porque no están preparados o están demasiado nerviosos o intimidados para hablar de esos temas. Participe proactivamente en su carrera y en su éxito comunicando sus deseos e intereses.
- Cuando se reúna con el gerente, comparta su autoevaluación y transmítale que tiene un interés genuino en mejorar y crecer. Él agradecerá su participación e iniciativa. Si es honesto consigo mismo, no debería haber sorpresas.
- Al término de la reunión, agradezca al gerente por haber destinado tiempo para evaluarlo y por sus comentarios y su orientación (**Figura 3-17**).

VERIFICACIÓN
Enumere por lo menos cinco cosas que debe recordar al comunicarse con sus compañeros de trabajo.

APLICAR LA COMUNICACIÓN PARA EL ÉXITO

¡Felicitaciones por completar este capítulo! Antes de continuar, tómese un momento para pensar cómo estos temas de comunicación para alcanzar el éxito se aplican a su disciplina particular. Comente con un compañero de clase o grupo de estudio cómo debería adaptarse a su disciplina el método de consulta de 10 pasos, cuáles son algunas quejas relacionadas con el servicio que podrían recibir y la forma de abordarlas, cómo adaptarse a clientes con necesidades médicas o especiales, etcétera.

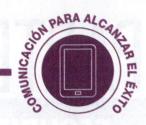

PROGRESO DE LAS COMPETENCIAS

¿Cómo le va con la comunicación para alcanzar el éxito? **A continuación, marque los Objetivos de aprendizaje del Capítulo 3 que considere que ha dominado; deje sin marcar aquellos objetivos a los que deberá volver:**

☐ EXPLICAR LA COMUNICACIÓN PARA ALCANZAR EL ÉXITO.

☐ PRACTICAR HABILIDADES DE COMUNICACIÓN.

☐ LLEVAR A CABO LA CONSULTA CON EL CLIENTE.

☐ MANEJAR LAS BARRERAS DE COMUNICACIÓN.

☐ SEGUIR LAS PAUTAS PARA LA COMUNICACIÓN EN EL LUGAR DE TRABAJO.

GLOSARIO

comunicación eficaz	pág. 50	el acto de compartir información entre dos personas (o grupos de personas) de forma tal que se entienda la información satisfactoriamente.
consulta con el cliente	pág. 54	la comunicación con el cliente que determina cuáles son sus necesidades y cómo lograr los resultados deseados.
escucha reflexiva	pág. 58	escuchar al cliente y luego repetir con sus propias palabras lo que cree que el cliente le dice.
ficha de registro de servicios	pág. 52	el registro del cliente acerca del progreso permanente de los servicios recibidos, los resultados, las fórmulas y los productos comprados o utilizados.
formulario de admisión del cliente	pág. 50	también conocido como *cuestionario del cliente*, *ficha de consulta* o *historia clínica*; se usa en los servicios de belleza y bienestar como un cuestionario que revela la información de contacto del cliente, los productos utilizados, las necesidades para el cuidado del cabello/uñas/piel, las preferencias y el estilo de vida; el formulario también incluye todos los medicamentos, tanto tópicos (se aplican en la piel) como orales (se toman por boca), así como cualquier problema médico, trastorno de la piel o el cuero cabelludo, o alergia que pueda afectar al servicio

PARTE 2
SEGURIDAD PÚBLICA Y SALUD

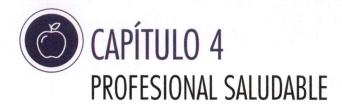 **CAPÍTULO 4**
PROFESIONAL SALUDABLE

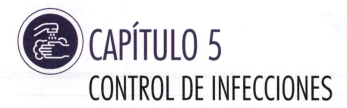 **CAPÍTULO 5**
CONTROL DE INFECCIONES

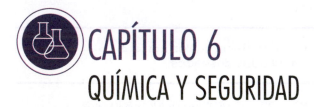 **CAPÍTULO 6**
QUÍMICA Y SEGURIDAD

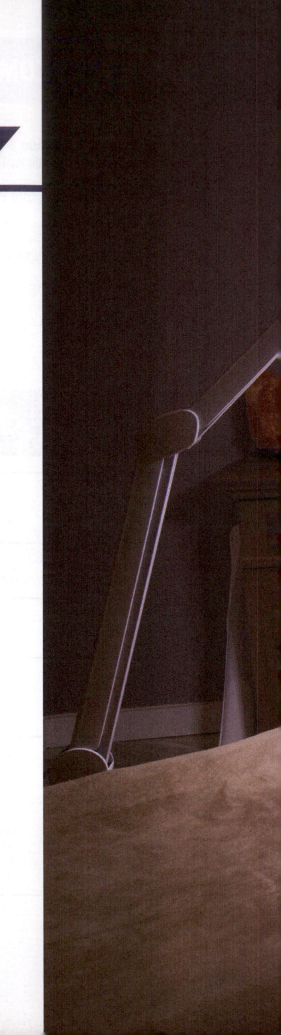 **CAPÍTULO 7**
ELECTRICIDAD Y SEGURIDAD
DE LOS EQUIPOS ELÉCTRICOS

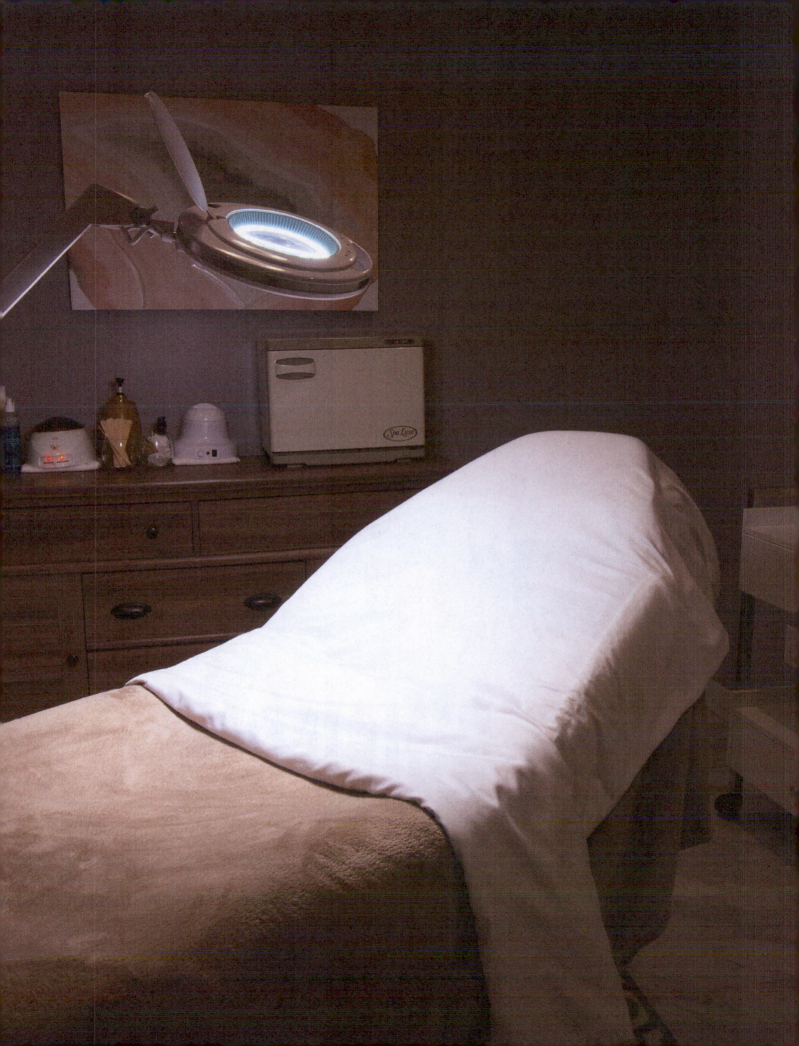

CAPÍTULO 4

PROFESIONAL SALUDABLE

"Mantente hambriento. Mantente alocado."
-Steve Jobs

OBJETIVOS DE APRENDIZAJE

AL FINALIZAR ESTE CAPÍTULO, USTED PODRÁ:

1. EXPLICAR QUÉ ES UN PROFESIONAL SALUDABLE.

2. ANALIZAR LAS NECESIDADES NUTRICIONALES EN EL CONTEXTO DE LA BELLEZA.

3. TENER UNA HIDRATACIÓN ADECUADA.

4. DESCRIBIR CÓMO LA INMUNIDAD MANTIENE EL CUERPO SEGURO.

5. EXPLICAR CUÁNDO TOMARSE UN DÍA POR ENFERMEDAD.

6. IDENTIFICAR LOS PROBLEMAS DE SALUD COMUNES PARA EL PROFESIONAL DE LA BELLEZA.

7. PROTEGERSE CON UNA MECÁNICA CORPORAL ADECUADA.

8. RECONOCER LOS DESAFÍOS QUE PRESENTA EL EMBARAZO.

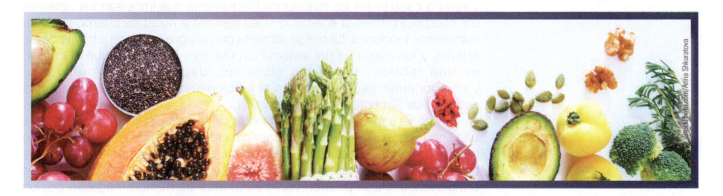

EXPLICAR QUÉ ES UN PROFESIONAL SALUDABLE

Para su beneficio, así como el de sus clientes y la duración de su profesión, deberá tener un conocimiento básico sobre cómo mantener su salud y bienestar en el trabajo. Tomar decisiones nutricionales correctas y beber mucho agua son buenos comienzos. La gente suele decir: "Eres lo que comes", por lo que debe lograr tener un buen equilibrio rico en vitaminas y mantenerse hidratado. Por otro lado, los trastornos de la piel, la fatiga, el estrés, la depresión, la falta de concentración y algunas enfermedades suelen ser resultados de una dieta desequilibrada o una hidratación inadecuada.

Además de una hidratación y una alimentación adecuadas, los profesionales sanos saludables también deben ser conscientes de los movimientos del cuerpo en el trabajo. Deben moverse de manera segura y eficaz para no estresar el cuerpo sin necesidad en los trabajos que requieren un gran esfuerzo físico. Tiene una gran carrera por delante; por lo tanto, comprender la ergonomía ayudará a que no se sienta tanto dolor.

El profesional de la belleza debe estudiar y comprender bien qué es un profesional saludable porque:

- Mantener un cuerpo sano y fuerte impacta directamente la salud de su práctica. Además, la práctica en sí se relaciona con la nutrición y el bienestar de muchas maneras.
- Saber que consumir los nutrientes adecuados para que el cuerpo mantenga niveles óptimos de energía durante todo el día es beneficioso para todos los profesionales y sus clientes.
- Saber cuándo puede tomarse un día por enfermedad es una gran responsabilidad con relación a sus colegas y clientes.
- Evitar las lesiones relacionadas con el trabajo mediante el cuidado y la ergonomía lleva a una carrera prolongada y con menos dolor.
- Ser consciente de los desafíos únicos que presenta el embarazo en el salón, spa o barbería garantiza su seguridad y la de sus clientes.

ANALIZAR LAS NECESIDADES NUTRICIONALES EN EL CONTEXTO DE LA BELLEZA

Todas las funciones corporales, incluso la formación de tejidos, están relacionadas directamente con la nutrición, el proceso que implica el consumo, la asimilación y el uso de los nutrientes. Los alimentos que ingerimos y el agua que bebemos constituyen la estructura básica de la vida. Los alimentos se descomponen en moléculas básicas que luego se transportan hacia cada célula del cuerpo humano. A continuación, las células utilizan dichas moléculas para reparar daños, formar células nuevas y llevar a cabo todas las reacciones bioquímicas que impulsan los sistemas del cuerpo. Proveen la energía que les permite a nuestros cuerpos realizar numerosas funciones. La piel se alimenta con sangre que llega a través de las arterias y los capilares del sistema circulatorio. Imagínese que el cuerpo es una fábrica. Todos los sistemas, departamentos, unidades y componentes necesarios para el funcionamiento óptimo de la fábrica están en los alimentos que consumimos.

Como ya sabemos, los profesionales de la belleza no son nutricionistas con licencias, ni cuentan con la capacitación necesaria en nutrición como para recomendar cambios de dieta de los clientes legalmente. Quizás, los clientes tomen medicamentos para algunas enfermedades (como diabetes o hipertensión) que pueden verse afectadas de manera negativa por un consejo erróneo, como la recomendación de suplementos. Sin embargo, para todos los que brindan servicios para el cuidado personal, como los estéticos, es beneficioso poseer conocimiento práctico sobre la nutrición y cómo los alimentos que consumimos afectan el cuerpo. Una buena nutrición es necesaria para la salud de la piel, el cabello y las uñas.

NUTRIENTES ESENCIALES

El cuerpo necesita seis tipos de nutrientes:

1. **Carbohidratos:** son necesarios para activar todas las funciones del cuerpo.
2. **Vitaminas:** son imprescindibles para llevar a cabo muchas funciones del cuerpo, como el metabolismo normal.
3. **Grasas:** son necesarias para muchas funciones del cuerpo, como la producción de hormonas y de sebo, y la absorción de las vitaminas A, D, E y K solubles en grasa.

4. **Minerales:** las células utilizan los minerales para producir bioquímicos presentes en muchas funciones del cuerpo.
5. **Proteínas:** son importantes para desarrollar tejidos musculares y sanguíneos, y para reparar y reemplazar las células.
6. **Agua:** es fundamental para casi todas las funciones celulares y del cuerpo. Constituye del 50 al 70 por ciento del peso corporal.

Estos nutrientes esenciales se obtienen al comer y beber. El cuerpo no puede generar nutrientes suficientes para autosustentarse de forma adecuada.

¿SABÍA QUE…?

Si desea obtener más información acerca de la nutrición, visite el sitio web especial del DAEU en http://www.choosemyplate.gov. En esta página sencilla, encontrará varias fuentes de información que brindan consejos de nutrición diarios, recetas saludables, planificación de comidas y ayuda para perder peso.

El Departamento de Agricultura de los Estados Unidos (DAEU) desarrolló un programa llamado MiPlato para ayudar a la población a determinar la cantidad de comida que debe ingerir de los cinco grupos de alimentos básicos. Los grupos de alimentos son:

- granos
- lácteos
- verduras
- proteínas (como carne, aves, mariscos, frijoles y huevos)
- frutas.

Comer las cantidades recomendadas de alimentos de los cinco grupos básicos es la mejor forma de ayudar y mantener la salud del cuerpo, la piel y las uñas. Vea las cantidades de alimento recomendadas en la **Figura 4-1**.

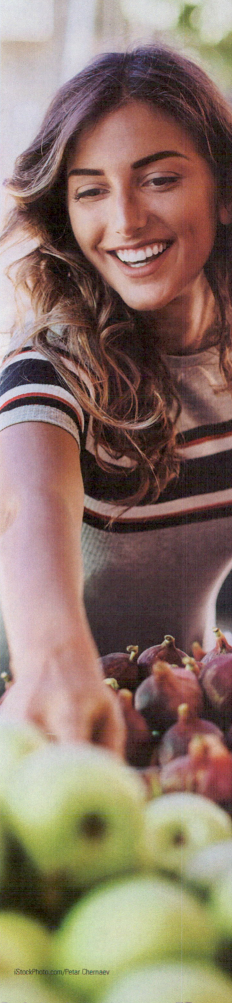
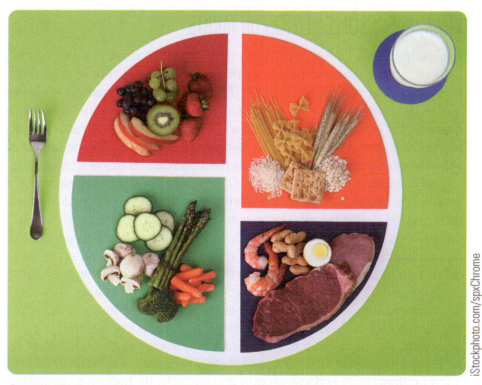

iStockphoto.com/spxChrome

▲ **FIGURA 4-1** MiPlato muestra los cinco grupos de alimentos y sus proporciones adecuadas.

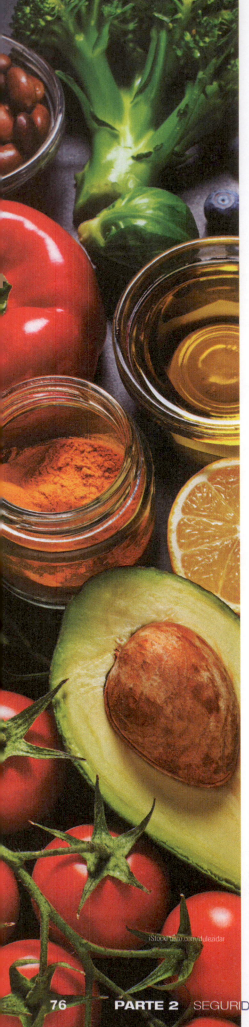

Además de crear las recomendaciones que se incluyen en el programa MiPlato, el DAEU y el Departamento de Salud y Servicios Humanos de los Estados Unidos establecieron pautas de dieta para ayudar a que la población logre una dieta equilibrada:

- Coma alimentos variados.
- Escoja una dieta que sea alta en frutas frescas, vegetales y granos, y baja en grasas, grasas saturadas y colesterol.
- Consuma cantidades moderadas de sal y azúcar, como el sodio y los azúcares modificados presentes en los productos de comida ya preparada.
- Beba una cantidad apropiada de agua.
- Minimice la ingesta de bebidas alcohólicas.
- Equilibre su dieta con la cantidad adecuada de actividad física.
- Mantenga o mejore su peso.

Para obtener más información sobre las vitaminas y los minerales necesarios en la dieta, visite la página de los Institutos nacionales de la salud (NIH, National Institutes of Health) https://medlineplus.gov/ y busque *vitaminas*.

ACTIVIDAD

Seguimiento de la nutrición
Seleccione un programa de seguimiento de alimentos, como SuperTracker en USDA.gov o una aplicación en su teléfono, para hacer un seguimiento de lo que come en una semana. Después de una semana, analicen los resultados de todos como una clase: cuáles son algunos buenos hábitos, cuáles son los malos hábitos, cuáles son los nutrientes que faltan, de qué manera puede abordar esa necesidad.

VITAMINAS Y SUPLEMENTOS DIETARIOS

Las vitaminas juegan un papel importante en la salud del cuerpo: ayudan a curar, a combatir enfermedades y mantener la piel, el cabello y las uñas. Existen 13 vitaminas esenciales: A, C, D, E, K y ocho vitaminas del complejo B. Las vitaminas A, D, E y K son solubles en grasa, están presentes en la grasa de los alimentos y se almacenan en el cuerpo. Las vitaminas C y del complejo B son solubles en agua. Debido a que nuestro cuerpo las utiliza y las elimina rápidamente, es necesario recuperarlas de manera regular.

Se demostró que las vitaminas A, C, D y E tienen un efecto positivo sobre la salud de la piel cuando se ingieren oralmente. Si en el consumo diario de alimentos de una persona faltan nutrientes, los suplementos de vitaminas y minerales pueden contribuir a proporcionar los nutrientes necesarios. Asegúrese de leer la dosis diaria recomendada (DDR) de cada suplemento de vitaminas y minerales. Estas recomendaciones se encuentran en todas las etiquetas de los suplementos. Si tiene preguntas o inquietudes sobre los suplementos, especialmente si el nivel de los nutrientes está sobre el 100 por ciento de la DDR, contacte al fabricante por teléfono o en su sitio web. Recuerde que las vitaminas son suplementos nutricionales, no ingredientes cosméticos (**Figura 4-2**). De hecho, la legislación prohíbe a los fabricantes que declaren que un producto de belleza o cosmético posee valor nutricional.

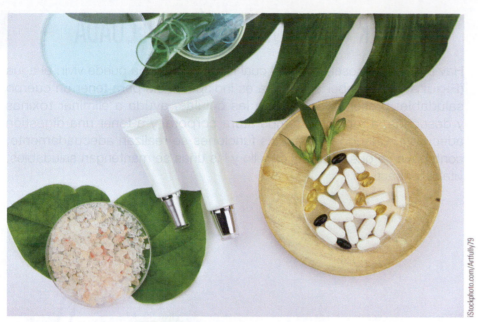

▲ **FIGURA 4-2** Los suplementos de vitaminas y minerales no son ingredientes cosméticos, pero pueden producir efectos positivos en el cabello, la piel y las uñas.

Las siguientes vitaminas tienen efectos particularmente significativos en la piel:

- **Vitamina A:** contribuye a la salud general de la piel y ayuda a la salud, la función y la reparación de las células de la piel. Se ha demostrado que mejora la elasticidad y el espesor de la piel.
- **Vitamina C:** es una sustancia importante y necesaria para la reparación adecuada de la piel y los tejidos. Esta vitamina contribuye a los procesos de curación de la piel y los acelera, además fortalece el sistema inmunológico. La vitamina C también resulta de vital importancia para combatir el proceso de envejecimiento y estimula la producción de colágeno en los tejidos dérmicos de la piel, lo que mantiene la piel firme y saludable.
- **Vitamina D:** permite que el cuerpo absorba y utilice adecuadamente el calcio, el elemento necesario para el correcto desarrollo correcto y mantenimiento de los huesos. La vitamina D también estimula la curación rápida de la piel.
- **Vitamina E:** ayuda a proteger la piel de los efectos nocivos de la radiación UV del sol. Algunos declaran que la vitamina E ayuda a sanar los daños de los tejidos de la piel cuando se ingiere oralmente.

Debido a que los nutrientes que el cuerpo necesita para el funcionamiento adecuado y la supervivencia deben venir de lo que comemos y bebemos, no debería depender de los suplementos para contrarrestar una mala nutrición. Si lo que consume todos los días carece de nutrientes, debería intentar mejorar su dieta en vez de depender de los suplementos vitamínicos y minerales para obtener nutrientes.

En ocasiones, los clientes le preguntarán sobre la nutrición y la piel. Puede comentarles sobre los sitios web informativos que presentamos en este capítulo. Si un cliente le hace preguntas específicas sobre nutrición, debe recomendarle que consulte a un médico o un nutricionista profesional.

VERIFICACIÓN
¿Cuáles son las seis clases de nutrientes que el cuerpo necesita?

TENER UNA HIDRATACIÓN ADECUADA

Hay un nutriente esencial sin el cual ninguna persona puede vivir: el agua (**Figura 4-3**). Beber agua pura es indispensable para tener un cuerpo saludable: preserva la salud de las células, ayuda a eliminar toxinas y desechos, a regular la temperatura corporal y a tener una digestión adecuada. Cuando todas estas funciones se realizan adecuadamente, contribuyen a que la piel, el cabello y las uñas se mantengan saludables, vitales y atractivos.

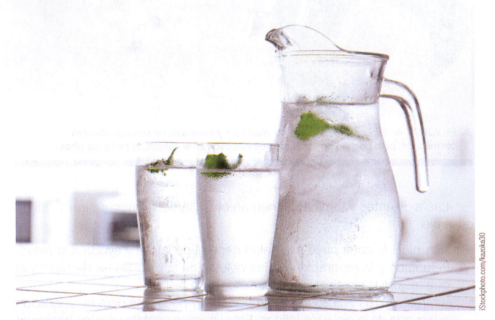

▲ **FIGURA 4-3** El agua es fundamental para la vida y para mantener la salud del cabello, la piel y las uñas.

DATOS SOBRE EL AGUA

- Se estima que el 75 por ciento de los estadounidenses padece deshidratación crónica. Las investigaciones sugieren que son muchos los beneficios del agua para la salud y el funcionamiento del cuerpo humano.
- Incluso una deshidratación leve disminuye el metabolismo en un 3 por ciento.
- Beber mucha agua ayuda a detener los ataques de hambre que sufren las personas que hacen dieta.
- La falta de agua es la principal causa de la fatiga diurna.
- Un descenso del 2 por ciento en la cantidad de agua del cuerpo puede provocar problemas en la memoria a corto plazo, dificultades para realizar operaciones matemáticas básicas y dificultades para concentrarse en una pantalla de computadora o en una página impresa.

SUGERENCIA

Tenga a mano una botella grande de agua a diario para mantener el cuerpo hidratado. Ofrezca agua a sus clientes durante los servicios (**Figura 4-4**).

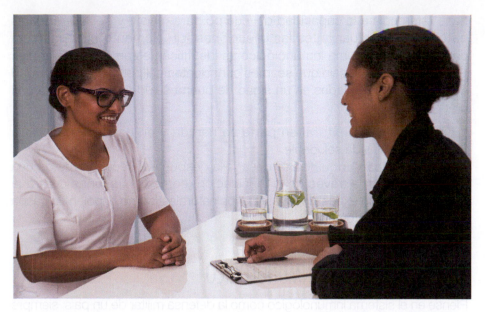

▲ **FIGURA 4-4** Tenga agua disponible para los clientes, desde la consulta inicial.

REQUERIMIENTOS DEL CONSUMO DE AGUA

La cantidad de agua que cada persona necesita es variable, ya que depende del peso corporal y del nivel de actividad física diaria. El cuerpo humano necesita alrededor de 2 litros de líquido por día solo para reponer la pérdida de fluidos que genera la vida diaria: caminar, permanecer de pie, respirar. Eso es 8 vasos de agua de 8 onzas (227 g) por día y es solo la cantidad mínima. El promedio recomendado es beber entre nueve y doce vasos de agua al día (de 2 a 3 litros).

Esta fórmula sencilla puede ayudarlo a determinar cuánta agua necesita beber al día para que su salud física sea *óptima*: divida su peso corporal por 2, luego divida el resultado por 8. El número resultante es la cantidad aproximada de vasos de agua de 8 onzas (227 g) que debería beber a diario. Por ejemplo, si pesa alrededor de 160 libras (72,5 kg), tendrá que beber diez vasos de agua por día. Si realiza actividad física intensa todos los días, agregue dos vasos de agua adicionales a la cantidad que obtenga. Esto lo ayudará a recuperar la cantidad de fluido adicional que pierde al realizar ejercicio físico. No es conveniente beber una cantidad excesiva de agua, solo aumente el consumo si tiene sed o está deshidratado. Como con todos los hábitos saludables, por lo general, la moderación es la mejor opción para lograr el equilibrio nutricional.

VERIFICACIÓN
¿Cuántos vasos de agua debería beber por día?

DESCRIBIR CÓMO LA INMUNIDAD MANTIENE EL CUERPO SEGURO

Si tenemos en cuenta la cantidad de patógenos que encontramos todos los días, es increíble que la mayoría de nosotros nos mantenemos saludables. Se lo debemos a nuestro sistema inmunológico. La Inmunidad

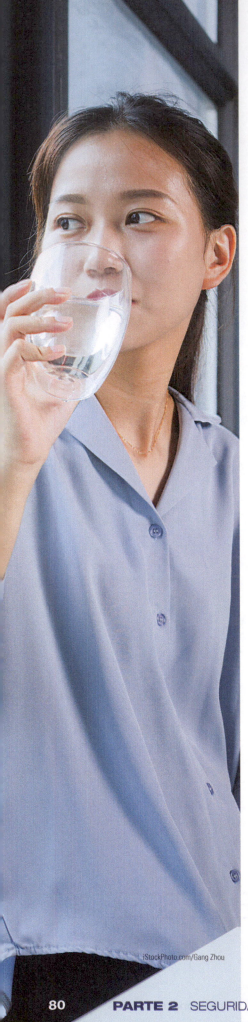

hace referencia a la capacidad del cuerpo para resistir y destruir agentes patógenos, y actuar antes las infecciones. Un elemento clave de esta capacidad del sistema inmunológico es identificar las amenazas posibles y proteger el cuerpo, sin que seamos conscientes del peligro. La inmunidad contra las enfermedades es un signo de buena salud y puede ser natural o adquirida.

- La inmunidad natural en parte se hereda y en parte se desarrolla al llevar una vida saludable.
- La inmunidad adquirida se desarrolla después de recuperarse de una enfermedad, a través de la inoculación (como las vacunas contra la gripe) o por la exposición a alérgenos naturales (como el polen, la caspa de gato y la artemisa).

MEJORE SU SISTEMA INMUNOLÓGICO

Piense en el sistema inmunológico como la defensa militar de un país: siempre está alerta ante posibles amenazas y trabaja detrás de escena para minimizar los riesgos y combatir a los invasores. Como en la defensa militar, su éxito depende del funcionamiento de los componentes. Para que el sistema inmunológico funcione bien, proteja y cure el cuerpo, debe estar saludable. En algunas personas, las enfermedades o los medicamentos pueden deteriorar el sistema inmunológico. Sin embargo, para la mayoría, un sistema inmunológico saludable es el resultado del estilo de vida. En cuanto al sistema inmunológico, los aspectos más importantes del estilo de vida saludable son:

- Tener una nutrición adecuada: seleccione alimentos que brinden una variedad de nutrientes.
- Dormir: la mayoría de las personas adultas necesitan entre ocho y nueves horas de sueño por noche.
- No fumar: el consumo de productos con tabaco daña de manera significativa todos los sistemas del cuerpo, incluso el sistema inmunológico.

Existen otros factores, como el ejercicio, el consumo de alcohol, y el estrés, los cuales también afectan la salud del sistema inmunológico, pero al tener una nutrición adecuada, dormir, y no fumar, son las claves.

TENGA CUIDADO CON LOS ANTIBIÓTICOS

Nos enfermamos cuando la prevención y la inmunidad fallan. Algunas enfermedades deben seguir su curso, como las que causan los virus. Pero las enfermedades que causan las bacterias, por lo general, se pueden tratar con antibióticos (**Figura 4-5**). Los antibióticos son sustancias que eliminan o retardan el desarrollo de las bacterias y otros microorganismos. En la actualidad, los antibióticos parecen ser habituales. Pero son prácticamente nuevos, ya que comenzaron a recetarse en gran medida a fines de la década de 1950. De hecho, el descubrimiento de los antibióticos cambió la atención médica y permitió que vivieran muchas personas que podrían haber muerto.

Desafortunadamente, los antibióticos actuales se utilizan en exceso. Esto provoca el desarrollo de cepas de bacterias nuevas y más fuertes que suelen resistir estos medicamentos milagrosos. Para que los antibióticos continúen salvando vidas, debemos utilizarlos de manera correcta en actualidad. Esto significa que solo debe tomarlos cuando padece una enfermedad bacteriana, debe tomar solo los que le recetaron y debe completar todo el tratamiento.

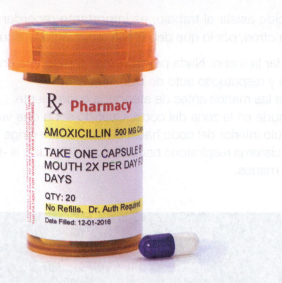

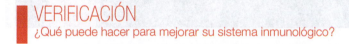

▲ **FIGURA 4-5** Los antibióticos son drogas milagrosas, pero se corre el riesgo de consumirlos en exceso.

Como profesional de la belleza, debe recordar que algunos antibióticos pueden producir sensibilidad y reacciones en la piel que tal vez encuentre en la piel de sus clientes. Si un cliente comenta que toma antibióticos y experimenta sensibilidad en la piel, es muy importante que realice la prueba del parche de cualquier químico antes de un servicio. La **prueba del parche**, que también se conoce como *prueba de predisposición*, es una prueba para identificar una posible alergia en un cliente.

VERIFICACIÓN
¿Qué puede hacer para mejorar su sistema inmunológico?

EXPLICAR CUÁNDO TOMARSE UN DÍA POR ENFERMEDAD

Cuando comience a trabajar en un salón, spa o barbería, conocerá varias políticas de la empresa, que incluyen la política sobre enfermedad. A veces puede sentirse un poco mal y forzado a mantener el equilibrio entre las expectativas de esta política y su agenda ocupada. En estos casos, deberá tomar una decisión: ir a trabajar enfermo o quedarse en su hogar.

QUÉDESE EN SU HOGAR

Para los profesionales de la belleza, el tiempo es dinero. Por lo tanto, quedarse en su hogar es una decisión importante para sus clientes y su cuenta bancaria. Sin embargo, algunas enfermedades son muy contagiosas y ponen en riesgo no solo la salud de sus clientes, sino también la del salón, spa o barbería. Si padece fiebre, vómitos o diarrea, debe quedarse en su hogar hasta que vea a un médico o hasta que los síntomas desaparezcan. Incluso un simple resfrío, que no suele ser peligroso, puede propagarse con facilidad a sus clientes (y sus familiares) y colegas, lo que perjudica la integridad del negocio.

Si decide asistir al trabajo, es importante recordar que posiblemente contagie a otros, por lo que debe tener en cuenta lo siguiente:

- Evite dar la mano. Nada propaga más rápido una enfermedad que este simple y respetuoso acto de bienvenida.
- Lávese las manos antes de atender a cada cliente.
- Estornude en la zona del codo. Cuando sepa que va a estornudar, lleve el ángulo interior del codo hacia el rostro, esto dirige las gotitas emitidas por el sistema respiratorio hacia el suelo (**Figura 4-6**). Evite estornudar en las manos.

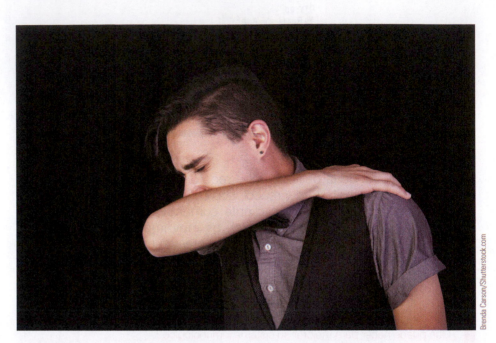

▲ FIGURA 4-6 Estornude en el codo y evite propagar posibles enfermedades.

- Considere cubrirse. El equipo de protección (como guantes y máscaras) es muy efectivo para minimizar el contagio de las enfermedades que causan las bacterias. A pesar de que puede parecerle incómodo utilizar máscaras o guantes, sus clientes lo entenderán y apreciarán que tome precauciones.
- Aumente el consumo de líquidos. Bríndele al cuerpo los recursos que necesita para que el sistema inmunológico cumpla con su trabajo. El agua siempre es fundamental.
- Si los síntomas continúan, consulte a su médico.

Todos nos enfermamos. Su gerente, colegas y clientes lo saben y estarán listos para ayudarlo a reprogramar las citas y asegurarse de que esté cubierto. Mientras tanto, concéntrese en sentirse mejor.

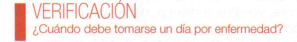

VERIFICACIÓN
¿Cuándo debe tomarse un día por enfermedad?

IDENTIFICAR LOS PROBLEMAS DE SALUD COMUNES PARA EL PROFESIONAL DE LA BELLEZA

Todos los profesionales corren el riesgo de padecer ciertos problemas de salud. Sin embargo, algunos son más comunes para los profesionales de la belleza. La mayoría se pueden evitar o tratar con facilidad, pero ignorarlos puede provocar problemas más complejos.

ALERGIAS (SOBREEXPOSICIÓN)

Las alergias son trastornos de hipersensibilidad del sistema inmunológico. Las reacciones alérgicas ocurren cuando el sistema inmunológico reacciona de manera negativa a sustancias en el ambiente que suelen ser inocuas. Estas reacciones suelen manifestarse como picazón en los ojos, secreción nasal, respiración sibilante, sarpullido de la piel o diarrea. Muchas de las alergias que presentan los profesionales de la belleza se relacionan con algunas fuentes comunes:

- productos con fragancias
- productos con conservantes
- uso de químicos en servicios
- exposición excesiva a la humedad.

Es posible que trabaje durante muchos años sin problemas con un producto y que, de pronto, note los síntomas de una alergia. Puede comenzar solo como una irritación y luego desarrollarse en algo que le provoca dolor mientras trabaja.

Puede resultar difícil determinar la fuente de la reacción alérgica, pero los síntomas empeorarán con la exposición repetida. Si no puede eliminar el alérgeno, visite a su médico para obtener algunas soluciones. A pesar de que el uso de guantes puede limitar la exposición a los químicos, es importante que se lave y seque bien las manos después de quitárselos. De hecho, la importancia de secarse bien las manos después de cada exposición a la humedad no se debe sobrevalorar. Después de secarse las manos, utilice una loción o crema para recuperar la humedad y mejorar la integridad de la piel. Siempre debe ser consciente de la irritación o síntomas persistentes y controlar la exposición.

DOLOR DE PIES, CADERAS Y ESPALDA

La ergonomía apropiada es la mejor forma de prevenir muchos de los dolores de articulaciones y huesos relacionados con los profesionales de la belleza. Sin embargo, puede hacer otras cosas para evitar y minimizar el dolor relacionado con su profesión:

- El estilo es importante, pero una de las decisiones más importantes que tomará es qué calzado utilizará en el trabajo todos los días. En especial para las personas que permanecen de pie de 8 a 10 horas por día, un calzado inapropiado genera una gran cantidad de presión en los pies y puede provocar problemas y dolor permanentes. Es de gran importancia seleccionar un calzado que brinde soporte a todas las partes del pie, incluso el arco (**Figura 4-7**).

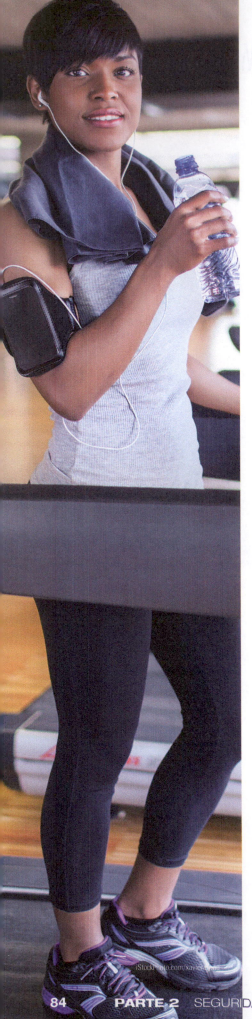

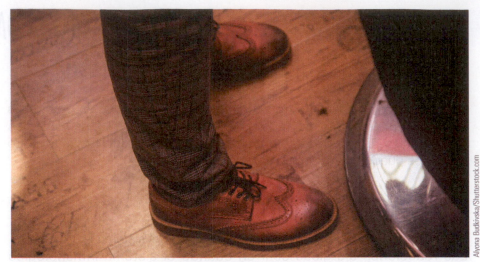

▲ **FIGURA 4-7** Utilizar el calzado adecuado ayudará a evitar dolores en la espalda, piernas y pies.

- Mantener un peso saludable para su contextura física suele ser difícil, pero es otra manera de proteger las articulaciones cuando permanece de pie todo el día. Las articulaciones de las caderas, las rodillas y los tobillos no están preparadas para soportar peso adicional en la misma posición por largos períodos.
- Puede utilizar medias o calzas elásticas con soporte para evitar venas varicosas dolorosas y peligrosas. Si bien las várices suelen ser hereditarias, incluso esta tendencia se puede mitigar con el uso de prendas de compresión.

DESHIDRATACIÓN

Todos saben que mantenerse hidratado es importante para tener buena salud, pero suele ser difícil hacerlo diariamente. Cuando trabaja en un salón, spa o barbería, puede ser difícil beber la cantidad adecuada de líquido y tener tiempo de utilizar el baño. No obstante, tomar la decisión de reducir el agua para evitar el uso del baño puede tener consecuencias para su salud y bienestar. Además, el cuerpo depende del agua en los alimentos que consume; por lo tanto, si también salta las comidas, empeora la falta de agua.

Los primeros signos de deshidratación pueden ser sutiles: para cuando sienta sed, ya estará deshidratado. Si permite que el problema continúe, los síntomas empeorarán con mareos, frecuencia cardíaca elevada y desmayos. Recuerde que el cuerpo necesita agua para funcionar y sus clientes merecen su mejor criterio y manos firmes cuando brinda un servicio, lo que puede poner en riesgo si se deshidrata.

SUGERENCIA

Considere comer varias comidas o bocadillos pequeños a lo largo del día, en lugar de tres grandes comidas (o en lugar de saltar las comidas por completo). Las comidas frecuentes y en pequeña cantidad mantienen la energía que el cuerpo necesita, en especial el cerebro, para mantenerse concentrado y eficiente. Esto cuenta el doble para el almuerzo: un almuerzo abundante suele provocar la temida poca energía de la tarde.

ASTILLAS DE CABELLO Y CORTES

Tanto las astillas de cabello como los cortes son comunes para aquellos que trabajan con el cabello, incluso entre los profesionales más experimentados. A veces, pueden parecer una pequeña molestia, pero son oportunidades de infección. Las astillas de cabello deben quitarse de inmediato: suavice la piel con agua tibia y quite la astilla con pinzas (**Figura 4-8**). A continuación, debe lavarse las manos con agua y jabón, y aplicar un antiséptico y un apósito en el lugar. Los cortes también deben lavarse de inmediato con agua y jabón y se debe aplicar un antiséptico o antibióticos antes de colocar un apósito.

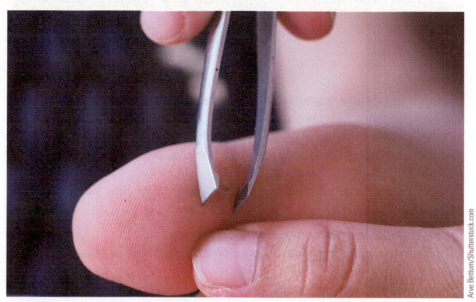

Arve Bettum/Shutterstock.com

▲ **FIGURA 4-8** Quite las astillas de cabello con pinzas de inmediato para evitar una infección.

VERIFICACIÓN
¿Qué puede hacer para evitar las alergias por sobreexposición?

PROTEGERSE CON UNA MECÁNICA CORPORAL ADECUADA

Los músculos y huesos trabajan unidos como un sistema músculo-esquelético y permiten caminar, levantar los brazos y utilizar los dedos. La **ergonomía** es la ciencia que diseña el lugar de trabajo además de los equipos y herramientas para realizar movimientos específicos con el cuerpo de manera más cómoda, eficiente y segura.

Por ejemplo, una silla hidráulica o mesa de tratamiento se pueden subir o bajar para adaptar a los profesionales de la belleza a diferentes alturas de manera que puedan atender a diferentes clientes sin inclinarse demasiado. Algunas herramientas, como las tijeras, están diseñadas para eliminar la fatiga de la mano, ya que los movimientos repetitivos constituyen una preocupación especial.

Cada año, cientos de profesionales de la belleza informan haber tenido trastornos músculo-esqueléticos, como el síndrome del túnel carpiano (una lesión en la muñeca) y lesiones en la espalda. Puede que tengan que estar de pie o sentados durante todo el día y realizar movimientos repetitivos. Esto hace que sean vulnerables a sufrir problemas en las manos, las muñecas, los hombros, el cuello, la espalda, los pies y las piernas.

La clave para evitar los problemas está en la prevención. Ser consciente de la postura y de los movimientos, además de tener los hábitos de trabajo, las herramientas y los equipos adecuados, mejorará su salud y bienestar.

PRECAUCIÓN

El uso de calzado inapropiado en el trabajo no solo es incómodo, sino que también puede ser peligroso. Por ejemplo, las sandalias y el calzado que deja a la vista los dedos no son seguros para utilizar cerca de herramientas eléctricas o implementos afilados.

POSTURA

Una buena postura transmite una imagen de confianza, y puede evitar la fatiga y muchos otros problemas físicos. Al sentarse o pararse de manera incorrecta, puede sufrir lesiones en el cuello, los hombros, la espalda y las piernas. Una buena postura le permite sentirse bien todo el día y realizar un gran trabajo.

Practique las siguientes pautas para mantener una postura de pie sin tensión:

- Deje la cabeza y el mentón paralelos al piso.
- Mantenga el cuello estirado y equilibrado directamente encima de los hombros.
- Levante la parte superior del cuerpo para que el pecho quede hacia afuera y hacia arriba, no se incline.
- Mantenga los hombros nivelados y relajados.
- Párese con la columna derecha (**Figura 4-9**).

Así como existe una postura mecánicamente correcta para estar de pie, también hay una postura correcta para estar sentado. Aplique las siguientes pautas para aprender a sentarse en una posición equilibrada:

- Sostenga las caderas niveladas y horizontales, no inclinadas hacia delante o hacia atrás.
- Flexione ligeramente las rodillas y colóquelas a la altura de los pies.
- Baje un poco el cuerpo en la silla y mantenga la espalda recta.
- Coloque las plantas de los pies en el piso alineadas bajo las rodillas.
- Mantenga el asiento alineado con las rodillas. Esto permitirá que la pierna y el muslo formen un ángulo de 90 grados a la altura de las rodillas.

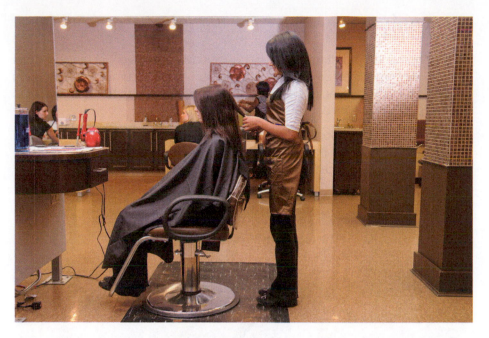

▲ FIGURA 4-9   Una buena postura le da una buena imagen y protege sus articulaciones.

- Distribuya su peso de manera uniforme en ambas caderas.
- Mantenga el torso erguido (**Figura 4-10**).
- Cuando trabaje en un escritorio, asegúrese de que tenga la altura correcta, de modo que el brazo y el antebrazo formen un ángulo recto al escribir.

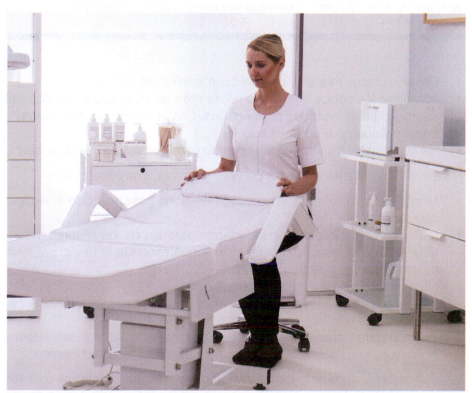

▲ FIGURA 4-10   Practique mantener una posición correcta en relación con la camilla estética.

ERGONOMÍA

La ergonomía es importante para su capacidad de trabajo y el bienestar del cuerpo. Los movimientos repetitivos tienen un efecto acumulativo sobre los músculos y las articulaciones. Para evitar problemas, obsérvese mientras trabaja para ver si está cayendo en estos malos hábitos:

- Sostiene o aprieta los implementos con demasiada fuerza.
- Dobla la muñeca hacia arriba o hacia abajo de forma repetitiva, o la retuerce al utilizar las herramientas profesionales (**Figura 4-11**).

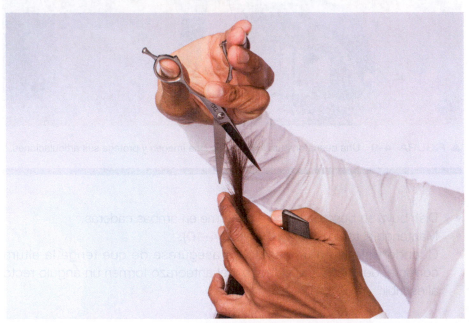

▲ **FIGURA 4–11** Una posición incorrecta para cortar el cabello produce tensión en la muñeca.

- Deja los brazos muy alejados del cuerpo mientras trabaja.
- Mantiene los codos en un ángulo de más de 60 grados alejados del cuerpo durante períodos prolongados. Los codos se deben mantener cerca del cuerpo al cortar el cabello.
- Se dobla hacia delante o gira el cuerpo para acercarse más al cliente.

Para evitar lesiones relacionadas con la ergonomía, siga estas pautas:

- Mantenga las muñecas en posición derecha o neutra todo el tiempo que sea posible.
- Cuando realice trabajos en las manos o dedos de los clientes, no se estire sobre la mesa, pídale al cliente que extienda la mano sobre la mesa hacia usted (**Figura 4–12**).
- Utilice implementos con diseño ergonómico.
- Mantenga la espalda y el cuello rectos.
- Párese sobre una estera antifatiga.
- Cuando corte el cabello de pie, separe las piernas a la altura de las caderas, flexione levemente las rodillas y alinee el área pélvica con el abdomen.

Contrarreste el impacto negativo de los movimientos repetitivos o de los períodos prolongados en una sola posición estirándose y caminando de vez en cuando. Siempre priorice su bienestar.

TENGO UNA CONFIANZA EN MI

VIDA

QUE PROVIENE DE

ESTAR DE PIE

SOBRE MIS PROPIOS PIES.

— JANE FONDA

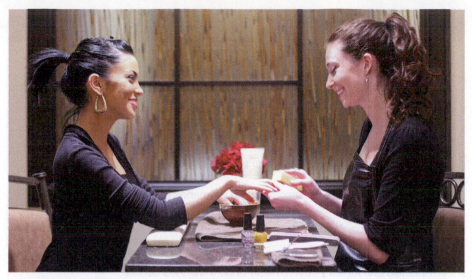

▲ **FIGURA 4-12** Las técnicas ergonómicas adecuadas durante el servicio del cuidado de las uñas incluyen hacer que el cliente se acerque a usted.

MECÁNICA DE LEVANTAMIENTO

Para lo que sea que deba levantar, pacientes sobre las mesas en la sala de tratamiento o cajas en los estantes del depósito, siempre siga estas pautas para un levantamiento seguro:

1. Mantenga los pies alineados con los hombros.
2. Disponga el mentón hacia arriba y la espalda recta.
3. Doble las rodillas, no la espalda.
4. Mantenga los objetos cerca del cuerpo.
5. No tuerza el cuerpo para levantar o llevar algo.
6. Exhale cuando se incorpore con la carga.
7. Levante con la fuerza de las piernas, no de la espalda.
8. Empuje o tire en lugar de levantar.
9. Nunca se estire a más de 18 pulgadas del cuerpo.
10. Evitar los movimientos rápidos y bruscos (**Figura 4-13**).

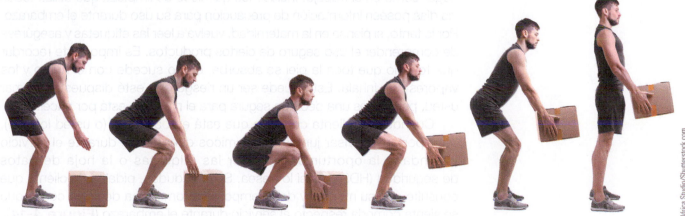

▲ **FIGURA 4-13** Ponga en práctica las buenas técnicas de levantamiento siempre que sea posible.

Ejercicios de ergonomía

Practique estos ejercicios rápidos para que lo ayuden a aliviar la tensión por los movimientos repetitivos o por estar de pie o sentado en una sola posición durante mucho tiempo:

Para las muñecas

1. Párese derecho.
2. Levante los dos brazos y estírelos.
3. Doble las muñecas de manera que los dedos apunten hacia arriba. Mantenga durante cinco segundos.
4. Mantenga las muñecas derechas y gire las manos de manera que los dedos queden mirando hacia el suelo. Mantenga durante cinco segundos.
5. Repita el ciclo cinco veces.

Para los dedos

1. Consiga una pelota del tamaño de una pelota de tenis o una pelota antiestrés.
2. Apriétela con fuerza y cuente hasta cinco. Relaje los dedos.
3. Repítalo cinco veces.

Para los hombros

1. Párese derecho y encoja los hombros hacia arriba.
2. Mueva los hombros hacia atrás. Manténgase en esa postura y cuente hasta cinco.
3. Para invertir la dirección, gire los hombros hacia delante. Manténgase en esa postura y cuente hasta cinco.
4. Repítalo cinco veces.

VERIFICACIÓN

¿Cuáles son las cuatro formas de evitar lesiones relacionadas con la ergonomía?

RECONOCER LOS DESAFÍOS QUE PRESENTA EL EMBARAZO

El desarrollo más importante del feto (el cerebro y el corazón) se completa en 12 semanas. Durante este tiempo, la exposición a los químicos debe ser mínima y solo cuando es necesario. Si desea quedar embarazada, es importante que preste atención a las etiquetas de los químicos, tanto en el hogar como en el trabajo. Incluso los químicos de limpieza que utiliza todos los días poseen información de precaución para su uso durante el embarazo. Por lo tanto, si piensa en la maternidad, vuelva a leer las etiquetas y asegúrese de comprender el uso seguro de ciertos productos. Es importante recordar que todo lo que toca la piel se absorbe, como sucede con el humo y los vapores que inhala. Esto puede ser un riesgo que esté dispuesta a tomar usted, pero no es una decisión segura para el niño que está por nacer.

Cuando una clienta comente que está embarazada (o usted lo note), es importante revisar juntas los químicos que utilizan durante el servicio y brindarle la oportunidad de leer las etiquetas o la hoja de datos de seguridad (HDS), si así lo desea. Si tiene dudas, pídale a la clienta que consulte con su médico y dele tiempo para tomar una decisión con la que se sienta cómoda respecto al servicio durante el embarazo (**Figura 4-14**).

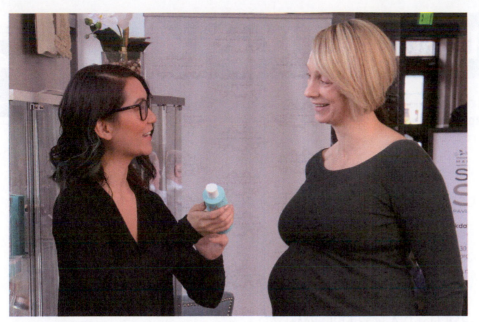

▲ FIGURA 4-14 Es necesario ser más cuidadosos en el entorno del salón, spa o barbería durante un embarazo.

EL EMBARAZO EN EL SALÓN, SPA O BARBERÍA

Sin importar quién esté embarazada, se debe tomar las siguientes precauciones:

- Siempre extienda por completo el brazo cuando utilice un aerosol y rocíe lejos de usted y la clienta. Cuando sea posible, rocíe el aerosol con el contenedor por debajo de la altura de la cintura.
- Utilice guantes durante cualquier proceso químico, incluso la limpieza. Asegúrese de elegir los guantes adecuados para los químicos que utilizará. Por ejemplo, los guantes de productos derivados del petróleo se deterioran si utiliza productos que contengan este elemento.
- Evite utilizar un recipiente de pedicura cuando estén desinfectando el que se encuentra al lado. Colocar desinfectante o lejía en los inyectores para pedicura provoca que el químico viaje a través del aire.
- Lávese las manos con frecuencia.

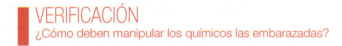

VERIFICACIÓN
¿Cómo deben manipular los químicos las embarazadas?

APLICAR QUÉ ES UN PROFESIONAL SALUDABLE

¡Felicitaciones por completar este capítulo! Antes de continuar, tómese un momento para pensar cómo estos temas sobre el profesional saludable se aplican a su disciplina particular. Junto a un compañero o grupo de estudio, analicen formas de incorporar una alimentación saludable durante un día laboral ocupado, preocupaciones ergonómicas específicas, posibles lesiones que deben evitar durante un servicio, etc.

PROGRESO DE LAS COMPETENCIAS

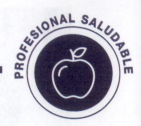

PROFESIONAL SALUDABLE

¿Cómo le está yendo con el capítulo del profesional saludable? **A continuación, marque los objetivos de aprendizaje del capítulo 4 que considere que ha dominado; deje sin marcar aquellos objetivos a los que deberá volver:**

☐ EXPLICAR QUÉ ES UN PROFESIONAL SALUDABLE.

☐ ANALIZAR LAS NECESIDADES NUTRICIONALES EN EL CONTEXTO DE LA BELLEZA.

☐ TENER UNA HIDRATACIÓN ADECUADA.

☐ DESCRIBIR CÓMO LA INMUNIDAD MANTIENE EL CUERPO SEGURO.

☐ EXPLICAR CUÁNDO TOMARSE UN DÍA POR ENFERMEDAD.

☐ IDENTIFICAR LOS PROBLEMAS DE SALUD COMUNES PARA EL PROFESIONAL DE LA BELLEZA.

☐ PROTEGERSE CON UNA MECÁNICA CORPORAL ADECUADA.

☐ RECONOCER LOS DESAFÍOS QUE PRESENTA EL EMBARAZO.

GLOSARIO

agua	pág. 75	constituye del 50 al 70 por ciento del peso corporal y es fundamental para casi todas las funciones celulares y del cuerpo.
alergias	pág. 83	trastornos de hipersensibilidad del sistema inmunológico.
antibióticos	pág. 80	sustancias que eliminan o retardan el desarrollo de las bacterias y otros microorganismos.
carbohidratos	pág. 74	nutrientes necesarios como energía para activar todas las funciones del cuerpo.
ergonomía	pág. 85	ciencia que diseña el lugar de trabajo, sus equipos y herramientas para realizar movimientos específicos con el cuerpo de manera más cómoda, eficiente y segura.
grasas	pág. 74	nutrientes necesarios para muchas funciones del cuerpo, como la producción de hormonas y de sebo, y la absorción de las vitaminas A, D, E y K que son solubles en grasa.
inmunidad	pág. 79	capacidad del cuerpo para resistir y destruir patógenos, y actuar en caso de infecciones.
inmunidad adquirida	pág. 80	inmunidad que se desarrolla después de recuperarse de una enfermedad, a través de la inoculación (como las vacunas contra la gripe) o por la exposición a alérgenos naturales (como el polen, la caspa de gato y la artemisa).

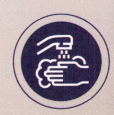

CAPÍTULO 5
CONTROL DE INFECCIONES

"El crecimiento en sí mismo contiene el germen de la felicidad".

Pearl S. Buck

OBJETIVOS DE APRENDIZAJE

AL FINALIZAR ESTE CAPÍTULO, USTED PODRÁ:

1. EXPLICAR QUÉ ES EL CONTROL DE INFECCIONES.
2. DESCRIBIR LOS ORGANISMOS REGULADORES FEDERALES Y ESTATALES.
3. RECONOCER LOS PRINCIPIOS DE LAS INFECCIONES.
4. IDENTIFICAR LOS DIFERENTES TIPOS DE PATÓGENOS.
5. EMPLEAR LOS PRINCIPIOS DE LA PREVENCIÓN.
6. SEGUIR LAS NORMAS DE PRECAUCIÓN PARA SU PROTECCIÓN Y LA DE SUS CLIENTES.
7. DEMOSTRAR LAS PRECAUCIONES DE SEGURIDAD Y LAS PRÁCTICAS DE TRABAJO SEGURAS.

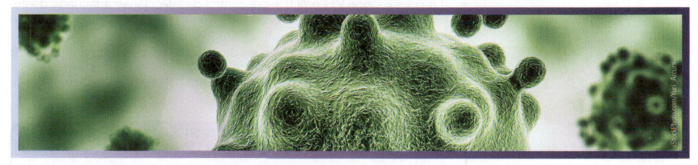

EXPLICAR QUÉ ES EL CONTROL DE INFECCIONES

Las juntas estatales y otros organismos reguladores exigen la aplicación de medidas de control de infecciones y prácticas de trabajo seguras cuando se brinda atención al público. El control de infecciones se refiere a los métodos utilizados para eliminar o reducir la transmisión de organismos infecciosos de una persona a otra. Ya que la transmisión también puede ocurrir cuando se utilizan implementos, herramientas o equipos contaminados, la práctica de los procedimientos eficaces de control de infecciones debe ser prioridad en el salón, spa o barbería.

Las prácticas de trabajo seguras requieren que los implementos, las herramientas y los equipos se utilicen de forma segura y que esté atento a situaciones que puedan causar accidentes. Este capítulo provee algunas pautas útiles para minimizar riesgos y accidentes potenciales.

Como profesional de la belleza, es su responsabilidad emplear métodos de control de infecciones eficaces y apropiados para proteger su salud y la de sus clientes. También es responsable de emplear prácticas de trabajo seguras para ayudar a prevenir accidentes y lesiones en el lugar de trabajo.

Los profesionales de la belleza deben estudiar y comprender bien el control de infecciones porque:

- Es importante conocer los agentes patógenos y sus modos de transmisión a los que el profesional y sus clientes pueden estar expuestos.
- La comprensión y la práctica del control de infecciones adecuado dentro de las leyes y normas protegerán la salud del profesional, la de sus clientes y el negocio.
- Poner en práctica las precauciones de seguridad diariamente protege a sus clientes y su licencia.
- Un profesional de la belleza responsable es consciente del control de infecciones y la seguridad.

DESCRIBIR LOS ORGANISMOS REGULADORES FEDERALES Y ESTATALES

Diferentes organismos federales y estatales regulan las profesiones de belleza y bienestar. Los organismos federales establecen las pautas para la fabricación, la venta y el uso de equipos e ingredientes químicos. Estas pautas también supervisan la seguridad en el lugar de trabajo y establecen límites a los tipos de servicios que puede prestar en un salón, spa o barbería. Los organismos estatales regulan el otorgamiento de licencias, el cumplimiento de las leyes y su conducta en el trabajo.

ORGANISMOS FEDERALES

ADMINISTRACIÓN DE SEGURIDAD Y SALUD OCUPACIONAL

La administración de seguridad y salud ocupacional (OSHA, Occupational Safety and Health Administration) se creó como parte del Departamento de trabajo de los Estados Unidos para regular y hacer cumplir las normas de salud y seguridad que protegen a los empleados en el lugar de trabajo. Las normas establecidas por la OSHA son importantes para los profesionales de la belleza debido a los productos que utilizan a diario. Las normas de la OSHA tratan asuntos relacionados con la manipulación, la mezcla, el almacenamiento y el desecho de productos; la seguridad general en el lugar de trabajo y su derecho a conocer los componentes potencialmente peligrosos de los productos y cómo evitar estos riesgos. La OSHA lleva a cabo esto al exigir que los fabricantes e importadores de químicos evalúen y hagan públicos los riesgos potenciales relacionados con sus productos mediante una Hoja de datos de seguridad (HDS). Una HDS es un documento estándar de categoría 16 que reemplaza al HDSM o HDSB que antes eran obligatorios. *Capítulo 6: "Química y seguridad" analiza en profundidad cómo leer una HDS.*

AGENCIA DE PROTECCIÓN AMBIENTAL

La agencia de protección ambiental (EPA, Environmental Protection Agency) registra todos los tipos de desinfectantes que se venden y utilizan en los Estados Unidos. Los **desinfectantes** son productos químicos que destruyen la mayoría de las bacterias (excepto las esporas), hongos y virus en las superficies. El uso de cualquier producto desinfectante de una forma contraria a la que indica su etiqueta representa una infracción a las leyes federales. Antes de que los fabricantes puedan vender un producto para desinfectar superficies, herramientas, implementos o equipos, deben obtener un número de registro de la EPA (que aparece en la etiqueta del producto cerca del nombre del fabricante como: "EPA Reg. No.") que certifique que el desinfectante, si se utiliza correctamente, será eficaz contra los patógenos enumerados en la etiqueta. Por ejemplo, los desinfectantes de maquinillas deben tener la aprobación de la EPA para utilizarse en ese objeto en entornos específicos (como una barbería) o el fabricante estaría infringiendo la ley federal al venderlos para ese fin en el mercado de las barberías. Esto también significa que, si no sigue las instrucciones de la etiqueta acerca del mezclado, el tiempo de contacto y el tipo de superficie en que se puede utilizar el desinfectante, no está cumpliendo con las leyes federales (**Figura 5-1**). Si se presentara una demanda por perjuicios, podría ser responsable.

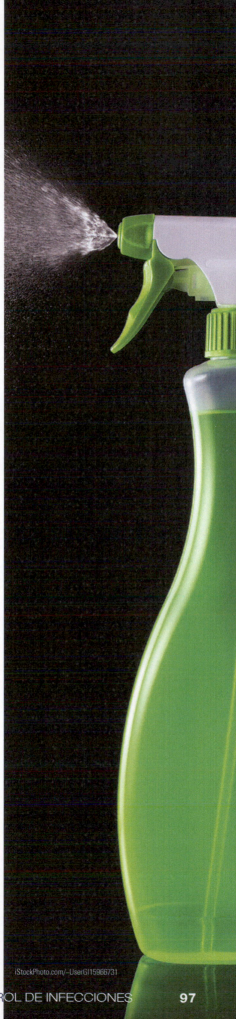

iStockPhoto.com/~UserGI15966731

SUGERENCIA

Encontrará una lista de desinfectantes aprobados por la EPA en el sitio web de la EPA http://www.epa.gov al realizar una búsqueda en la página principal. Los desinfectantes no figuran como "grado hospitalario" sino que aparecen en la lista con base en los patógenos contra los que son eficaces. Los productos de la lista D cumplen con los requisitos de la mayoría de los estados para los desinfectantes de uso hospitalario y los de la lista E para los tuberculicidas, en aquellos estados donde se requieren.

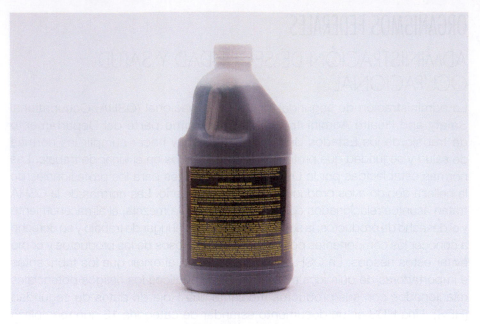

▲ **FIGURA 5-1** Siga todas las instrucciones en la etiqueta, en especial cuando se trata de desinfectantes.

ORGANISMOS REGULADORES ESTATALES

La función de los organismos reguladores estatales es proteger la salud y la seguridad de los profesionales de la belleza y sus clientes mientras reciben servicios. Estos organismos incluyen los organismos que otorgan licencias, las juntas estatales, las comisiones y los departamentos de salud. Los organismos reguladores exigen que todos los que trabajan con clientes en un salón, spa o barbería sigan los procedimientos específicos. También son responsables de hacer cumplir las normas a través de inspecciones e investigaciones de las quejas de los consumidores. Un organismo puede emitir sanciones contra el propietario y el profesional de la belleza. Las sanciones varían e incluyen advertencias, multas, períodos de prueba y suspensión o revocación de licencias. Es imprescindible que comprenda y respete las leyes y normas de su estado en todo momento. Su reputación profesional, su licencia y la seguridad de los clientes dependen de ello.

LEYES Y NORMAS: ¿CUÁL ES LA DIFERENCIA?

Las leyes son dictadas por la legislatura federal y estatal para determinar el campo de acción (lo que el titular de la licencia puede hacer) y establecer las pautas necesarias para que los organismos reguladores creen las normas. Las leyes también se denominan *estatutos*.

Las normas y los reglamentos son más específicos que las leyes. El organismo regulador o la junta estatal elabora las normas y determina de qué manera se debe aplicar la ley. Las normas establecen estándares específicos de conducta y se pueden modificar o actualizar con frecuencia. Es responsabilidad del profesional de la belleza estar al tanto de los cambios en las normas y reglamentos, y cumplirlos. El desconocimiento de la ley no representa una razón o excusa aceptable para su incumplimiento.

VERIFICACIÓN
¿Cuáles son los propósitos principales de los organismos reguladores?

RECONOCER LOS PRINCIPIOS DE LAS INFECCIONES

Ser profesional de la belleza no solo es gratificante: también es una gran responsabilidad. Un acto descuidado puede provocar una herida o propagar una enfermedad, que es cualquier condición anormal de una parte o de la totalidad del cuerpo, sus sistemas u órganos que impide que estos lleven a cabo sus funciones normales. Si sus acciones lastiman o enferman a un cliente, podría perder su licencia o arruinar la reputación del salón, spa o barbería. Afortunadamente, es posible evitar la propagación de una infección, que es la invasión de tejidos corporales por bacterias patógenas causantes de enfermedades, cuando conoce y sigue los procedimientos adecuados en todo momento. La prevención comienza y termina en usted.

Un control de infecciones eficaz también influye en la imagen profesional del establecimiento. Un ambiente limpio debe extenderse más allá del área inmediata de trabajo de cada profesional, ya que la primera impresión del cliente comienza desde el momento en que abre la puerta. Todas las imágenes, los sonidos, los aromas y las texturas del salón, spa o barbería se mezclan y forman esta primera impresión, sin importar la cantidad de veces que el cliente haya visitado el lugar con anterioridad. Un negocio limpio y ordenado ayuda a que el cliente confíe, y sepa que se toman los cuidados necesarios para ofrecer un ambiente higienizado y seguro donde pueda recibir sus servicios personales.

MODOS DE TRANSMISIÓN

Todos los patógenos son diferentes en cuanto a dónde residen y cómo infectan a las personas. Las bacterias, los virus y los hongos se trasladan de maneras diferentes de una persona a otra o de un objeto a una persona. La *transmisión* es el proceso en que los patógenos se mueven entre los individuos y objetos, así es *cómo* nos enfermamos. Una simple exposición a los patógenos no produce una enfermedad, ya que el sistema inmunológico puede defenderse. Sin embargo, la transmisión es el primer paso para enfermarse; si evita la transmisión, previene la enfermedad. Los tipos más comunes de transmisión en un salón, spa o barbería son las gotitas producidas por el sistema respiratorio y la transmisión por aire, de manera indirecta (superficie) y directa.

TRANSMISIÓN DIRECTA

La transmisión directa es lo que en general consideramos enfermarse, ya que incluye la transmisión de patógenos mediante el tacto, los besos, la tos, el estornudo y el habla. Por ejemplo, si a cada cliente le da la mano y uno tiene un virus de resfrío, puede transmitírselo a usted y, si después se toca la boca o la nariz, es posible que se enferme. Si no se lava las manos después de cada saludo, es posible que también infecte a todos sus clientes (**Figura 5-2**). Las infecciones parasitarias y las verrugas son otro ejemplo de enfermedades que se contagian por transmisión directa. Afortunadamente, las enfermedades que se contagian por contacto directo no pueden sobrevivir periodos prolongados lejos del huésped.

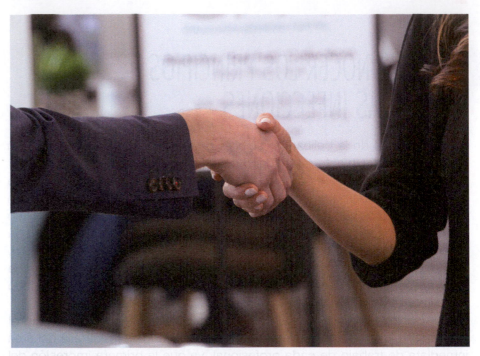

▲ **FIGURA 5-2** Dar la mano sin lavarse antes puede transmitir infecciones de manera directa.

TRANSMISIÓN INDIRECTA

La **transmisión indirecta** ocurre mediante el contacto con un objeto intermediario contaminado, como una rasuradora, un extractor o un alicate, o una superficie donde reside el patógeno. Las manijas de las puertas, los teléfonos, las superficies donde preparan alimentos o sus implementos de trabajo son posibles portadores de la transmisión indirecta. En situaciones como estas en las que alguien contaminó una superficie, el patógeno intentará infectar a cualquiera que toque esa superficie para convertirlo en su nuevo huésped. Las enfermedades que se transmiten de esta manera incluyen: salmonella, tiña y EARM (**Figura 5-3**).

ACTIVIDAD

Evitar la transmisión
Observe el aula e identifique todas las superficies, herramientas, manijas, instalaciones, etc., que constituyen fuentes comunes de contaminación. Enumérelas junto a la clase e incluya posibles medidas preventivas que puede tomar para reducir los riesgos.

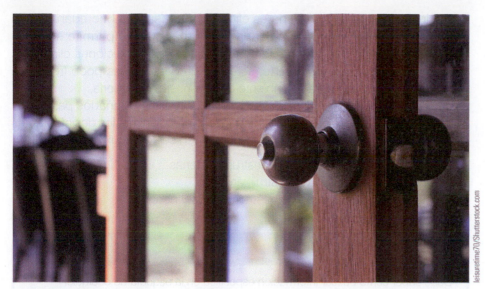

▲ FIGURA 5-3 Las manijas de las puertas suelen ser superficies de contacto propicias para la transmisión indirecta.

GOTITAS EMITIDAS POR EL SISTEMA RESPIRATORIO Y TRANSMISIÓN POR AIRE

Las gotitas emitidas por el sistema respiratorio y la transmisión por aire son similares, ya que la transmisión ocurre cuando un patógeno que vive en las vías respiratorias se expulsa al toser, estornudar o hablar. La diferencia es que las gotitas del sistema respiratorio son partículas grandes que no se mantienen en el aire por mucho tiempo. Utilizar una máscara de manera adecuada lo protegerá de estos patógenos. En la transmisión por aire, las partículas son más pequeñas y secas, por lo que se mantienen por más tiempo en el aire. Esto permite que el patógeno se propague más lejos. Un ejemplo de trasmisión por gotitas del sistema respiratorio es que, si tiene gripe, cada vez que exhale su respiración llevará el virus de la gripe unido a las partículas de aire. Si habla muy cerca de alguien, en especial si tose, estornuda o grita, también proyecta esas partículas hacia el área donde respira la otra persona. Esto nos ayuda a entender por qué vemos más casos de gripe en el invierno, cuando la gente se reúne dentro y crea un ambiente que contribuye a la transmisión de enfermedades mediante la tos.

EVITAR LA TRANSMISIÓN: CONTROL DE INFECCIONES

Bajo determinadas condiciones, entrar en contacto con organismos perjudiciales puede causar enfermedades infecciosas. Una **enfermedad infecciosa** es consecuencia de organismos patógenos (dañinos) que ingresan al cuerpo. Sin embargo, una enfermedad infecciosa puede o no transmitirse de una persona a otra, según el organismo y su método de transmisión.

En este capítulo, aprenderá a limpiar y desinfectar de manera adecuada las herramientas y los equipos que utiliza, de modo que sean seguros para usted y sus clientes. La **limpieza** es un proceso mecánico que utiliza jabón o detergente y agua para eliminar toda la suciedad y los residuos visibles, además de muchos gérmenes causantes de enfermedades presentes en las herramientas, los implementos y los equipos. El proceso de **desinfección** consiste en el uso de un químico para destruir la mayoría de, aunque no necesariamente todos, los organismos dañinos de las superficies del ambiente.

La desinfección, sin embargo, no es eficaz contra esporas bacterianas, que son bacterias que producen una capa protectora que les permite soportar entornos agresivos y desprenderse de ella cuando las condiciones climáticas les son más favorables. Por suerte, este tipo de bacterias es poco frecuente y presenta poco riesgo para el ambiente del salón, spa o barbería.

Los procedimientos de limpieza y desinfección están diseñados para evitar la propagación de infecciones y enfermedades. Como mínimo, los desinfectantes que se utilizan en salones, spas o barberías deben ser los siguientes:

- **Bactericidas:** son capaces de destruir bacterias.
- **Viricidas:** son capaces de destruir virus.
- **Fungicidas:** son capaces de destruir mohos y hongos.

PATHOGEN/PATÓGENO	CONTACT TIME/TIEMPO DE CONTACTO
Clostridium difficile/Clostridium difficile	3 minutes/3 minutos
Bacteria/Bacteria	30 seconds/30 segundos
‡Viruses/‡Virus	1 minute/1 minuto
♯Bloodborne Pathogens/ ♯Patógenos de Transmisión Sanguínea	1 minute/1 minuto
TB/TB	3 minutes/3 minutos
Parvoviruses/Parvovirus	3 minutes/3 minutos
Fungi/Fungo	3 minutes/3 minutos

ORGANISMS:

Bacteria:
- *Acinetobacter baumannii*
- *Bordetella pertussis*
- *Campylobacter jejuni*
- Carbapenem resistant *Klebsiella pneumoniae* (CRKP)*
- *Clostridium difficile* spores***§
- Community Acquired Methicillin resistant *Staphylococcus aureus* (NARSA NRS123)*
- Community Acquired Methicillin resistant *Staphylococcus aureus* (NARSA NRS384)*

- Linezolid resistant *Staphylococcus aureus* (LRSA)*
- *Listeria monocytogenes*
- Methicillin resistant *Staphylococcus aureus*
- Multi-drug resistant *Enterococcus faecium* (MDR *E. faecium*)*
- *Proteus mirabilis*
- *Pseudomonas aeruginosa*
- *Salmonella enterica*
- *Serratia marcescens*
- *Shigella dysenterae*
- *Staphylococcus aureus*

- ‡Rhinovirus type 37**
- ‡Rotavirus**

Bloodborne Pathogens:
- ♯‡HIV type 1*
- ♯‡Human Hepatitis B**
- ♯‡Human Hepatitis C**

Parvoviruses:
- Canine parvovirus***
- Feline parvovirus***

Fungi:
- *Trichophyton mentagrophytes****
- *Candida albicans****

Use Sites:
- Ambulances
- BP monitors
- Carts
- Critical care units
- Dialysis clinics
- Emergency rooms
- Examination rooms
- Footboards
- Glucometers
- Headboards
- Hospitals
- Intensive care units
- IV stands
- Nurse-call device
- Nurses' stations
- Nursing homes
- ORs
- Patient restrooms
- Patient rooms
- Radiology rooms
- Recovery rooms
- Sills ledges

Medical Surfaces:
- Bed railings
- Cabinets
- Coated mattresses

- Coated pillows
- Computer keyboards
- Desk tops
- Doorknobs
- Exam tables
- Gurneys
- Hard, nonporous medical surfaces
- High touch surfaces
- Phone cradle
- Pipes
- Showers
- Shower fixtures
- Sinks
- Stretchers
- Support bars
- Tables
- Telephones
- Wheelchairs

Surface Materials:
- Chrome
- Enamel
- Glass
- Glazed ceramic
- Glazed porcelain
- Laminated surfaces
- Plastic

▲ **FIGURA 5-4** Las etiquetas del desinfectante deben incluir las afirmaciones de eficacia del producto.

Asegúrese de mezclar y utilizar estos desinfectantes de acuerdo con las instrucciones de la etiqueta para que sean seguros y eficaces (**Figura 5-5**). Recuerde que, en algunos estados, es posible que los desinfectantes deban ser eficaces contra la tuberculosis (tuberculicidas). Consulte las normas y reglamentos de su junta estatal para obtener la información de cumplimiento.

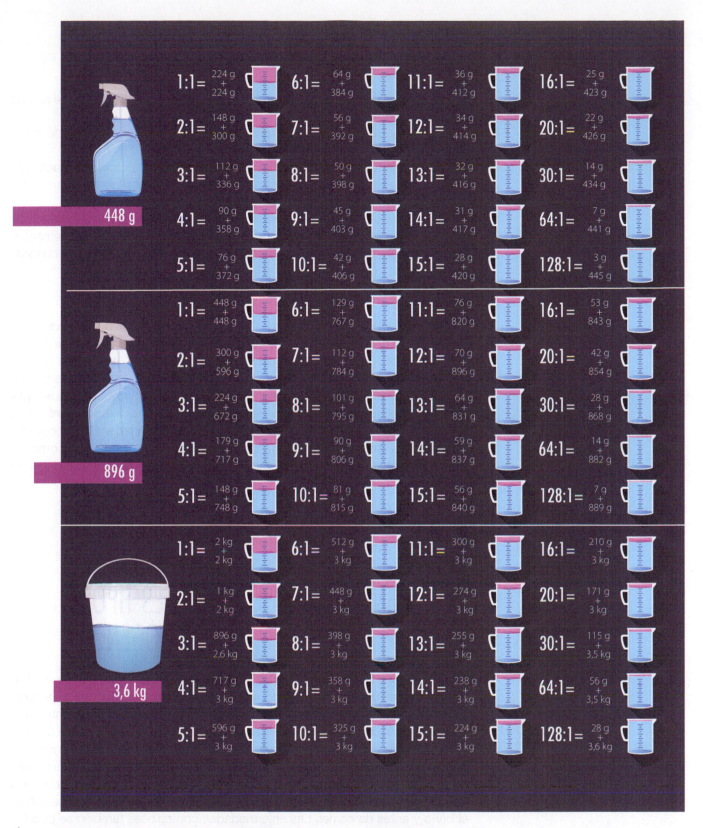

▲ **FIGURA 5-5** Comprenda y siga las instrucciones para mezclar los desinfectantes.

PREVENCIÓN 101

En general, el riesgo de infección se puede reducir en gran medida con algunos simples pasos:

- Elimine los patógenos mediante la limpieza, desinfección y lavado de manos adecuados.
- Limpie y desinfecte las herramientas y los equipos después de cada servicio.
- Mantenga la piel sana para minimizar los portales de entrada de bacterias. Utilice guantes cuando trabaje con químicos, colóquese lociones para evitar que la piel se seque y quiebre, y cubra las heridas abiertas.
- No acepte a los clientes que presenten signos de una enfermedad. Recuerde que no tiene licencia para diagnosticar una infección o enfermedad. Remita los clientes al médico para que reciban un diagnóstico y tratamiento adecuados.

HÁBITOS PERSONALES

Es importante tener en cuenta sus hábitos personales, ya que pueden aumentar o reducir el riesgo de transmitir una enfermedad. Por ejemplo, si recibe 50 clientes en una semana y a cada uno le da la mano, se expone a todo lo que se encuentre en las manos de esas 50 personas, todas las semanas. Solo es cuestión de tiempo hasta que se enferme. Sin embargo, si adopta el hábito de seguir las normas adecuadas de limpieza y desinfección, tanto en el trabajo como en su hogar, ayudará a reducir las probabilidades de enfermarse. El lavado, la limpieza y la desinfección de manos son formas de combatir personalmente la transmisión de enfermedades y de proteger su salud y la de sus clientes.

VERIFICACIÓN
¿Cuáles son cuatro métodos de transmisión de agentes patógenos?

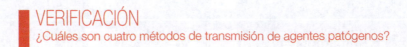

IDENTIFICAR LOS DIFERENTES TIPOS DE PATÓGENOS

Cuando una enfermedad es capaz de transmitirse de una persona a otra, se dice que es una **enfermedad contagiosa**, también denominada enfermedad **transmisible**. Algunas de las enfermedades contagiosas más prevalentes que impiden que el profesional de la belleza atienda a un cliente son el resfrío común, la tiña, la conjuntivitis y las infecciones virales. Estas infecciones suelen transmitirse debido a que las manos están sucias, en especial bajo las uñas y entre los dedos. En muchos estados, es obligación lavarse las manos antes de atender a cada cliente; pero en todos los estados debe lavarse las manos después de utilizar el baño y antes de comer. Las enfermedades contagiosas también se pueden propagar a través de implementos contaminados, cortes, uñas infectadas, heridas abiertas, pus, secreciones de la boca y la nariz, y el hecho de compartir tazas, receptores de teléfono y toallas. Al toser o estornudar sin cubrirse la boca y la nariz, y al escupir en público, también se diseminan gérmenes. En la **Tabla 5-1**, se enumeran los términos y las definiciones adicionales que son importantes para tener un conocimiento general de las enfermedades.

TABLA 5–1: TÉRMINOS ADICIONALES RELACIONADOS CON ENFERMEDADES

TÉRMINO	DEFINICIÓN
Contaminación	presencia, que puede ser prevista de manera razonable, de sangre u otros materiales potencialmente infecciosos sobre la superficie de un objeto, o restos o residuos visibles como polvo, cabello y piel.
Descontaminación	eliminación de sangre u otros materiales posiblemente infecciosos de la superficie de un elemento y la eliminación de restos o residuos visibles como polvo, cabello y piel.
Diagnóstico	determinación de la naturaleza de una enfermedad a partir de sus síntomas o exámenes de diagnóstico. Los reglamentos federales prohíben que los profesionales del salón realicen diagnósticos.
Enfermedad parasitaria	enfermedad causada por parásitos, como los piojos y los ácaros.
Enfermedad patógena	enfermedad producida por organismos como bacterias, virus, hongos y parásitos.
Enfermedad profesional	enfermedad resultante de afecciones asociadas con el empleo; por ejemplo, exposición prolongada y constante a ciertos productos o componentes.
Gérmenes	sinónimo no científico para denominar a los organismos que causan enfermedades.
Toxinas	diferentes sustancias venenosas producidas por algunos microorganismos (bacterias y virus).

Cuando se trata de prevenir la transmisión de enfermedades infecciosas, los profesionales de la belleza deben comprender y estar preparados para combatir cinco tipos de organismos potencialmente dañinos:

- Bacterias
- Virus
- Hongos
- Parásitos
- Biopelículas

BACTERIAS

Las **bacterias** (singular: *bacteria*) son microorganismos unicelulares con características animales y vegetales. Un **microorganismo** es cualquier organismo de tamaño microscópico o submicroscópico. Algunas bacterias son dañinas, mientras que otras son inofensivas. Las bacterias pueden

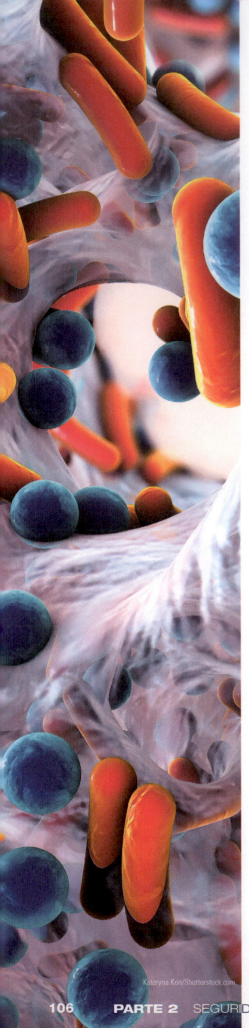

existir casi en todas partes: en la piel, en el agua, en el aire, en la materia en descomposición, sobre las superficies, en las secreciones corporales, en la vestimenta o debajo del borde libre de las uñas. Las bacterias son tan pequeñas que solo se pueden ver con un microscopio.

TIPOS DE BACTERIAS

Existen miles de diferentes tipos de bacterias, que se clasifican en dos principales: patógenas y no patógenas. La mayoría de las bacterias son no patógenas, es decir que son organismos inofensivos que pueden realizar funciones útiles. El contacto con ellas es seguro, ya que no causan enfermedades ni lesiones. Por ejemplo, los organismos no patógenos se utilizan para elaborar yogur, queso y algunos medicamentos. En el cuerpo humano, las bacterias no patógenas ayudan al cuerpo a descomponer los alimentos, protegerse contra infecciones y estimular el sistema inmunológico.

Las bacterias patógenas son microorganismos perjudiciales que pueden causar enfermedades o infecciones en los seres humanos cuando invaden el cuerpo. Los salones, spas y barberías deben mantener en todo momento normas estrictas de limpieza y desinfección para evitar la propagación de microorganismos patógenos. Es fundamental que los estudiantes aprendan prácticas de control de infecciones adecuadas en la escuela para garantizar que comprenden la importancia de seguirlas durante toda su profesión.

ACTIVIDAD

Atacar la fuente

Piense dónde podría crecer y reproducirse una bacteria en un salón, spa, barbería o escuela. Tenga en mente que las bacterias se multiplican mejor en lugares cálidos, oscuros, húmedos o sucios. Analice con sus compañeros de clase cómo pueden ayudar a detener el crecimiento y la propagación de bacterias.

INFECCIONES BACTERIANAS

No puede haber una infección bacteriana sin la presencia de bacterias patógenas. Por lo tanto, si se eliminan las bacterias patógenas, los clientes no pueden infectarse.

Una inflamación es un trastorno en el que el tejido del cuerpo reacciona ante una lesión, irritación o infección. La inflamación se caracteriza por la presencia de enrojecimiento, calor, dolor o hinchazón.

El pus es un fluido que contiene glóbulos blancos, bacterias y células muertas, y es producto de un proceso infeccioso. La presencia de pus es un signo de infección bacteriana. Una infección local, como una espinilla o un absceso (**Figura 5-6**), se limita a una parte del cuerpo en particular y aparece como una lesión con pus. Una infección sistémica es una infección donde el patógeno se distribuye por el cuerpo en lugar de permanecer en un área u órgano.

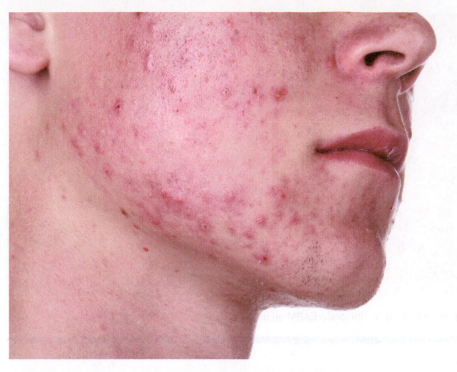

▲ **FIGURA 5-6** Las espinillas son un ejemplo de infección local.

EARM

Los estafilococos se encuentran entre las bacterias más comunes que afectan a los humanos y, generalmente, están en nuestro ambiente, incluso en nuestros cuerpos, aunque la mayoría de las cepas no nos causan enfermedades. Las bacterias estafilocócicas se pueden encontrar en las manijas de las puertas, los mostradores y otras superficies. Sin embargo, a menudo se diseminan en salones, spas o barberías por contacto directo con la piel (como al darse la mano), en recipientes de pedicura o por el uso de herramientas o implementos sucios. Pueden ser muy peligrosas.

El estafilococo es responsable de las intoxicaciones alimentarias y de una gran variedad de enfermedades, incluido el síndrome de shock tóxico y algunas enfermedades devoradoras de carne. Algunos tipos de bacterias estafilocócicas infecciosas son muy resistentes a los tratamientos convencionales como los antibióticos. Un ejemplo es la infección por estafilococos llamada estafilococo áureo resistente a meticilina (**Figura 5-7**). Históricamente, el EARM se producía con más frecuencia en personas que tenían el sistema inmunológico débil o se habían sometido a procedimientos médicos. En la actualidad, se ha vuelto más común en personas sanas. Los clientes que parecen completamente sanos pueden traer este organismo al salón, donde puede infectar a otros. Algunas personas portan la bacteria sin siquiera tener conocimiento de su infección. Sin embargo, las personas a las que infectan pueden mostrar síntomas más evidentes.

En general, el EARM aparece como una infección en la piel que produce espinillas, sarpullido o forúnculos que pueden ser difíciles de curar. Sin realizar el tratamiento adecuado, la infección se vuelve sistémica y puede tener consecuencias devastadoras, incluso la muerte. Debido a estas cepas bacterianas tan resistentes, es importante limpiar y desinfectar todas las herramientas e implementos que se utilizan con los clientes. Además, no preste servicios si la piel, el cuero cabelludo o el cuello del cliente muestran signos de abrasión o infección.

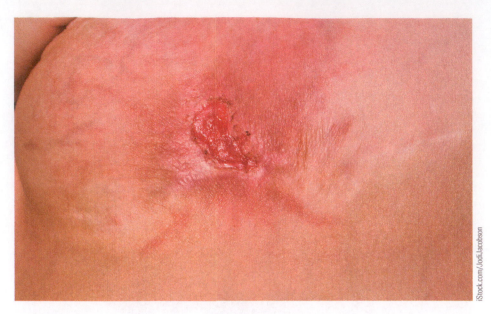

▲ **FIGURA 5-7** Infección EARM en un dedo del pie.

MYCOBACTERIUM

Mycobacterium es el nombre de una gran familia de bacterias que a menudo se encuentran en el suelo y el agua. En los últimos años, se vinculó a infecciones desfigurantes relacionadas en particular con los recipientes de pedicura. Ya que esta bacteria puede encontrarse en el suministro de agua, es importante desinfectar correctamente todos los implementos y recipientes para proteger a sus clientes. También es importante que usted y su cliente mantengan la piel sana y protegida. Evite la piel agrietada con el uso frecuente de lociones; en especial, durante los meses de invierno. Aconseje a los clientes que no se depilen o afeiten las piernas 24 horas antes de un servicio de pedicura (**Figura 5-8**).

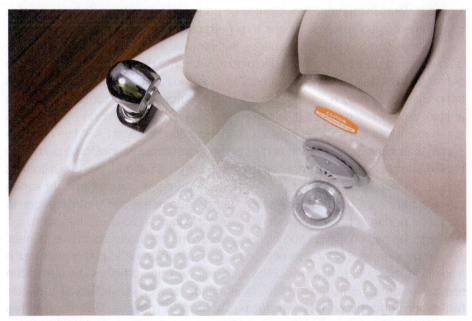

▲ **FIGURA 5-8** La infección de mycobacterium está asociada a los recipientes para pedicura.

VIRUS

Un **virus** es una partícula submicroscópica que infecta y reside en las células de un organismo biológico. Tiene la capacidad de multiplicarse solo cuando toma el control de la función reproductora de la célula huésped. Los virus son tan pequeños que solo se pueden ver con los microscopios más sofisticados y poderosos. Causan resfríos comunes y otras infecciones respiratorias y gastrointestinales (tracto digestivo). Algunos de los virus que afectan a los seres humanos son el sarampión, las paperas, la varicela, la viruela, la rabia, la fiebre amarilla, la hepatitis, la polio, la gripe y el VIH (que causa el SIDA).

Una diferencia entre los virus y las bacterias es que un virus puede vivir y reproducirse solo tomando el control de otras células y formando parte de ellas, mientras que las bacterias pueden vivir y reproducirse solas. Otra diferencia es que las infecciones bacterianas con frecuencia se tratan con antibióticos específicos, mientras que las infecciones virales no. Además, los virus son difíciles de matar sin dañar las células huésped en el proceso (**Figura 5-9**).

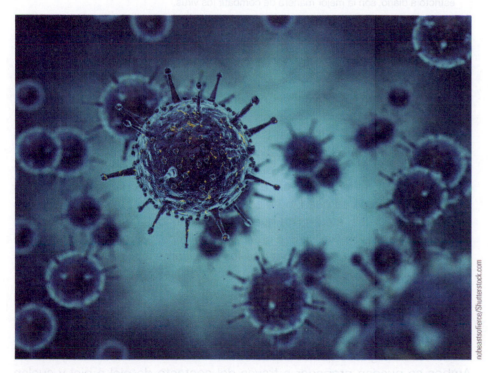

▲ **FIGURA 5-9** Virus.

PREVENCIÓN

A pesar de que no podemos curar los virus, podemos evitar contraerlos y transmitirlos mediante el uso de vacunas. Aunque existieron algunas controversias acerca de las vacunas en el pasado, evalúe junto a su médico las vacunas recomendadas para usted según su tipo de trabajo, edad e historial médico. Además de las vacunas, el lavado y la desinfección de manos son su mejor defensa contra las enfermedades causadas por virus (**Figura 5-10**).

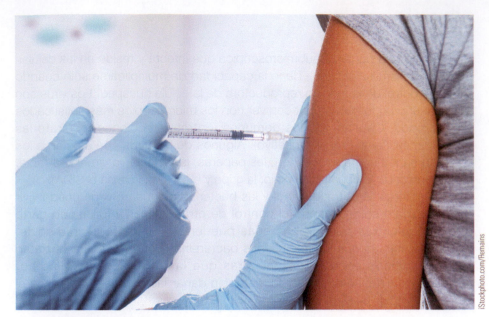

▲ **FIGUREA 5-10** Las vacunas, junto con un régimen de control de infecciones estricto a diario, son la mejor manera de combatir los virus.

INCUBACIÓN Y CONTENCIÓN

Muchos virus pueden permanecer latentes durante meses o años después de la exposición, pero la mayoría de las personas presentan signos de enfermedad de 10 a 14 días. Desafortunadamente, en la mayoría de los casos, una persona es muy contagiosa unos días antes de que aparezcan los síntomas. Eso hace que la prevención sea primordial para minimizar la transmisión de enfermedades. La contención se logra cuando las personas que están enfermas se quedan en su hogar (lejos del trabajo, la escuela, los centros comerciales, etc.) hasta que sus síntomas desaparecen y ya no son contagiosos. Por ejemplo, si cree que tiene una gripe, es importante que visite a su médico lo antes posible, ya que los medicamentos para minimizar los síntomas solo son efectivos si se toman dentro de las primeras 48 horas.

HPV Y HSV

El **virus del papiloma humano** y el **virus del herpes simple** son dos virus altamente contagiosos que se pueden transmitir de manera indirecta y directa. Ambos se pueden propagar a través del contacto de piel a piel y suelen considerarse enfermedades de transmisión sexual. Sin embargo, también se pueden transmitir de persona a persona de manera indirecta a través de elementos como un recipiente de cera. Debido a que la mayoría de las personas que tienen una infección de estos virus no presentan los síntomas, es incluso más importante que cumpla con los procedimientos de control de infecciones en todos los procesos que involucren sangre y fluidos (**Figura 5-11**).

HEPATITIS Y VIH/SIDA

Los microorganismos causantes de enfermedades que se transportan por todo el cuerpo a través de la sangre o los fluidos corporales, como los de la hepatitis y el VIH, se denominan **patógenos de transmisión hemática**. En el salón, spa

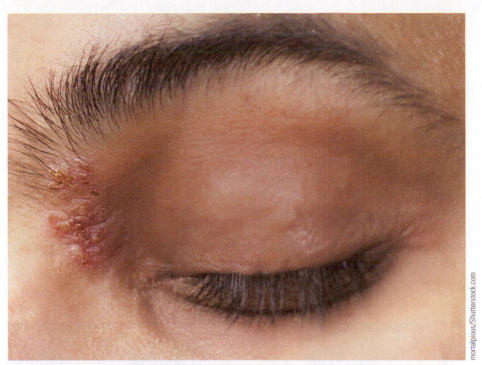

▲ FIGURA 5-11 Los herpes pueden no detectarse o encontrarse en partes atípicas del cuerpo, como las cejas.

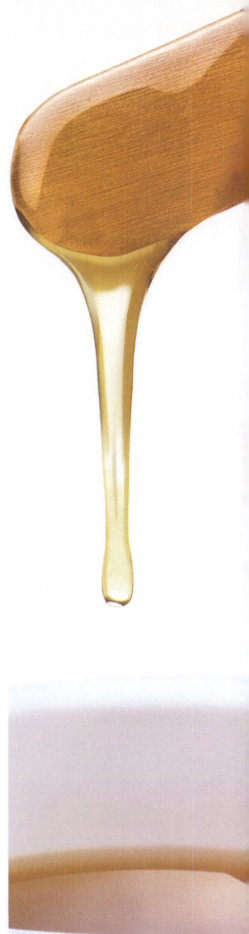

y barbería, el contagio de patógenos de transmisión hemática es posible cuando la piel está lastimada. Tenga mucho cuidado de no cortar o dañar la piel de los clientes durante ningún tipo de servicio.

La hepatitis es un virus de transmisión hemática que produce una enfermedad y puede dañar el hígado. En general, es difícil contraer hepatitis. Sin embargo, es más fácil de contraer que el VIH, ya que puede estar presente en todos los fluidos corporales de las personas que la padecen. Además, a diferencia del VIH, la hepatitis puede vivir en una superficie fuera del cuerpo durante períodos prolongados. Por este motivo, es fundamental que todas las superficies con las que el cliente entra en contacto se limpien y desinfecten bien.

El virus de inmunodeficiencia humana, que se abrevia VIH, causa el síndrome de inmunodeficiencia adquirida, que se abrevia SIDA. El SIDA es una enfermedad que daña el sistema inmunológico del cuerpo. El VIH se contagia de persona a persona a través de la sangre y, con menos frecuencia, a través de otros fluidos corporales, como el semen y las secreciones vaginales. Una persona puede estar infectada con VIH durante muchos años sin presentar síntomas. Algunas personas infectadas con VIH nunca se realizaron la prueba y no saben que pueden infectar a otras.

Si por accidente le produce un corte en la piel a un cliente, la herramienta se contaminará con lo que haya en la sangre, incluidos los patógenos de transmisión hemática. No debe seguir utilizando el implemento sin limpiarlo y desinfectarlo. Utilizar un implemento contaminado sin limpiarlo y desinfectarlo los expone a usted y a los demás en el salón, spa o barbería a un riesgo de infección.

HONGOS

Los hongos (singular: *hongo*) son organismos unicelulares que crecen en masas irregulares e incluyen mohos y levaduras. Pueden producir enfermedades contagiosas como la tiña. El moho, otro hongo, afecta a las plantas o crece en objetos sin vida, pero no produce infecciones en los seres humanos en el salón, spa o barbería.

La infección fúngica más frecuente que resulta de los servicios de peluquería es la tinea barbae, también denominada *sicosis de la barba*. Una persona con tinea barbae puede tener manchas profundas con o sin inflamación, en la piel del rostro o la nuca. La tinea barbae es similar a la tinea capitis, una infección fúngica del cuero cabelludo que se caracteriza por pápulas rojas o manchas en la abertura de los folículos pilosos. La tiña es una infección fúngica de la piel que aparece en forma de lesiones circulares y es otro hongo con contraindicación para un servicio de belleza (**Figura 5-12**).

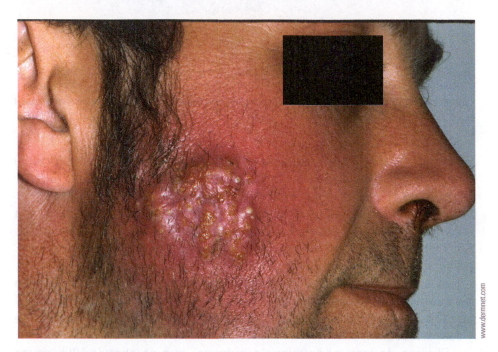

www.dermnet.com

▲ **FIGURA 5-12** Tiña.

Todos los profesionales de la belleza deben evitar la propagación de infecciones en la piel y el cuero cabelludo, en especial el riesgo en los cortes de cabello, que se puede minimizar con la limpieza y desinfección de las maquinillas y herramientas de corte similares. Siempre consulte las instrucciones del fabricante para conocer los métodos y las recomendaciones para la limpieza y desinfección adecuadas.

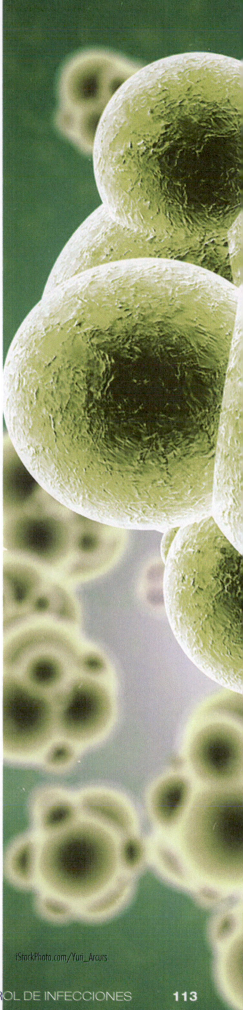

Las bacterias patógenas, los virus o los hongos pueden entrar al cuerpo a través de las siguientes vías:

- *Piel*: a través de la piel lastimada o inflamada, como un corte, un rasguño, un moretón (tejido debilitado) o un sarpullido, pero no a través de piel intacta, que es una barrera eficaz contra la infección.
- *Boca*: a través del agua, los alimentos, los dedos o los objetos contaminados.
- *Nariz*: mediante la inhalación de polvo infeccioso o por las gotitas de tos o estornudos.
- *Ojos u orejas*: los organismos que residen en el agua se transmiten por lo general de esta manera al nadar.
- *Genitales*: mediante el sexo sin protección.

El cuerpo previene y controla las infecciones de las siguientes maneras:

- La piel sana y no comprometida, que es la primera línea de defensa del cuerpo.
- Las secreciones del cuerpo, como la transpiración y los jugos digestivos.
- Los glóbulos blancos que destruyen las bacterias.
- Las antitoxinas que contrarrestan a las toxinas (diferentes sustancias venenosas que producen algunos microorganismos como bacterias y virus).

PARÁSITOS

Los **parásitos** son organismos que crecen, se alimentan y se resguardan sobre o dentro de otro organismo (llamado *huésped*) sin contribuir a su supervivencia. Necesitan un huésped para sobrevivir. Los parásitos pueden vivir sobre o dentro de los humanos y animales. También se pueden encontrar en los alimentos, las plantas y los árboles, y en el agua. Los humanos pueden contagiarse parásitos internos al comer pescado o carne que no se cocinó adecuadamente. Los parásitos externos que afectan a los humanos a través de la piel incluyen garrapatas, piojos, pulgas y ácaros. Nunca se debe prestar servicios a un cliente con signos visibles de infecciones parasitarias. Siempre derive al cliente a un médico para su tratamiento.

Existen dos tipos de parásitos que se encuentran comúnmente en el salón, spa o barbería:

- Los piojos (**Figura 5-13**) son un tipo de parásito responsable de enfermedades y afecciones contagiosas. Un trastorno producido por una infección de piojos en la cabeza se denomina **pediculosis capitis**.
- La **sarna** es una enfermedad de la piel contagiosa causada por el ácaro de la sarna, que se aloja debajo de la piel.

Las enfermedades y las afecciones contagiosas causadas por parásitos solo deben tratarlas un médico. Los mostradores, las herramientas y los equipos contaminados se deben limpiar muy bien y luego desinfectarse con un desinfectante registrado en la EPA durante el tiempo que recomienda el fabricante, o con una solución de lejía por 10 minutos.

BIOPELÍCULAS

Las **biopelículas** son colonias de microorganismos que se adhieren a las superficies del ambiente y al cuerpo humano. Segregan una capa protectora pegajosa y difícil de penetrar que las une entre sí. Las biopelículas se convierten

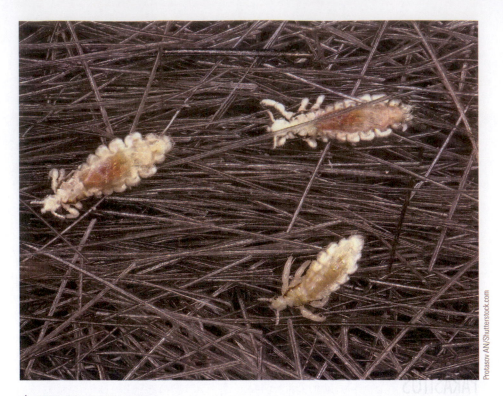

▲ FIGURA 5–13 Piojos.

en una estructura compleja, con muchos tipos de microbios. La sustancia matriz pegajosa mantiene unida a las comunidades y hace que sean muy difíciles de penetrar con antisépticos, antimicrobianos y desinfectantes. En última instancia, mantiene al cuerpo en un estado inflamatorio crónico que es doloroso e inhibe la curación. Una de las acciones de la comunidad de biopelículas es resistir los mecanismos de defensa del cuerpo. Estamos aprendiendo que las biopelículas tienen un papel importante en el desarrollo de infecciones y enfermedades.

Las biopelículas no suelen ser visibles y deben crecer mucho para que se puedan ver sin un microscopio. La placa dental es un ejemplo de una biopelícula humana visible. Las colonias de algas en estanques y el limo en desagües son ejemplos de biopelículas visibles del medioambiente. En el mundo de la belleza y el bienestar, los spas para pies pueden alojar biopelículas y necesitan mucho cuidado, en especial los modelos con tuberías.

Dado que las biopelículas son difíciles de detectar, su presencia y efectos parecen estar subestimados. Son uno de los descubrimientos científicos más significativos de las últimas décadas, aunque todavía queda mucho más por aprender. Utilizar a conciencia las precauciones de control de infecciones, que incluyen las normas de precaución, la limpieza, la desinfección y la esterilización, es el mejor método de prevención en este momento.

VERIFICACIÓN
Enumere los cinco tipos de organismos que son importantes para un profesional de la belleza.

EMPLEAR LOS PRINCIPIOS DE LA PREVENCIÓN

El control de infecciones adecuado puede evitar la propagación de enfermedades causadas por la exposición a materiales potencialmente infecciosos sobre la superficie de un elemento. Evitará también la exposición a la sangre y a restos o residuos visibles como polvo, cabello y piel.

El control de infecciones adecuado requiere dos pasos: limpiar y luego desinfectar con una solución desinfectante adecuada registrada en la EPA. Si estos dos pasos se siguen de manera correcta, prácticamente todos los patógenos peligrosos en el salón, spa o barbería se pueden eliminar de forma eficaz.

La esterilización, que es el proceso que destruye toda vida microbiana (incluidas las esporas), se puede incorporar, pero rara vez es obligatoria. Por lo general, la esterilización eficaz requiere el uso de una autoclave (**Figura 5-14**), un aparato que incorpora calor y presión. Para que la esterilización sea eficaz, los elementos deben limpiarse previamente a su utilización y se debe probar y mantener la autoclave como se indica en las especificaciones del fabricante. Los centros para el control y la prevención de enfermedades (CDC, Centers for Disease Control and Prevention) requieren que las autoclaves se evalúen todos los meses para garantizar que esterilicen los implementos de manera adecuada. El método aceptado se denomina *prueba de esporas*. Los paquetes cerrados que contienen los organismos de prueba se someten a un ciclo de esterilización normal y luego se envían a un laboratorio contratado que se especializa en pruebas de desempeño de autoclaves.

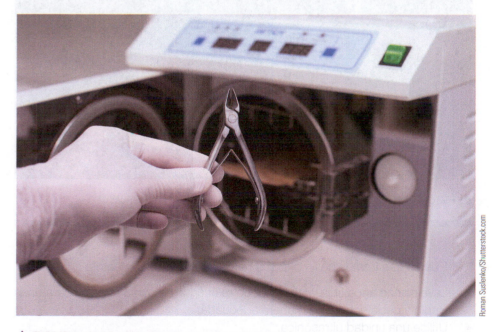

Roman Sustenko/Shutterstock.com

▲ **FIGURA 5-14** Esterilización con una autoclave.

PASO 1: LIMPIEZA

El primer paso en el control de infecciones es la limpieza. Recuerde que al limpiar debe eliminar toda la suciedad y los residuos visibles en la superficie de las herramientas, los implementos y los equipos lavándolos con jabón líquido o detergente y agua tibia, o un limpiador químico. Además, utilice un cepillo limpio y desinfectado para cepillar las partes con surcos o bisagras del elemento.

Cuando una superficie se limpia de manera adecuada, se reduce considerablemente la cantidad de contaminantes en la superficie. Además, la limpieza adecuada elimina de los elementos cualquier aceite o residuo que pueda interferir con el accionamiento adecuado de un desinfectante. Es por ello que la limpieza es una parte importante en el momento de desinfectar las herramientas y los equipos. La superficie se debe limpiar de manera adecuada antes de que se pueda realizar la desinfección de forma correcta. Utilizar un desinfectante sin limpiar primero es como utilizar enjuague bucal sin cepillarse los dientes: simplemente no funciona bien.

Las superficies limpias pueden aún alojar pequeñas cantidades de patógenos, pero la presencia de menos patógenos significa que es menos probable que se propaguen infecciones (**Figura 5-15**). Aplicarse antisépticos en la piel o lavarse las manos con agua y jabón reducirá de manera importante la cantidad de patógenos en las manos. No subestime la limpieza y el lavado de manos adecuados. Son las formas más importantes y eficaces de prevenir la propagación de infecciones.

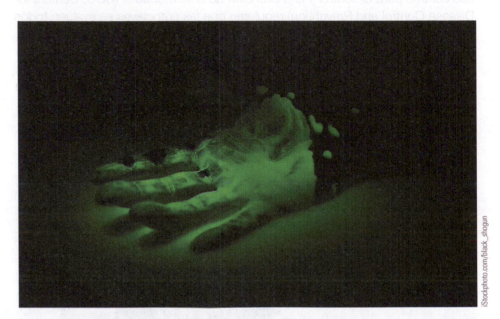

iStockphoto.com/black_shogun

▲ FIGURA 5-15 Las manos sucias pueden estar llenas de patógenos.

Existen tres formas de limpiar sus herramientas e implementos:

- Lávelos con agua tibia y jabón, luego restriéguelos con un cepillo para uñas limpio y desinfectado de manera adecuada.
- Utilice una unidad ultrasónica.
- Utilice un limpiador químico.

PRECAUCIÓN

Lea las etiquetas detenidamente. Los fabricantes toman todas las precauciones necesarias para desarrollar productos seguros y muy eficientes. Sin embargo, muchos de los productos que son seguros pueden ser peligrosos si se utilizan de manera incorrecta y no se siguen las pautas e indicaciones adecuadas tal como indica la etiqueta.

LAVADO DE MANOS

El lavado adecuado de manos es una de las medidas más importantes que puede tomar para prevenir la propagación de gérmenes de una persona a la otra. Elimina los gérmenes de los pliegues y surcos de la piel, y de debajo del borde libre de la lámina ungueal, porque levanta y arrastra gérmenes y contaminantes de la superficie de la piel. Siempre debe lavarse muy bien las manos antes y después de trabajar con cada cliente. Siga el lavado de manos descrito en el **Procedimiento 5-1**.

> ### PRECAUCIÓN
> Cuando se lave las manos, utilice jabones líquidos en dispensadores. Las bacterias pueden crecer en el jabón en barra.

JABONES ANTIBACTERIANOS

Si bien en la actualidad existen muchas declaraciones publicitarias sobre el jabón, los jabones antimicrobianos y antibacterianos se encuentran bajo escrutinio de la FDA desde 2014. En 2016, se prohibieron muchos de los químicos presentes en estos jabones. Además, las investigaciones demuestran que el uso reiterado de los productos antibacterianos puede incrementar el crecimiento de algunos de los patógenos más peligroso. El beneficio verdadero de lavarse las manos se logra con la fricción que se origina por las burbujas de jabón que trabajan para "empujar" los patógenos fuera de la superficie de la piel. El lavado constante de manos también puede resecar la piel, de modo que utilizar una loción humectante para manos después del lavado es una buena práctica. Asegúrese de que la loción para manos esté en un dispensador y no en un frasco.

Evite utilizar agua muy caliente para lavarse las manos porque esta es otra práctica que puede dañar la piel. Recuerde que debe lavarse muy bien las manos antes y después de cada servicio, por eso haga todo lo posible por reducir cualquier irritación que se pueda producir.

SANITIZANTES DE MANOS SIN AGUA

Los **antisépticos** son germicidas químicos formulados para utilizar en la piel y están registrados y regulados por la Administración de Medicamentos y Alimentos. Por lo general, los antisépticos contienen un gran volumen de alcohol, reducen la cantidad de microbios y desaceleran su crecimiento sobre la piel (**Figura 5-16**). Cuando hay suciedad o residuos visibles en las manos, se deben eliminar para que los sanitizantes de manos sin agua y los antisépticos funcionen. Esto solo se puede lograr mediante el uso de agua, jabón líquido y un cepillo de uñas de cerdas suaves.

Debido al efecto secante del alcohol, los sanitizantes de manos no deben utilizarse en exceso; pero, si lo permite el estado, son una excelente opción cuando no es posible lavarse las manos. Nunca utilice un antiséptico para desinfectar instrumentos u otras superficies. Es ineficaz para este propósito. Debe saber que un alto porcentaje de alcohol puede secar la piel hasta causar aperturas que permiten el ingreso de los agentes infecciosos. Por eso, solo utilice los sanitizantes de manos como segunda opción para lavarse las manos.

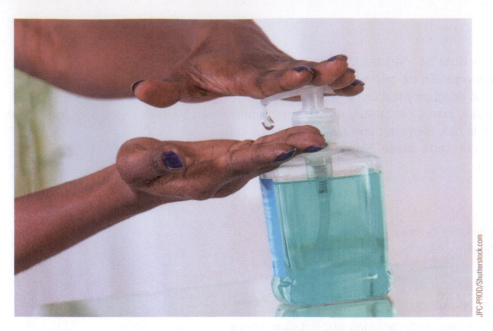

▲ FIGURA 5-16 Los sanitizantes de manos contienen una alta concentración de alcohol.

PRECAUCIÓN

Los productos y equipos que no tengan la palabra *desinfectante* en la etiqueta son solo limpiadores. No desinfectan.

ANTISÉPTICOS COMUNES UTILIZADOS EN EL SALÓN, SPA O BARBERÍA

- El peróxido de hidrógeno se ha utilizado en hogares y en la industria de la belleza prácticamente desde siempre. Por lo general, se utiliza a una concentración del 3 por ciento y funciona bien como antiséptico. Sin embargo, nunca debe utilizarse sobre un corte abierto, ya que destruye las células que comienzan el proceso de cicatrización de una herida.
- El alcohol isopropílico es eficaz para limpiar la piel, pero puede ser muy secante y causar irritación. El alcohol no es un desinfectante para superficies o implementos y solo se debe utilizar como limpiador o antiséptico.

PASO 2: DESINFECCIÓN

El segundo paso del control de infecciones es la desinfección. Recuerde que la desinfección es el proceso que elimina la mayoría de los microorganismos existentes en las superficies no porosas, pero no necesariamente los elimina todos. Sin embargo, este proceso no es eficaz contra las esporas bacterianas. En el salón, spa o barbería, la desinfección es muy eficaz para controlar los microorganismos en superficies tales como tijeras, maquinillas y otras herramientas y equipos multiuso (las herramientas multiuso son los elementos que se pueden limpiar, desinfectar y volver a utilizar en más de una persona). El desinfectante que se utiliza en el salón debe tener un número de registro de la EPA y la etiqueta debe detallar claramente los organismos específicos contra los que la solución es eficaz cuando se utiliza según las instrucciones del fabricante del producto.

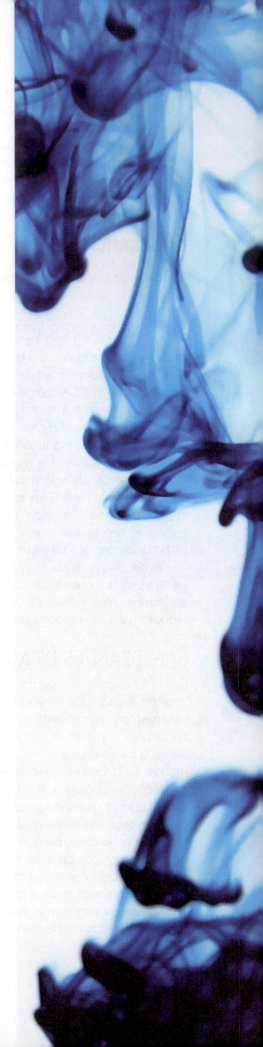

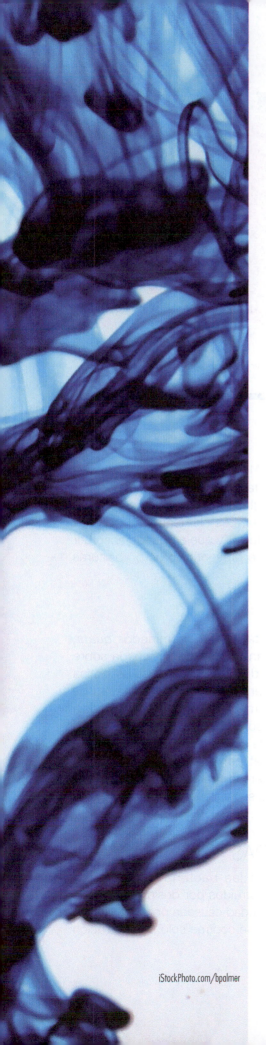

Recuerde que los desinfectantes son productos que destruyen la mayoría de las bacterias (sin incluir esporas), los hongos y los virus que se encuentran en las superficies. Los desinfectantes no deben utilizarse en la piel, el cabello o las uñas de los seres humanos. Nunca utilice desinfectantes para limpiarse las manos, ya que pueden provocar irritación y reacciones alérgicas en la piel. Los desinfectantes son pesticidas que pueden ser dañinos si son absorbidos a través de la piel.

> **PRECAUCIÓN**
>
> La mezcla incorrecta de desinfectantes, en menor o mayor concentración que la indicada en las instrucciones del fabricante, puede reducir de manera significativa su eficacia. Siempre que realice mezclas, agregue el concentrado del desinfectante al agua y siga las instrucciones del fabricante para obtener una dilución adecuada.
>
> Se deben utilizar gafas protectoras y guantes mientras se hacen las mezclas para evitar el contacto accidental con los ojos y la piel.

CÓMO ELEGIR UN DESINFECTANTE

Debe leer y seguir las instrucciones del fabricante cada vez que utilice un desinfectante. Las proporciones de mezclado (dilución) y el tiempo de contacto (el tiempo de humedad visible indicado en la etiqueta del producto que necesita el desinfectante para ser eficaz contra los patógenos) son muy importantes y pueden variar ampliamente de acuerdo con el fabricante y el método de aplicación. Por ejemplo, la mayoría de los concentrados tienen un tiempo de contacto de 10 minutos, mientras que la mayoría de los paños tienen un tiempo de contacto de 2 minutos. En general, a medida que la concentración aumenta y el tiempo de contacto disminuye, los desinfectantes son cada vez más corrosivos y dañinos para los implementos.

No todos los desinfectantes tienen la misma concentración; por lo tanto, asegúrese de mezclar las proporciones correctas de acuerdo con las instrucciones de la etiqueta. Si la etiqueta no contiene la palabra *concentrado*, el producto ya está mezclado y debe utilizarse directamente del envase original sin diluirse. Todas las soluciones desinfectantes registradas en la EPA, incluso las que se rocían en superficies grandes, especificarán el tiempo de contacto en las instrucciones de uso. Los desinfectantes deben incluir declaraciones de eficacia en la etiqueta. La eficacia es la capacidad de producir el efecto deseado. Cuando se trata de declaraciones acerca del desinfectante, la eficacia corresponde a la efectividad con la cual una solución desinfectante elimina los organismos cuando se utiliza según las instrucciones de la etiqueta.

USO CORRECTO DE LOS DESINFECTANTES

Los implementos se deben limpiar en profundidad para eliminar toda la materia o residuos visibles antes de sumergirlos en una solución desinfectante. Sino los residuos interferirán con el desinfectante y evitarán la desinfección adecuada. Los implementos y herramientas limpiados de manera adecuada, sin residuos visibles, deben quedar sumergidos por completo en la solución desinfectante. Una inmersión completa significa que hay suficiente líquido en el recipiente para cubrir todas las superficies del elemento que se desinfecta, incluido el mango, durante 10 minutos o por el tiempo recomendado por el fabricante (**Figura 5-17**). Cuando se utiliza un desinfectante en aerosol o un paño, debe fijarse y cumplir con en el tiempo de contacto para asegurarse de que todos los patógenos que figuran en la etiqueta sean destruidos de manera eficaz.

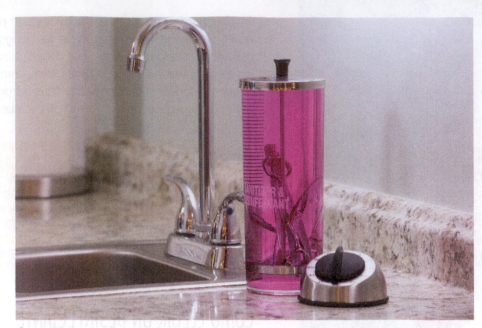

▲ FIGURA 5-17 Los implementos se deben sumergir por completo en la solución desinfectante.

TIPOS DE DESINFECTANTES

No todos los desinfectantes son iguales. Algunos son adecuados para su uso en la industria de la belleza y el bienestar, otros no. Como profesional de la belleza, utilizará principalmente desinfectantes eficaces para limpiar sangre y fluidos corporales en superficies no porosas. Los elementos no porosos son de un material que no tiene poros ni aberturas, y que no puede absorber líquidos; a diferencia del material poroso que presenta poros o aberturas y es absorbente.

QUATS

Los compuestos de amonio cuaternario, también denominados *quats*, son desinfectantes muy eficaces si se utilizan de manera adecuada sobre superficies no porosas. El tipo más avanzado de estas fórmulas se denomina *quats múltiples*. Los quats múltiples contienen mezclas sofisticadas de quats que trabajan juntas para aumentar de manera significativa la eficacia de estos desinfectantes. Generalmente, las soluciones de quat desinfectan los implementos en 10 minutos. Como sucede con todos los desinfectantes, si deja las herramientas en la solución quat por períodos prolongados, se pueden dañar u opacar. Se deben retirar de la solución después del período especificado, enjuagar (si es necesario), secar y guardar en un recipiente limpio y con tapa.

DESINFECTANTES TUBERCULICIDAS

Los desinfectantes tuberculicidas matan las bacterias que causan la tuberculosis junto con otros patógenos destruidos por desinfectantes de uso hospitalario. La tuberculosis es una enfermedad causada por una bacteria que se transmite por la tos o los estornudos. Se contrae solo por inhalación y no a través de las manos o las superficies.

Los **desinfectantes fenólicos** son desinfectantes tuberculicidas potentes. Sin embargo, que estos desinfectantes sean eficaces contra el patógeno no significa que deba utilizarlos sin precaución. Son un tipo de formaldehído, tienen un pH muy alto y pueden dañar la piel y los ojos. Los desinfectantes fenólicos pueden ser nocivos para el medio ambiente si se arrojan al desagüe. Se han utilizado en forma confiable durante años para desinfectar herramientas, pero poseen importantes desventajas. Los fenoles pueden dañar la goma y el plástico, y pueden provocar la oxidación de ciertos metales. Se deben extremar las precauciones para evitar el contacto de los desinfectantes fenólicos con la piel. Se sabe que los fenólicos son cancerígenos y, como tales, solo deberían utilizarse en los estados donde se requiera su uso. En esos estados, debe tener un desinfectante tuberculicida siempre disponible, pero se debe utilizar solo cuando sea necesario.

¿SABÍA QUE…?

Si bien los desinfectantes fenólicos son obligatorios en muchos estados en el momento de escribir este documento, no estarán disponibles para fines de 2018. La mayoría de los estados eliminaron los desinfectantes fenólicos de sus requisitos, debido a que los riesgos superan los beneficios. Como consecuencia, los fabricantes decidieron interrumpir la fabricación de estos productos para la industria profesional de la belleza.

LEJÍA

La lejía de uso doméstico, que se compone de **hipoclorito de sodio** al 5,25 por ciento, es un desinfectante eficaz que se ha utilizado mucho como desinfectante en salones, spas y barberías. La lejía que se utiliza en salones, spas o barberías debe estar registrada en le EPA como un desinfectante. La lejía con cloro es la única lejía que desinfecta, por lo que siempre es recomendable leer las instrucciones de desinfección en la etiqueta para garantizar que la lejía utilizada sea la correcta. La lejía es corrosiva y puede dañar los metales y los plásticos (**Figura 5-18**), además de provocar irritación en la piel y daños en los ojos.

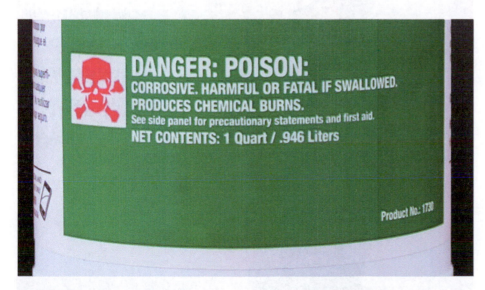

DANGER: POISON:
CORROSIVE. HARMFUL OR FATAL IF SWALLOWED. PRODUCES CHEMICAL BURNS.
See side panel for precautionary statements and first aid.
NET CONTENTS: 1 Quart / .946 Liters

Product No.: 1730

▲ **FIGURA 5-18** Preste atención a las etiquetas de advertencia del producto.

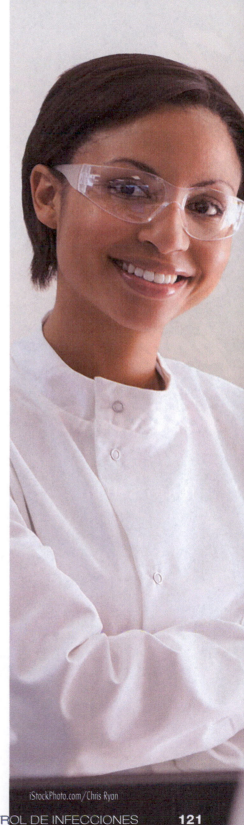

Para mezclar una solución de lejía, siga las instrucciones del fabricante. No la guarde en un lugar expuesto al calor y la luz. Se debe preparar una nueva solución de lejía cada 24 horas o cuando la solución se haya contaminado. Después de mezclar la solución de lejía, coloque la fecha en el envase para asegurarse de que la solución no se guarde de un día para el otro, sino que se deseche diariamente al igual que otros desinfectantes. La lejía puede irritar los pulmones, así que tenga cuidado con la inhalación de los vapores.

¿SABÍA QUE...?

La lejía no es una poción mágica. Todos los desinfectantes, incluida la lejía, se vuelven inactivos (se hacen menos eficaces) en presencia de muchas sustancias como aceites, lociones, cremas, pelo y piel. Si la lejía se utiliza para desinfectar equipos, es fundamental utilizar primero un detergente con jabón para limpiar y enjuagar bien el equipo y eliminar todos los residuos. Nunca mezcle los detergentes con la lejía y siempre utilícela en un área bien ventilada.

Además, no todas las lejías domésticas son tan eficaces como los desinfectantes. Para que surta efecto, la lejía debe tener un número de registro en la EPA, contener al menos 5 por ciento de hipoclorito de sodio y diluirse de forma adecuada en una solución al 10 por ciento; es decir, 9 partes de agua y 1 de lejía.

CONSEJOS Y SEGURIDAD PARA EL USO DE DESINFECTANTES

No olvide jamás que los desinfectantes son venenosos y pueden provocar daños graves en la piel y los ojos. Algunos desinfectantes tienen aspecto transparente mientras que otros, especialmente los desinfectantes fenólicos, son un poco turbios. Siempre tome precauciones cuando manipule desinfectantes y siga los siguientes consejos.

Siempre
- Mantenga a mano la HDS de los desinfectantes que utiliza.
- Utilice guantes y gafas protectoras (**Figura 5-19**).

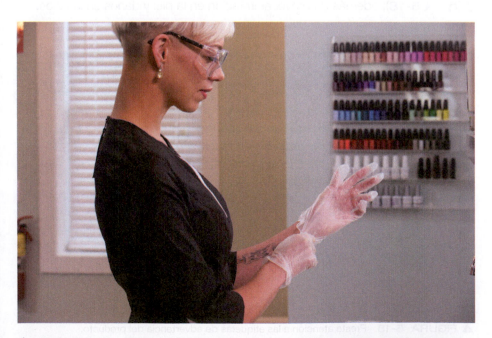

▲ **FIGURA 5–19** Utilice guantes y gafas protectoras cuando manipule desinfectantes.

- Evite el contacto con la piel y los ojos.
- Agregue desinfectante al agua al diluir (en lugar de agregar agua a un desinfectante) para evitar la formación de espuma, lo que puede ocasionar una proporción de mezcla incorrecta.
- Utilice pinzas, guantes o escurrideros para sacar los implementos del desinfectante.
- Mantenga los desinfectantes fuera del alcance de los niños.
- Siga las instrucciones del fabricante para mezclar, utilizar y desechar los desinfectantes.
- Utilice los desinfectantes solo en superficies limpias, no porosas y duras.
- Mantenga los elementos sumergidos en el desinfectante durante 10 minutos, a menos que la etiqueta del producto especifique algo diferente.
- Si la etiqueta del producto indica "inmersión completa", sumerja por completo el implemento en el desinfectante.
- Para desinfectar superficies grandes como la de los mostradores, aplique con cuidado el desinfectante sobre la superficie limpia o rocíe un desinfectante en aerosol. Permita que la humedad se mantenga por 10 minutos, a menos que los reglamentos estatales especifiquen algo diferente.
- Siga estrictamente las instrucciones del fabricante acerca de cuándo cambiar la solución desinfectante a fin de garantizar las condiciones más saludables para usted y su cliente. Cambie la solución desinfectante a diario, con mayor frecuencia si la solución se ensucia o se contamina.

Nunca

- Permita que los quats, los fenoles, la lejía o cualquier otro desinfectante entre en contacto con su piel. Si le cae desinfectante en la piel, lave inmediatamente el área con jabón líquido y agua tibia. Luego enjuague y seque el área por completo.
- Guarde cualquier desinfectante u otro producto en un recipiente sin marca. Todos los recipientes deben tener en su etiqueta al menos el nombre del producto, los ingredientes, la fecha de la mezcla y la información del fabricante.
- Mezcle las sustancias químicas a menos que lo especifiquen las instrucciones del fabricante (por ejemplo, mezclar lejía y amoníaco o lejía y vinagre provoca vapores tóxicos y pueden ser potencialmente fatales).

RECIPIENTES PARA DESINFECCIÓN

En el pasado, los frascos o recipientes utilizados para desinfectar los implementos se denominaban de manera incorrecta "sanitizantes húmedos". Los recipientes para desinfectantes contienen este producto para desinfectar, no para limpiar. El recipiente que elija debe tener el tamaño suficiente para contener todos los elementos a desinfectar y debe taparse, pero no herméticamente. Recuerde limpiar el recipiente a diario y utilizar guantes al hacerlo. Siga siempre las instrucciones de la etiqueta del fabricante para utilizar los productos desinfectantes.

MANTENGA UN LIBRO DE REGISTRO

Los salones, spas o barberías siempre deben seguir los programas recomendados por los fabricantes para la limpieza y desinfección de las herramientas y los implementos, la desinfección de las superficies de trabajo, la programación de visitas regulares del servicio técnico para los equipos y el reemplazo de piezas cuando corresponda. Aunque es posible que su estado no

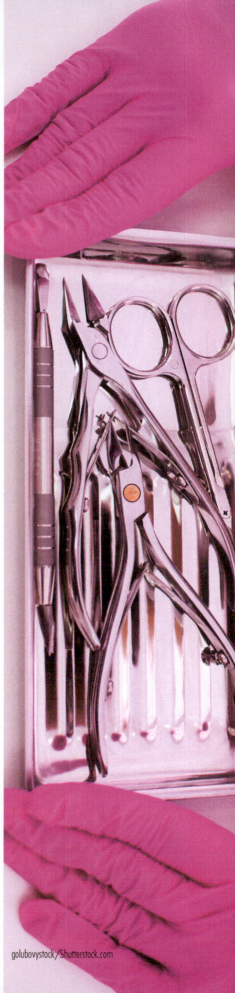

golubovystock/Shutterstock.com

exija llevar un libro de registro de todos los usos, la limpieza, la desinfección, las evaluaciones y el mantenimiento de los equipos, es recomendable tener uno.

LIMPIEZA Y DESINFECCIÓN DE ELEMENTOS REUTILIZABLES NO POROSOS

Las normas estatales exigen que todas las herramientas e implementos multiuso se limpien y desinfecten antes de cada servicio. Mezcle todos los desinfectantes según las instrucciones del fabricante y siempre recuerde agregar el desinfectante al agua y no al revés (**Figura 5-20**). Siga el procedimiento de limpieza y desinfección de elementos reutilizables no porosos que se describe en el **Procedimiento 5-2**.

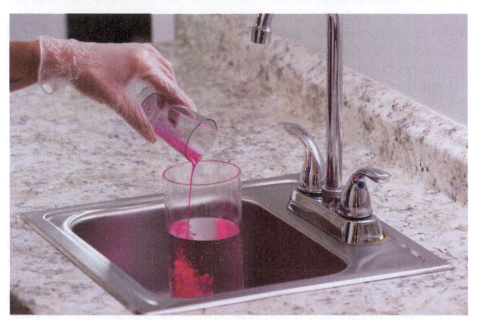

▲ **FIGURA 5-20** Vierta el desinfectante con cuidado en el agua cuando prepare la solución desinfectante.

DESINFECCIÓN DE HERRAMIENTAS Y EQUIPOS ELÉCTRICOS

Las maquinillas para cortar el cabello y otros tipos de equipos eléctricos tienen puntos de contacto que no se pueden sumergir por completo en líquido. Estos elementos se deben limpiar y desinfectar con un desinfectante registrado en la EPA que esté diseñado para su uso en estos dispositivos. Siga los procedimientos recomendados por el fabricante del desinfectante para preparar la solución y siga las instrucciones del fabricante del elemento para limpiar y desinfectar el dispositivo.

PRECAUCIÓN

Los esterilizadores eléctricos, los esterilizadores de perlas y los esterilizadores de biberones no deben utilizarse para desinfectar o esterilizar implementos. Estos dispositivos pueden transmitir enfermedades potencialmente infecciosas y nunca se deben utilizar en un salón, spa o barbería. Además, las unidades de luz UV no desinfectarán ni esterilizarán los implementos. La mayoría de las normas estatales exigen el uso de soluciones desinfectantes líquidas. Las autoclaves son esterilizadores eficaces. Si decide utilizar una autoclave, asegúrese de saber cómo utilizarla y mantenerla de forma adecuada.

DESINFECCIÓN DE LAS SUPERFICIES DE TRABAJO

La mayoría de los estados exigen que todas las superficies de trabajo estén limpias y desinfectadas antes de comenzar un servicio. Asegúrese de limpiar y desinfectar las mesas, las estaciones, el lavatorio de champú, las sillas, los apoyabrazos y cualquier otra superficie que pueda haber tocado la piel del cliente. Limpie a diario los pomos y las manijas de las puertas para reducir el traspaso de gérmenes a sus manos.

LIMPIEZA DE TOALLAS, ROPA BLANCA Y CAPAS

Debe utilizar toallas y ropa blanca limpias para cada cliente. Además, algunos estados exigen capas recién lavadas para cada servicio. Para limpiar las toallas, la ropa blanca y las capas, lave según las instrucciones en la etiqueta del elemento. Asegúrese de que las toallas, la ropa blanca y las capas queden completamente secas. Los elementos que no estén secos pueden desarrollar moho y bacterias. Guarde la ropa blanca y las toallas sucias en un recipiente con tapa o cerrado, lejos de la ropa blanca y toallas limpias, incluso si el organismo regulador de su estado no le exige hacerlo. Cuando sea posible, utilice toallas descartables, en especial en los baños. No permita que la banda para el cuello de las capas entre en contacto con la piel del cliente. Todos los estados exigen la utilización de barreras, como bandas para el cuello o toallas descartables, para evitar que la piel del cliente toque la línea del cuello de la capa.

PRODUCTOS MULTIUSO

Cuando se utilizan cremas, lociones, geles o cualquier otro producto que se aplica desde un recipiente multiuso, es importante no contaminar el producto. Siempre que sea posible, utilice un dispensador o recipiente agitable para aplicar los productos. Para quitar los productos que se encuentran en un recipiente tipo pote, siempre utilice una espátula limpia (descartable o capaz de desinfectarse), nunca utilice los dedos.

JABONES Y DETERGENTES

Los jabones quelantes, también denominados *detergentes quelantes*, trabajan para descomponer las películas rebeldes y eliminar los restos de productos como exfoliantes, sales y máscaras. Los agentes quelantes de estos jabones funcionan en todos los tipos de agua, son de baja espuma y están formulados especialmente para trabajar en las áreas con agua del grifo dura. El agua de grifo dura reduce la eficacia de los limpiadores y desinfectantes. Si su área tiene agua dura, pídale a su distribuidor local jabones que sean eficaces en este tipo de agua. Esta información se encuentra en la etiqueta del producto.

VERIFICACIÓN
¿Cuál es la diferencia entre limpieza, desinfección y esterilización?

SEGUIR LAS NORMAS DE PRECAUCIÓN PARA SU PROTECCIÓN Y LA DE SUS CLIENTES

Las precauciones estándar son pautas publicadas por la CDC que exigen que el empleador y el empleado asuman que toda la sangre y los fluidos corporales humanos son potencialmente infecciosos. Como tal vez no sea posible identificar a los clientes con enfermedades infecciosas, se deben emplear prácticas de control de infecciones estrictas con todos, luzcan o no enfermos. En muchos casos, los clientes que están por enfermarse o son portadores de virus a largo plazo son asintomáticos, lo que significa que no muestran síntomas o signos de infección.

La OSHA y la CDC establecen normas y precauciones de seguridad que protegen a los empleados en situaciones en las que podrían estar expuestos a patógenos de transmisión hemática. Las precauciones incluyen lavarse las manos de forma adecuada, utilizar guantes, y manipular y desechar de manera correcta los instrumentos y elementos filosos que puedan estar contaminados con sangre u otros fluidos corporales (**Figura 5-21**). Es importante que se sigan los procedimientos específicos si hay sangre o fluidos corporales presentes.

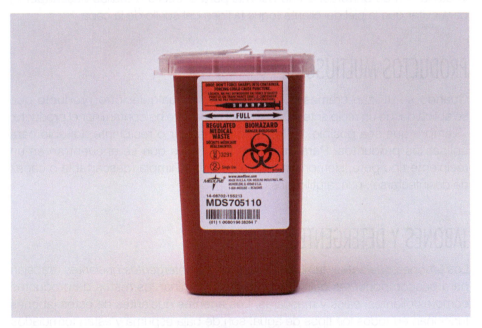

▲ **FIGURA 5-21** Los recipientes para elementos filosos son contenedores de plástico a prueba de perforaciones para residuos de peligro biológico, como las agujas desechables y cualquier elemento filoso. Deben desecharse como residuo médico.

PRECAUCIÓN

Tomarse el tiempo para realizar un análisis minucioso del cabello y la piel le permitirá determinar si un cliente tiene heridas o abrasiones abiertas. Si es así, no le realice servicios de ningún tipo.

EQUIPO DE PROTECCIÓN PERSONAL (EPP)

Muchos de los químicos que se utilizan en salones, spas o barberías poseen etiquetas que exigen el uso de un equipo de protección personal, como guantes o gafas protectoras al trabajar con los productos. Sin embargo, algunos equipos, como los guantes, ofrecen protección contra la exposición a patógenos y deben utilizarse siempre que resulte práctico.

GUANTES

La OSHA define los EPP como "indumentaria o equipo especial que utiliza un empleado para protegerse de un peligro". Los peligros a los que se refiere esta norma en particular son los patógenos de transmisión hemática, como la hepatitis y el VIH. Sin embargo, se exige que los profesionales de la belleza eviten la exposición ocupacional a cualquier cantidad de sangre, no importa qué tan poca, con el uso de guantes, máscaras y protección para los ojos.

Los guantes son un equipo de un solo uso. Se utiliza un nuevo par para cada cliente y a veces se deben cambiar durante el servicio, según el protocolo. Para sacarse los guantes, se deben invertir los puños y tirar de ellos desde adentro de modo que queden invertidos, y luego arrojarlos a la basura. El guante que se saca primero se sostiene con la mano con el guante puesto y luego el guante con el puño invertido se jala sobre el primer guante desde su interior de modo que también queda invertido (**Figura 5-22**). Entonces, el primer guante queda dentro del segundo, que ahora queda con el lado que se usó para el servicio hacia dentro contra el otro guante. Se desechan juntos.

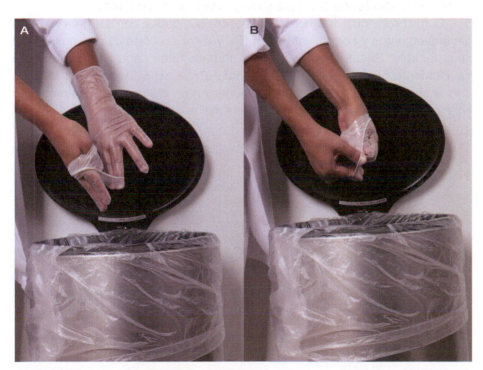

▲ **FIGURA 5-22** Para quitar el primer guante, invierta el puño y sáquelo desde adentro hacia fuera (A). A continuación, con el puño invertido, jale el segundo guante sobre el primero de modo que también queda invertido (B). Ambos se desechan juntos.

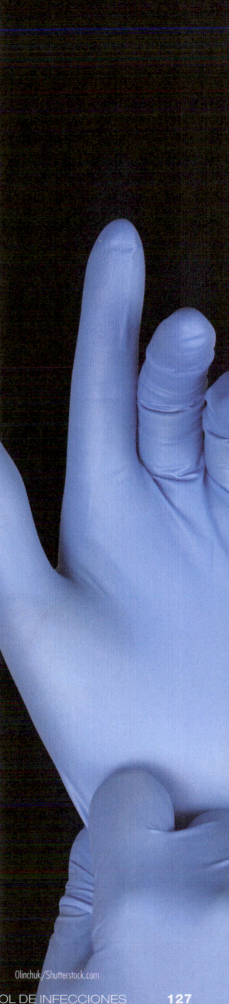

Si un servicio requiere que se mueva de un lugar de servicio a otro varias veces o trabaje en varias partes del cuerpo (como al realizar manicura y pedicura), se necesitarán varios pares de guantes. El técnico debe lavarse las manos después de quitarse cada par de guantes y antes de colocarse otro par nuevo cuando se realizan dos servicios juntos, o debe utilizar un limpiador antimicrobiano en gel entre los pares de guantes durante una misma cita.

PRECAUCIÓN

Cuando elija qué tipo de guantes descartables utilizará, debe evitar los de látex debido a las alergias cada vez más comunes a ese material. También debe tener cuidado cuando utilice productos que contienen petróleo, ya que los guantes a base de petróleo se degradan con el contacto y no pueden mantener una barrera de seguridad. Los guantes de nitrilo son una gran alternativa en ambos casos.

INCIDENTE DE EXPOSICIÓN: CONTACTO CON SANGRE O FLUIDOS CORPORALES

Nunca debe llevar a cabo un servicio en un cliente que llega con una herida abierta, sarpullido o abrasión. Sin embargo, en ocasiones suceden accidentes mientras se realiza un servicio.

Un incidente de exposición es el contacto con piel no intacta (deteriorada), sangre, fluidos corporales u otros materiales potencialmente infecciosos que ocurre durante el desempeño de las tareas de un trabajador. Si el cliente sufre un corte o una abrasión que sangra durante un servicio, siga los pasos indicados en el **Procedimiento 5-3** para su seguridad y la de su cliente.

Como profesional de la belleza, es posible que trabaje con una gran variedad de implementos y herramientas con filo, y sufrir un corte es una posibilidad muy factible. Si sufre un corte y hay sangre, debe seguir los pasos para un incidente de exposición descritos en el **Procedimiento 5-4**. Muchos pasos son similares a los casos de lesiones en un cliente, pero curarse usted mismo requiere menos destrezas interpersonales.

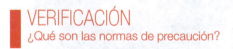

VERIFICACIÓN
¿Qué son las normas de precaución?

DEMOSTRAR LAS PRECAUCIONES DE SEGURIDAD Y LAS PRÁCTICAS DE TRABAJO SEGURAS

Es posible evitar muchas situaciones peligrosas en salones, spas y barberías si es cuidadoso y utiliza el sentido común. Aprenda a reconocer los peligros que afectan la seguridad para disminuir la incidencia de accidentes.

EL AGUA

- En el lavatorio del champú, cuide la manera en que manipula la manguera. Coloque la cabeza del cliente en una posición cómoda y de fácil acceso, sin olvidar prestar atención a su propia postura también. No se doble ni tuerza la cintura sin necesidad. Seque de inmediato cualquier salpicadura o derrame de agua.
- Si la temperatura del agua alcanza un nivel muy caliente, baje la temperatura a un punto más aceptable para la piel, el cuero cabelludo y el cabello. Los calentadores de agua no deben estar a una temperatura mayor a 130 grados Fahrenheit (54,4 °C).
- Como medida de precaución, siempre pruebe la temperatura del agua en la parte interna de su muñeca antes de mojar el cabello o el cuero cabelludo del cliente. Se puede utilizar el mismo método para probar las toallas de vapor al realizar faciales y rasurar.

HERRAMIENTAS Y ARTEFACTOS

- Las herramientas y los equipos deben ubicarse de manera estratégica de modo que los artículos se encuentren bien resguardados cuando no estén en uso, pero a la mano cuando se necesiten.
- Las herramientas más pequeñas pueden colocarse en espacios del mostrador diseñados para ese propósito. El equipo más grande puede colocarse debajo del gabinete, en una pared o en un estante.
- Los recipientes para desinfección deben situarse sobre una pared o división de modo que no interfieran con otras herramientas. Esto también disminuye el riesgo de un derrame accidental de la solución desinfectante.
- Si una herramienta o un implemento caen al piso durante un servicio, se debe reemplazar por una herramienta desinfectada o se debe interrumpir el servicio y desinfectar esa herramienta antes de continuar. Esta es una buena razón para tener a mano un grupo de herramientas adicional listo para utilizar.
- Todas las herramientas e implementos deben estar en buenas condiciones de funcionamiento. Reemplace de inmediato las herramientas dañadas, incluidos los cables eléctricos desgastados, las cuchillas rotas de las maquinillas, los recipientes agrietados y las tijeras rotas. No intente reparar las herramientas usted mismo; envíelas al fabricante para que realice el mantenimiento. Nunca ponga en riesgo su seguridad o la de los clientes al utilizar equipos defectuosos o descompuestos.
- Los cables eléctricos pueden convertirse en un riesgo para la seguridad en un salón con muchos clientes. Los cables de las maquinillas, las cortadoras, los rizadores y los secadores tienden a torcerse y enredarse durante el uso. Si el cable es demasiado largo, podría enredarse en las patas o los apoyabrazos de una silla o mesa, incluso en el pie de un cliente. Algunos profesionales de la belleza utilizan herramientas inalámbricas, como las cortadoras, para eliminar el problema por completo. Una estación de trabajo bien planeada con suficientes tomacorrientes ubicados de manera conveniente disminuye el "problema de los cables enredados" (**Figura 5-23**).
- Nunca se coloque ninguna herramienta o implemento en la boca o los bolsillos.

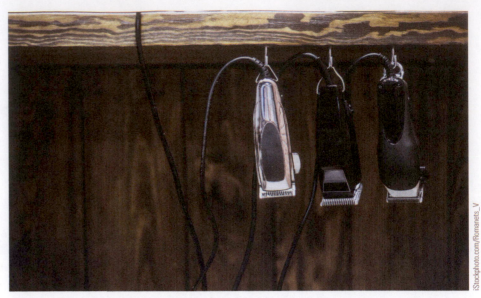

▲ **FIGURA 5-23** Evite los cables enredados, ya que pueden ser peligrosos además de antiestéticos e incómodos.

EQUIPO E INSTALACIONES

- Mantenga en buen estado las sillas, las mesas, los apoyacabezas, las lámparas de calor y las instalaciones de iluminación. Si es necesario, apriete los tornillos y pernos, engrase o aceite las bisagras y realice mantenimiento a los mecanismos del equipo.
- Quite el polvo y limpie con regularidad para evitar la acumulación de polvo y mantener las condiciones de limpieza.
- Mantenga las instalaciones de iluminación. Cambie las bombillas cuando sea necesario para mantener las estaciones de trabajo bien iluminadas.

VENTILACIÓN

- La ventilación y circulación del aire adecuadas son muy importantes en los salones, spas y barberías de hoy. Las partículas provenientes de productos como las lacas y los desinfectantes pueden inhalarse y causar reacciones alérgicas u otros problemas de salud.
- Los conductos de ventilación para el aire acondicionado y la calefacción se deben colocar de tal manera que funcionen de forma correcta sin interferir con los servicios del cliente.
- Los conductos de ventilación deben aspirarse o limpiarse regularmente para prevenir la acumulación de cabello, que puede evitar la ventilación.
- Los vapores que provienen de las aplicaciones químicas y de los productos para el cuidado de las uñas requieren unidades sofisticadas de filtración que limpian y desintoxican el aire. Una vez instalados, los filtros de aire se deben cambiar o limpiar con regularidad.

SALIDAS

- Las salidas deben estar bien señalizadas e identificadas (consulte con su oficina de inspección de edificios para conocer los códigos y requisitos correspondientes).
- Los empleados deben saber dónde se localizan las salidas y cómo evacuar con rapidez el edificio en caso de incendio u otra emergencia. Implemente simulacros de incendio para practicar esta eventualidad.

EXTINGUIDORES

- Los extinguidores se deben colocar en un lugar de acceso fácil.
- Todos los empleados deben recibir capacitación sobre el uso del extinguidor.
- Por ley, los extinguidores deben revisarse periódicamente. Consulte las recomendaciones del fabricante y las ordenanzas estatales y locales.

ATUENDO

- El atuendo debe ser cómodo y tener una apariencia profesional. La ropa muy holgada puede estorbarle durante su desempeño, de la misma manera que la ropa ajustada lo puede limitar.
- El cabello largo suelto se puede llegar a enredar en las aspas de motores y otros artefactos. Lleve el cabello atado o corto para evitar que se enrede.
- Los collares no deben ser muy largos para evitar que se atoren en el equipo o que caigan sobre la cara del cliente durante un servicio. No deben llevarse anillos en los dedos índice y medio porque pueden interferir en la precisión de un procedimiento. En general, los anillos con piedras o engarces elaborados son muy difíciles de mantener limpios. Los relojes deben ser a prueba de agua y resistentes a los golpes.
- Los zapatos deben tener suelas de goma antideslizantes con un buen soporte.
- Los dispositivos electrónicos que puedan causar una distracción, como los celulares o las tablets, se deben guardar, y solo revisar y atender entre clientes.

NIÑOS

- Los niños pueden correr el riesgo de lastimarse gravemente en el ambiente del salón, spa o barbería. Ser consciente de su naturaleza inquieta y de la velocidad a la que pueden moverse lo ayudará a prevenir accidentes.
- Coloque avisos en la recepción que indiquen a los clientes que no deben desatender a los niños.
- No permita que los niños jueguen, se suban o den vueltas en las sillas hidráulicas.
- No permita que los niños deambulen libremente y tengan acceso a las estaciones de trabajo, las áreas de almacenamiento y otros lugares.
- Al realizar un servicio a un niño, trate de anticiparse a los movimientos repentinos de los niños. Nunca confíe en que un niño mantendrá la cabeza o el cuerpo quietos mientras usted sostiene las herramientas. En su lugar, sostenga al niño con suavidad pero con firmeza con una mano mientras trabaja con la otra.

CLIENTES ADULTOS

- Como profesionales de la belleza, muchas de las cosas que hacemos para asegurar la comodidad del cliente entran también en la categoría de precauciones de seguridad. A medida que avanza con las destrezas prácticas, aprenderá los procedimientos de protección y los métodos

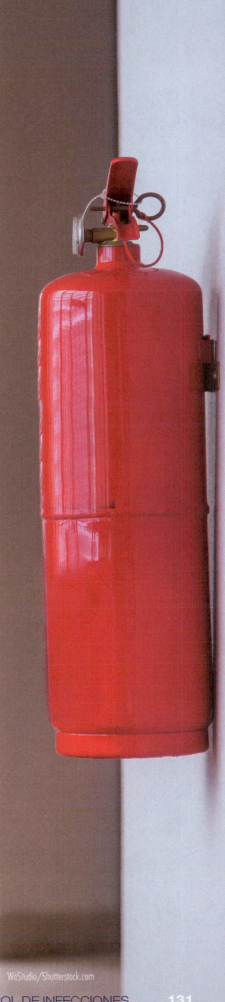

WeStudio/Shutterstock.com

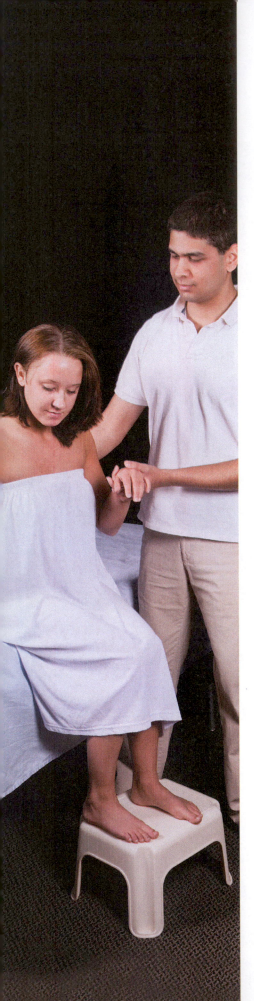

de aplicación de productos químicos adecuados para garantizar la seguridad y comodidad del cliente, de modo que se evite irritar la piel, producir quemaduras, mojar o manchar la ropa, entre otras cosas. Sin embargo, existen muchos servicios en los que se debe utilizar el sentido común. El empleo de buenos modales y de actos de cortesía lo ayudará a adquirir reputación como un profesional cortés y consciente de la seguridad.

- Ayude a los clientes (en especial a las personas mayores) a sentarse y levantarse de las sillas y de las camillas de tratamiento. Gire la silla hidráulica para que el cliente pueda levantarse sin riesgo de enredarse en alguno de los cables.
- Siempre baje la silla hidráulica al nivel inferior y asegúrela para que no gire cuando el cliente se siente o se levante.
- Abra la puerta a los clientes.
- Ayude a los clientes a caminar si es necesario.
- Siempre sostenga el respaldo de la silla, y por ende al cliente, al reclinarla o levantarla. Si es necesario, apoye la cabeza del cliente en el lavatorio de champú o durante otros procedimientos que requieran un esfuerzo del cuello.

CLIENTES CON ALTO RIESGO DE INFECCIÓN

- Si bien algunos clientes que saben que tienen el sistema inmunológico afectado se lo comentarán, muchos otros no lo harán porque se avergüenzan, desconocen la importancia o no saben que poseen ese problema. Estas personas tienen un riesgo muy alto de infección si entran en contacto con patógenos. Como no siempre sabrá quiénes son estas personas, es importante poner en práctica el control de infecciones adecuado con todos los clientes.
- Los clientes con diabetes poseen un sistema inmunológico que no funciona correctamente y la curación se ve afectada. Un corte simple de una máquina que no estaba desinfectada de manera correcta puede tener efectos devastadores. Si bien muchas personas le informarán si tienen diabetes, algunas con diabetes tipo 2 pueden ser diabéticas por años antes de ser diagnosticadas, lo que significa que; incluso si pregunta, responderán que no padecen la enfermedad.
- Los pacientes con lumpectomía/mastectomía recibieron tratamientos quirúrgicos para el cáncer de mama. Una parte de esa cirugía consiste en quitar los ganglios linfáticos de las axilas. Al quitar esos ganglios, cualquier proceso infeccioso en el brazo puede provocar una condición permanente denominada *linfoedema*. Para estos clientes, es de gran importancia que utilice implementos desinfectados de forma correcta, en especial durante los servicios de cuidado de las uñas, para reducir el riesgo de esta afección tan molesta (**Figura 5-24**).
- Los clientes que toman medicamentos para alguna afección como el asma, la artritis reumatoidea y la fibromialgia pueden tener un sistema inmunológico deprimido. Esto los hace particularmente susceptibles a infecciones.

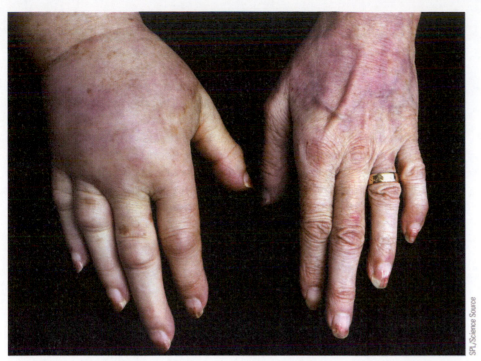

▲ **FIGURA 5-24** El linfoedema es un trastorno que puede afectar a los pacientes con lumpectomía/mastectomía.

- Las clientas embarazadas pueden ser más sensibles a olores fuertes. Además, su piel también podría generar reacciones inusuales a los químicos. Cada clienta debe decidir qué es seguro para su bebé durante el embarazo. Sin embargo, si permite que las clientas lean las etiquetas de los productos antes de utilizarlos, puede ayudarlas a tomar una decisión.

SU RESPONSABILIDAD PROFESIONAL

Al finalizar este capítulo, debe ser evidente que sus responsabilidades como profesional de la belleza van más allá de la capacidad de realizar un buen servicio. Su responsabilidad más importante es proteger la salud y seguridad de su cliente.

- Nunca acorte el proceso de limpieza y desinfección. No puede permitirse saltarse pasos para ahorrar dinero o tiempo en lo que se refiere a seguridad.
- Es su responsabilidad profesional y legal respetar las leyes y normas estatales y federales.
- Mantenga su licencia actualizada y notifique al organismo que otorga la licencia si se muda o si cambia de nombre.
- Consulte el sitio web de su estado todos los meses para conocer las modificaciones o actualizaciones de las normas y reglamentos.
- Sea consciente de su entorno para poder identificar y eliminar posibles peligros a fin de hacer del salón, spa o barbería un lugar seguro para usted y sus clientes.

- Esté preparado para las emergencias. Todos los salones, spas y barberías deben contar con información de emergencia disponible para los empleados y los clientes.
- Un directorio de teléfonos de emergencia debe incluir los números de contacto para los bomberos, la policía, el control de venenos y los departamentos de rescate médico, la clínica de emergencia más cercana y taxis.
- También resulta útil contar con los números de las empresas de servicios públicos como electricidad, agua, gas, aire acondicionado, así como del propietario o encargado en caso de emergencia o por si algo no funciona en el salón. Actualice cada año esta información y siempre estará preparado.
- Comprenda que la conducta que emana del conocimiento y la atención es lo que separa al verdadero profesional del que no lo es. Ser un profesional es algo de lo que puede sentirse orgulloso.

VERIFICACIÓN
¿Por qué es esencial aplicar las prácticas estrictas de control de infecciones con todos los clientes?

APLICAR EL CONTROL DE INFECCIONES

¡Felicitaciones por completar este capítulo! Antes de continuar, tómese un momento para pensar cómo estos temas sobre el control de infecciones se aplican a su disciplina particular. Debata con un compañero o grupo de estudio cómo incorporaría el control de infecciones en su rutina diaria del trabajo, qué medidas especiales sobre el control de infecciones deberá tomar para procedimientos específicos, cuáles podrían ser algunas de las necesidades especiales de su público objetivo, etcétera.

PROCEDIMIENTO 5-1: LAVADO ADECUADO DE MANOS

El lavado de manos es uno de los procedimientos más importantes para controlar las infecciones y es una exigencia en la mayoría de los estados antes de iniciar cualquier servicio y después de comer, fumar o utilizar el baño.

MATERIALES, IMPLEMENTOS Y EQUIPOS

- ❑ Cepillo para uñas
- ❑ Jabón líquido en un dispensador
- ❑ Toallas de papel desechables

PROCEDIMIENTO

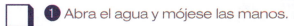

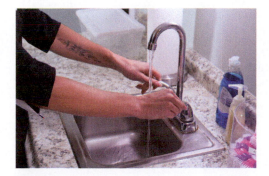

❑ ❶ Abra el agua y mójese las manos.

❑ ❷ Colóquese jabón de un dispensador en la palma de la mano.

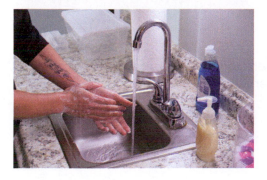

❑ ❸ Frótese las manos completa y vigorosamente, hasta formar espuma. Continúe durante un mínimo de 20 segundos.

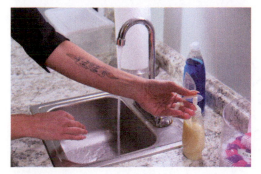

4 Límpiese las uñas con un cepillo para uñas si posee producto o residuos visibles debajo o si se lava las manos después de un incidente de exposición:

a. Elija un cepillo para uñas que esté limpio y desinfectado.

b. Moje el cepillo para uñas y coloque jabón sobre las cerdas.

c. Cepíllese las uñas de manera horizontal de lado a lado, bajo los bordes libres.

d. Cambie la dirección del cepillo y cepíllese de manera vertical, moviéndolo de arriba hacia abajo en los contornos de las uñas de la mano. El proceso de cepillarse ambas manos debe completarse aproximadamente en 60 segundos.

e. Enjuague el cepillo para uñas y colóquelo en un recipiente etiquetado para implementos sucios.

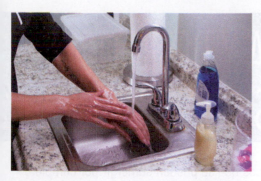

5 Enjuáguese las manos con agua tibia del grifo.

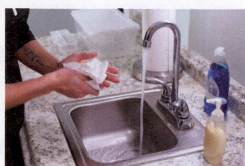

6 Séquese las manos con una toalla de tela o de papel limpia, de acuerdo con las políticas del salón, spa o barbería o las normas y reglamentos estatales.

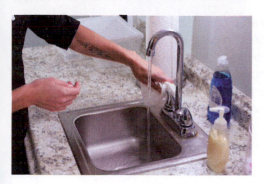

7 Después de secarse las manos, cierre el grifo con la toalla. Utilice la toalla para abrir la puerta y luego deséchela. Tocar la manija de la puerta con los dedos puede volver a contaminar las manos.

PROCEDIMIENTO 5-2: LIMPIEZA Y DESINFECCIÓN DE ELEMENTOS REUTILIZABLES NO POROSOS

Los elementos reutilizables no porosos incluyen herramientas e implementos no eléctricos que se pueden sumergir por completo (como peines, cepillos, tijeras, pinzas para el cabello, horquillas, pinzas y alicates) además de equipos más grandes que no pueden sumergirse y las superficies de trabajo no porosas.

MATERIALES, IMPLEMENTOS Y EQUIPOS

- ❑ Cepillo para restregar
- ❑ Gafas protectoras
- ❑ Guantes descartables
- ❑ Jabón líquido o soluciones de limpieza
- ❑ Paños, aerosol o solución desinfectante
- ❑ Pinzas
- ❑ Recipiente de almacenamiento cubierto
- ❑ Temporizador
- ❑ Toallas descartables

PROCEDIMIENTO

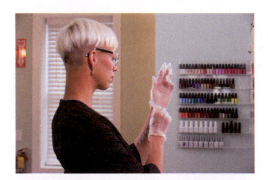

❑ ❶ Es importante utilizar gafas protectoras y guantes cuando limpie y desinfecte para protegerse los ojos de salpicaduras accidentales del desinfectante, para evitar una posible contaminación de los implementos con las manos y para proteger sus manos de las fuertes sustancias químicas presentes en la solución desinfectante.

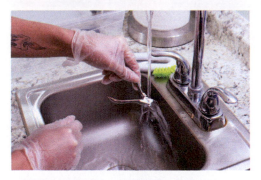

❑ ❷ Enjuague los elementos con agua tibia del grifo.

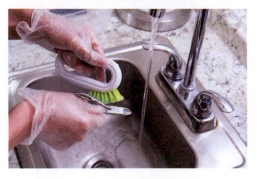

❑ ❸ Utilice un cepillo pequeño para lavar los elementos con jabón o solución de limpieza.

4 Cepille bien los elementos con surcos y abra los implementos con bisagras para limpiar esas nuevas áreas.

5 Enjuague y elimine todos los restos de jabón o solución con agua limpia del grifo. El jabón se elimina más fácilmente con agua tibia, no caliente.

6 Seque los elementos con una toalla limpia o descartable.

7 Desinfecte los elementos de manera apropiada o como lo solicite su estado:
   a. La **inmersión** se utiliza para los elementos que se pueden sumergir de manera segura y eficaz en desinfectantes.

   i. Sumerja por completo los implementos limpios en un recipiente adecuado para desinfección, que contenga un desinfectante registrado en la EPA y autorizado en su estado, durante el tiempo necesario según las instrucciones del fabricante. Recuerde abrir los implementos con bisagras antes de sumergirlos en el desinfectante. Si la solución desinfectante está visiblemente sucia o se ha contaminado, debe reemplazarse.

   ii. Una vez finalizado el tiempo de contacto necesario, retire los elementos de la solución desinfectante con pinzas o guantes, enjuáguelos bien con agua tibia del grifo y séquelos bien con una toalla descartable, o déjelos secar al aire sobre una toalla limpia. No guarde los implementos húmedos, en especial en la parte de las bisagras.

b. Los **aerosoles** se utilizan para las herramientas y los implementos más grandes que no pueden o no deben sumergirse.

☐ i. Coloque los elementos limpios sobre una superficie desinfectada o una toalla limpia y rocíelos por completo con desinfectante. Asegúrese de que todas las superficies de los elementos tengan humedad visible durante el tiempo completo de contacto que indica la etiqueta.

☐ ii. Una vez finalizado el tiempo de contacto necesario, retire los elementos con pinzas o con guantes, enjuáguelos con agua tibia del grifo y séquelos dándoles golpecitos.

c. Los **paños** se utilizan para las superficies y otros elementos que no se sumergen.

☐ i. Los pasos del 2 al 6 no son obligatorios cuando utiliza un paño para limpiar y uno para desinfectar.

ii. Utilice un paño registrado por la EPA para limpiar las superficies y los elementos. Asegúrese de que todas las superficies tengan humedad visible durante el tiempo completo de contacto que indica la etiqueta.

☐ ⑧ Guarde los elementos como lo indican las normas de su estado. La mayoría de los estados exigen que los elementos desinfectados y secos se guarden en un recipiente limpio y con tapa con la etiqueta de "desinfectado" o "listo para usar" hasta que sea necesario.

☐ ⑨ Quítese los guantes y lávese bien las manos con agua tibia del grifo y jabón líquido. Enjuáguese y séquese las manos con una toalla de tela limpia o descartable.

PROCEDIMIENTO 5-3: MANEJO DE UN INCIDENTE DE EXPOSICIÓN: LESIONES AL CLIENTE

Si por accidente le produce un corte a un cliente durante un servicio, con calma siga estos pasos:

MATERIALES, IMPLEMENTOS Y EQUIPOS

- ❏ Antisépticos
- ❏ Bolsa de plástico
- ❏ Caja para elementos con filo (opcional)

- ❏ Guantes descartables
- ❏ Jabón líquido
- ❏ Paños, aerosol o solución desinfectante

- ❏ Toallas de papel desechables
- ❏ Vendas

PROCEDIMIENTO

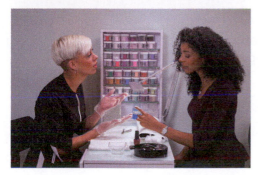

❏ **1** Detenga el servicio de inmediato.

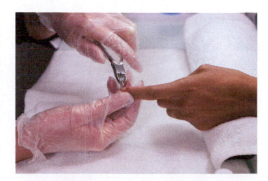

❏ **2** Colóquese guantes (si no estaba utilizando guantes para el procedimiento).

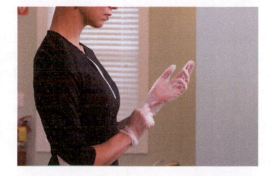

❏ **3** De manera relajada, pídale disculpas al cliente por el incidente.

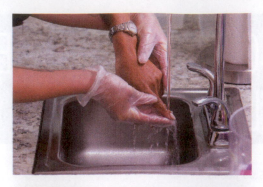

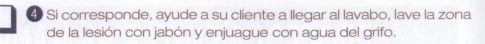

4 Si corresponde, ayude a su cliente a llegar al lavabo, lave la zona de la lesión con jabón y enjuague con agua del grifo.

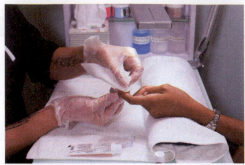

5 Seque la zona de la lesión dando golpecitos con una toalla de papel limpia y nueva.

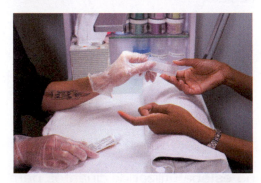

6 Ofrézcale al cliente un apósito adhesivo y antiséptico.

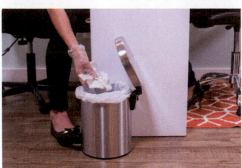

7 Deseche todos los objetos contaminados de un solo uso, como los paños o copos de algodón, en una bolsa plástica y luego colóquela en una bolsa de basura. Deposite los desechos filosos en una caja para elementos filosos. Deseche los elementos de doble bolsa y los recipientes para elementos filosos según lo exijan las leyes estatales o locales. En general, todos estos objetos (excepto los filosos) pueden ir a la basura común.

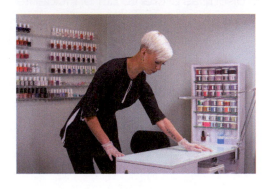

8 Retire todos los implementos de la estación de trabajo, luego limpie y desinfecte las superficies.

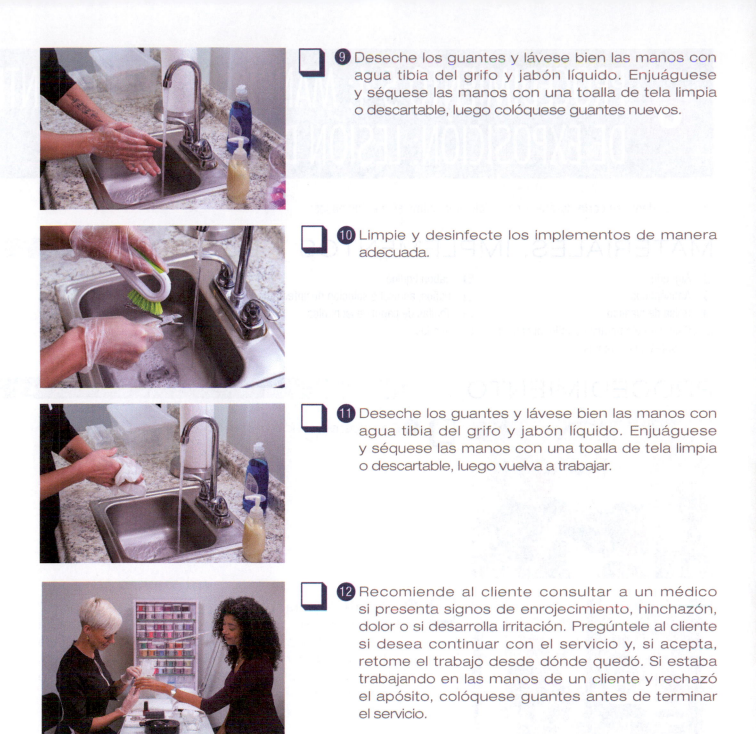

9 Deseche los guantes y lávese bien las manos con agua tibia del grifo y jabón líquido. Enjuáguese y séquese las manos con una toalla de tela limpia o descartable, luego colóquese guantes nuevos.

10 Limpie y desinfecte los implementos de manera adecuada.

11 Deseche los guantes y lávese bien las manos con agua tibia del grifo y jabón líquido. Enjuáguese y séquese las manos con una toalla de tela limpia o descartable, luego vuelva a trabajar.

12 Recomiende al cliente consultar a un médico si presenta signos de enrojecimiento, hinchazón, dolor o si desarrolla irritación. Pregúntele al cliente si desea continuar con el servicio y, si acepta, retome el trabajo desde dónde quedó. Si estaba trabajando en las manos de un cliente y rechazó el apósito, colóquese guantes antes de terminar el servicio.

PROCEDIMIENTO 5-4: MANEJO DE UN INCIDENTE DE EXPOSICIÓN: LESIÓN DEL EMPLEADO

Si por accidente se corta durante un servicio, con calma siga estos pasos:

MATERIALES, IMPLEMENTOS Y EQUIPOS

- Algodón
- Antisépticos
- Bolsa de plástico
- Caja para elementos con filo (opcional)
- Guantes descartables

- Jabón líquido
- Paños, aerosol o solución desinfectante
- Toallas de papel desechables
- Vendas

PROCEDIMIENTO

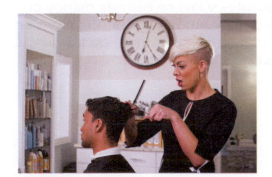

1 Detenga el servicio de inmediato.

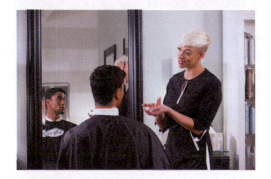

2 Informe al cliente sobre lo que ha sucedido. Hágale saber que se encargará de la herida y que el servicio se interrumpirá por un par de minutos. Si la naturaleza de la herida es grave, pídale a un empleado que lo ayude con el incidente de exposición.

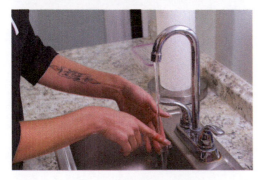

3 Si corresponde, lave y enjuague la zona de la lesión con agua del grifo.

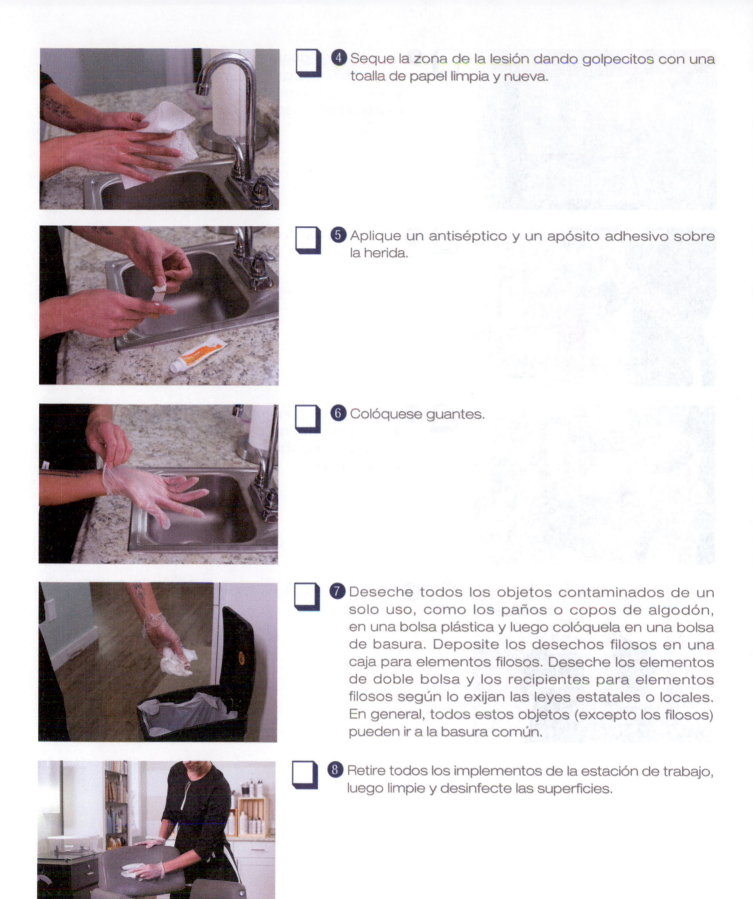

4 Seque la zona de la lesión dando golpecitos con una toalla de papel limpia y nueva.

5 Aplique un antiséptico y un apósito adhesivo sobre la herida.

6 Colóquese guantes.

7 Deseche todos los objetos contaminados de un solo uso, como los paños o copos de algodón, en una bolsa plástica y luego colóquela en una bolsa de basura. Deposite los desechos filosos en una caja para elementos filosos. Deseche los elementos de doble bolsa y los recipientes para elementos filosos según lo exijan las leyes estatales o locales. En general, todos estos objetos (excepto los filosos) pueden ir a la basura común.

8 Retire todos los implementos de la estación de trabajo, luego limpie y desinfecte las superficies.

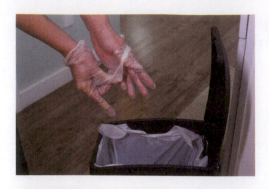

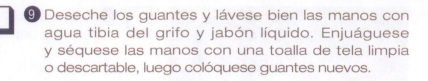

9 Deseche los guantes y lávese bien las manos con agua tibia del grifo y jabón líquido. Enjuáguese y séquese las manos con una toalla de tela limpia o descartable, luego colóquese guantes nuevos.

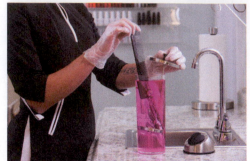

10 Limpie y desinfecte los implementos de manera adecuada.

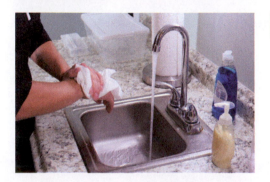

11 Deseche los guantes y lávese bien las manos con agua tibia del grifo y jabón líquido. Enjuáguese y séquese las manos con una toalla de tela limpia o descartable.

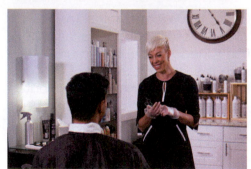

12 Retome desde dónde quedó en el servicio.

PROGRESO DE LAS COMPETENCIAS

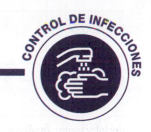

CONTROL DE INFECCIONES

¿Cómo le está yendo con el control de infecciones? **A continuación, marque los objetivos de aprendizaje del capítulo 5 que considere que ha dominado; deje sin marcar aquellos objetivos a los que deberá volver:**

- ☐ EXPLICAR QUÉ ES EL CONTROL DE INFECCIONES
- ☐ DESCRIBIR LOS ORGANISMOS REGULADORES FEDERALES Y ESTATALES.
- ☐ RECONOCER LOS PRINCIPIOS DE LAS INFECCIONES.
- ☐ IDENTIFICAR LOS DIFERENTES TIPOS DE PATÓGENOS.
- ☐ EMPLEAR LOS PRINCIPIOS DE LA PREVENCIÓN.
- ☐ SEGUIR LAS NORMAS DE PRECAUCIÓN PARA SU PROTECCIÓN Y LA DE SUS CLIENTES.
- ☐ DEMOSTRAR LAS PRECAUCIONES DE SEGURIDAD Y LAS PRÁCTICAS DE TRABAJO SEGURAS.

GLOSARIO

antisépticos	pág. 117	germicidas químicos formulados para utilizarse en la piel; registrados y regulados por la Administración de Medicamentos y Alimentos.
asintomático	pág. 126	que no presenta síntomas ni signos de infección.
bacterias	pág. 105	microorganismos unicelulares que poseen características animales y vegetales; algunas bacterias son nocivas y otras inofensivas.
bactericida	pág. 102	capaz de destruir bacterias.
biopelículas	pág. 113	colonias de microorganismos que se adhieren a superficies del ambiente y al cuerpo humano.
compuestos de amonio cuaternario	pág. 120	comúnmente denominados *quats*; productos hechos de cationes de amonio cuaternario diseñados para desinfectar superficies no porosas; son ideales para utilizar en entornos no críticos (no invasivos) y son eficaces contra la mayoría de los patógenos de riesgo típicos de un salón, spa o barbería.
contaminación	pág. 105	presencia, que puede ser prevista de manera razonable, de sangre u otros materiales potencialmente infecciosos sobre la superficie de un objeto, o restos o residuos visibles como polvo, cabello y piel.
control de infecciones	pág. 95	métodos utilizados para eliminar o reducir la transmisión de organismos infecciosos de un individuo a otro.

desinfección	pág. 101	proceso químico que utiliza productos específicos para destruir organismos perjudiciales (excepto esporas bacterianas) en las superficies del ambiente.
desinfectantes	pág. 97	productos químicos aprobados por la EPA, diseñados para destruir la mayoría de las bacterias (excepto esporas), los hongos y los virus que se encuentran en las superficies.
desinfectantes fenólicos	pág. 121	desinfectantes tuberculicidas que son un tipo de formaldehído; tienen un pH muy alto y pueden dañar la piel y los ojos.
desinfectantes tuberculicidas	pág. 120	a menudo conocidos como *fenólicos*, matan a las bacterias que causan la tuberculosis, junto con los patógenos destruidos por el uso de los desinfectantes de uso hospitalario.
diagnóstico	pág. 105	determinación de la naturaleza de una enfermedad a partir de sus síntomas o análisis de diagnóstico; los reglamentos federales prohíben que los profesionales del salón realicen diagnósticos.
eficacia	pág. 119	capacidad de un producto para producir el efecto deseado; en la etiqueta del desinfectante, indica que ciertos patógenos se destruyen o eliminan si se utiliza de manera adecuada.
enfermedad	pág. 99	condición anormal de una parte o la totalidad del cuerpo, o de sus sistemas u órganos que impide que el cuerpo funcione con normalidad.
enfermedad contagiosa	pág. 104	también denominada *enfermedad transmisible*, enfermedad capaz de transmitirse entre las personas.
enfermedad infecciosa	pág. 101	enfermedad causada por microorganismos patógenos (nocivos) que ingresan al cuerpo; una enfermedad infecciosa puede o no transmitirse de una persona a otra.
enfermedad parasitaria	pág. 105	enfermedad causada por parásitos, como los piojos y los ácaros.
enfermedad patógena	pág. 105	enfermedad producida por organismos tales como bacterias, virus, hongos y parásitos.
enfermedad profesional	pág. 105	enfermedad resultante de trastornos asociados con el trabajo, como la exposición prolongada y constante a ciertos productos o ingredientes.
esporas bacterianas	pág. 102	bacterias que producen una capa protectora que les permite soportar entornos muy difíciles y desprenderse de esa capa cuando las condiciones climáticas les son más favorables.
estafilococos	pág. 107	bacterias que forman pus y crecen en grupos como los racimos de uvas; causan abscesos, pústulas y forúnculos.
estafilococo áureo resistente a meticilina	pág. 107	abreviada EARM; tipo de bacteria infecciosa que es altamente resistente a los tratamientos convencionales como los antibióticos.
esterilización	pág. 115	proceso que destruye completamente toda vida microbiana, incluidas las esporas.
fungicida	pág. 102	capaz de destruir mohos y hongos.
hepatitis	pág. 111	virus de transmisión hemática que produce una enfermedad y que puede dañar el hígado.

higienización	pág. 96	también conocido como *saneamiento*; proceso químico para reducir a un nivel seguro la cantidad de gérmenes que provocan enfermedades en superficies limpias.
hipoclorito de sodio	pág. 121	lejía común de uso doméstico; desinfectante eficaz para el salón, spa o barbería.
hongos	pág. 112	organismos unicelulares que crecen en masas irregulares e incluyen el moho y las levaduras; pueden producir enfermedades contagiosas como la tiña.
incidente de exposición	pág. 128	contacto con piel no intacta (deteriorada), sangre, fluidos corporales u otros materiales potencialmente infecciosos que ocurre en el desempeño de las tareas de un empleado.
infeccioso	pág. 95	que lo causa o es capaz de transmitirlo una infección.
infección	pág. 99	invasión de tejidos corporales por patógenos que causan enfermedades.
infección local	pág. 106	infección, como una espinilla o un absceso, que se limita a una parte del cuerpo en particular y aparece como una lesión con pus.
infección sistémica	pág. 106	infección donde el patógeno se distribuye por el cuerpo en lugar de permanecer en un área u órgano.
inflamación	pág. 106	afección en la cual el cuerpo reacciona para protegerse de una lesión, irritación o infección caracterizada por enrojecimiento, calor, dolor e hinchazón.
jabones quelantes	pág. 125	descomponen las películas rebeldes y quitan los restos de productos como exfoliantes, sales y máscaras. También se los denomina *detergentes quelantes*.
limpieza	pág. 101	un proceso mecánico en el cual se utiliza agua y jabón o agua y detergente para eliminar toda la suciedad y los residuos visibles, además de muchos gérmenes causantes de enfermedades. La limpieza también elimina los residuos invisibles que interfieren con la desinfección. Es el proceso necesario que los profesionales de la belleza deben realizar antes de desinfectar.
microorganismo	pág. 105	cualquier organismo de tamaño microscópico o submicroscópico.
moho	pág. 112	tipo de hongo que afecta a las plantas o que crece en objetos sin vida, pero que no produce infecciones humanas en el contexto de la barbería.
multiuso	pág. 118	también se denomina *reusable*; elementos que se pueden limpiar, desinfectar y utilizar en más de una persona, incluso si el elemento se expuso accidentalmente a sangre o fluidos corporales.
mycobacterium	pág. 108	una gran familia de bacterias que a menudo se encuentran en el suelo y el agua.
no patógeno	pág. 106	microorganismos inofensivos que pueden realizar funciones útiles. El contacto con estos es seguro, ya que no causan enfermedades ni lesiones.

no poroso	pág. 120	elemento fabricado con un material que no tiene poros o aberturas y que no puede absorber líquidos.
normas de precaución	pág. 126	pautas publicadas por la CDC que exigen que el empleador y el empleado asuman que la sangre y los fluidos corporales humanos son potencialmente infecciosos.
parásitos	pág. 113	organismos que crecen, se alimentan y se protegen sobre otro organismo, o dentro de este, (llamado *huésped*) sin contribuir a la supervivencia de dicho organismo. Los parásitos necesitan un huésped para sobrevivir.
patógeno	pág. 106	microorganismos dañinos que pueden causar enfermedades o infecciones en los humanos cuando invaden el cuerpo.
patógenos de transmisión hemática	pág. 110	microorganismos que producen enfermedades y que son transportados a través del cuerpo por la sangre o los fluidos corporales, como los de la hepatitis y el VIH.
pediculosis capitis	pág. 113	infestación del cabello y del cuero cabelludo con piojos.
poroso	pág. 120	fabricados o elaborados de un material que tiene poros o aberturas; los elementos porosos son absorbentes.
pus	pág. 106	fluido creado por una infección.
sarna	pág. 113	enfermedad de la piel contagiosa causada por el ácaro de la sarna, que se aloja debajo de la piel.
síndrome de inmunodeficiencia adquirida	pág. 111	enfermedad que se abrevia SIDA y daña el sistema inmunológico del cuerpo; la causa el virus de inmunodeficiencia humana (VIH).
tinea barbae	pág. 112	también conocida como *sicosis de la barba*; infección fúngica superficial que por lo general afecta la piel y se limita principalmente a las áreas con barba del rostro y del cuello, o alrededor del cuero cabelludo.
tinea capitis	pág. 112	infección fúngica del cuero cabelludo caracterizada por pápulas rojas o manchas en la abertura de los folículos pilosos.
tiña	pág. 112	infección micótica de la piel que aparece en lesiones circulares.
transmisible	pág. 104	capaz de ser transmitido de una persona a otra por contacto, como en las enfermedades transmisibles.
transmisión directa	pág. 99	transmisión de patógenos a través del tacto (como al darse la mano), los besos, la tos, los estornudos y al conversar.
transmisión indirecta	pág. 100	transmisión de sangre o fluidos corporales a través del contacto con un objeto intermediario contaminado, como una navaja, un extractor, un alicate o una superficie del ambiente.
tuberculosis	pág. 120	enfermedad causada por bacterias que se transmiten por la tos o los estornudos.

viricida	pág. 102	capaz de destruir virus.
virus	pág. 109	partícula parasitaria submicroscópica que infecta y reside en las células de los organismos biológicos. Un virus tiene la capacidad de multiplicarse solo cuando toma el control de la función reproductora de la célula huésped.
virus de inmunodeficiencia humana	pág. 111	virus que produce la enfermedad del VIH y el síndrome de inmunodeficiencia adquirida (SIDA).
virus del herpes simple	pág. 110	enfermedad inflamatoria de la piel causada por una infección viral y caracterizada por pequeñas vesículas en grupos.
virus del papiloma humano	pág. 110	abreviado HPV; virus que puede infectar la parte inferior del pie y se parece a pequeños puntos negros, generalmente en grupos; también una infección viral cutánea comúnmente contraída por transmisión sexual y que se presenta como verrugas genitales.

CAPÍTULO 6

QUÍMICA Y SEGURIDAD

La palabra "imposible" no es un término científico.

— Vanna Bonta

AL FINALIZAR ESTE CAPÍTULO, USTED PODRÁ:

1. EXPLICAR CONCEPTOS DE QUÍMICA Y SEGURIDAD.
2. RECONOCER LOS ASPECTOS BÁSICOS DE LA ESTRUCTURA QUÍMICA.
3. EXPLICAR LAS DIFERENCIAS QUE EXISTEN ENTRE SOLUCIONES, SUSPENSIONES Y EMULSIONES.
4. DESCRIBIR EL POTENCIAL DE HIDRÓGENO Y EL FUNCIONAMIENTO DE LA ESCALA DEL PH.
5. RESUMIR LAS REACCIONES DE NEUTRALIZACIÓN Y DE REDOX.
6. PONER EN PRÁCTICA LA SEGURIDAD EN EL MANEJO DE SUSTANCIAS QUÍMICAS.
7. INTERPRETAR LOS FOLLETOS INFORMATIVOS DE SEGURIDAD.

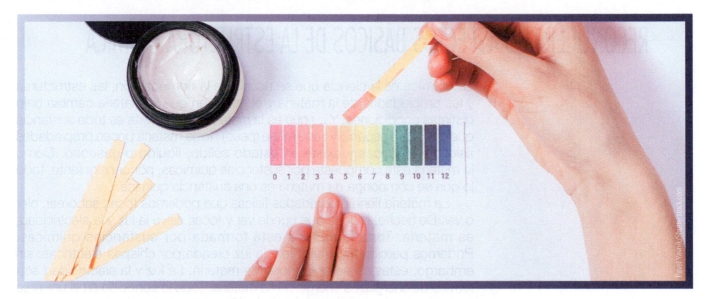

Pavel Vanir/Shutterstock.com

EXPLICAR CONCEPTOS DE QUÍMICA Y SEGURIDAD

Como profesional de la belleza, trabajará con la química a diario. La química, junto con los químicos y los cambios químicos, hace que la vida en la Tierra sea posible. El funcionamiento cotidiano del cuerpo humano se basa en reacciones químicas; el cabello, la piel y las uñas están hechos de sustancias químicas. Las cremas, las lociones, las máscaras y el maquillaje, ya sea que provengan de fuentes naturales como extractos de plantas o de ingredientes preparados en un laboratorio, están hechos de sustancias químicas.

Los efectos de los productos cosméticos y de belleza se basan en el modo en que el cuerpo reacciona a las sustancias químicas. Los profesionales de la belleza deben contar con conocimientos básicos de química con el fin de comprender de qué manera los diferentes productos químicos afectan el cabello, las uñas o la piel. Con este conocimiento podrán seleccionar los productos correctos para las necesidades de cada cliente.

Los profesionales de la belleza deben estudiar la química y comprenderla bien por las siguientes razones:

- Sin comprender los conceptos básicos de la química, no serán capaces de utilizar los productos profesionales en forma efectiva y segura.
- Todos los productos que se utilizan en los servicios de belleza y bienestar contienen algún tipo de sustancia química. Los profesionales de la belleza deben poder solucionar posibles problemas comunes que se les planteen con los servicios que involucren productos químicos.
- La lectura de las etiquetas para seguir las instrucciones del fabricante, así como el conocimiento y la realización correcta de los procedimientos para manejo de químicos en el salón y el spa, son importantes para su seguridad y la de los clientes.

RECONOCER LOS ASPECTOS BÁSICOS DE LA ESTRUCTURA QUÍMICA

La química es la ciencia que se ocupa de la composición, las estructuras y las propiedades de la materia y el modo en que la materia cambia bajo distintas condiciones. Y... ¿qué es la *materia*? La materia es toda sustancia que ocupa un espacio y tiene masa (peso). Toda materia posee propiedades físicas y químicas y existe en estado sólido, líquido o gaseoso. Como la materia está compuesta por sustancias químicas, por consiguiente, todo lo que se componga de materia es una sustancia química.

La materia tiene propiedades físicas que podemos tocar, saborear, oler o ver. De hecho, todo lo que puede ver y tocar, salvo la luz y la electricidad, es materia. Toda la materia está formada por sustancias químicas. Podemos percibir la luz visible y la luz creada por chispas eléctricas; sin embargo, estas no se componen de materia. La luz y la electricidad son formas de energía. La energía no es materia. Todo lo conocido en el universo se compone de materia o de energía. No existen excepciones a esta regla.

La energía no ocupa espacio ni tiene masa. El tema de la energía se trata con más detenimiento en el Capítulo 7: Electricidad y seguridad de los equipos eléctricos.

ELEMENTOS

Un elemento es la forma de materia química más simple y contiene solo un tipo de átomo. No se puede dividir en una sustancia más simple sin perder su identidad.

- En realidad, hay 118 elementos conocidos por la ciencia. 98 de ellos existen en estado natural en la Tierra. Los elementos restantes, conocidos como *elementos sintéticos*, se producen artificialmente o a través de síntesis.

- Toda la materia del universo conocido está formada por elementos con diversas características físicas y químicas. Cada elemento se identifica con un símbolo en forma de letra, por ejemplo, *O* para oxígeno, *C* para carbono y *H* para hidrógeno.
- Los símbolos de todos los elementos se pueden encontrar en la tabla periódica de los elementos en los libros de texto de química o en Internet (**Figura 6-1**).

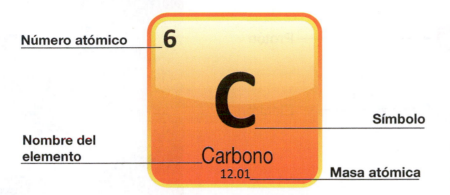

Número atómico **6**

Símbolo

Nombre del elemento

Carbono
12.01

Masa atómica

▲ FIGURA 6-1 Información del carbono en la tabla periódica.

¿SABÍA QUE...?

El uso de la palabra *químico* para describir algo no significa que sea peligroso o dañino. El agua y el aire, e incluso el cuerpo humano, están completamente formados por químicos. La gran mayoría de las sustancias químicas con las cuales estamos en contacto día a día son seguras e inofensivas. Asimismo, la palabra *orgánico* solo quiere decir que una sustancia contiene el elemento carbono. Aunque es común que el término se utilice como sinónimo de "seguro" o "natural" debido a su asociación con los seres vivos, no todas las sustancias orgánicas son naturales, saludables o seguras.

ÁTOMOS

Los átomos son la unidad básica de la materia; tienen un núcleo en el centro que está rodeado por electrones con carga negativa que giran alrededor del núcleo en órbitas. El núcleo consta de protones (partículas subatómicas con carga positiva) y neutrones (partículas subatómicas sin carga). La cantidad de los primeros determina el tipo de elemento. Los medios químicos comunes no pueden dividir los átomos en sustancias más simples. La (**Figura 6-2**) muestra la estructura atómica del carbono con seis protones y seis neutrones en el núcleo y seis electrones en la órbita.

MOLÉCULAS

Así como las palabras se forman combinando letras, las moléculas se forman combinando átomos. Una molécula es una combinación química de dos o más átomos en proporciones definidas (fijas).

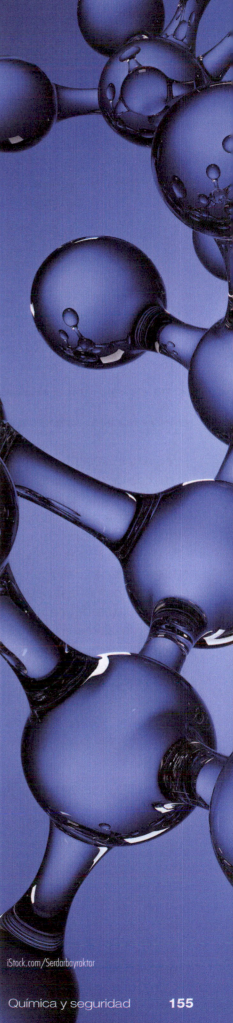

Radu Bercan/Shutterstock.com

iStock.com/Serdarbayraktar

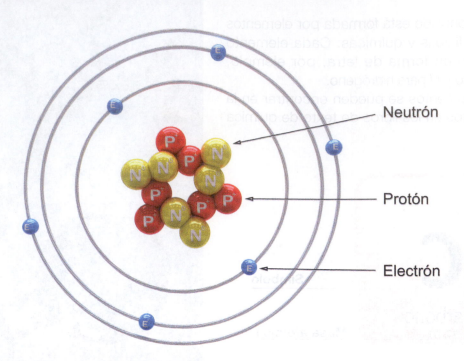

FIGURA 6-2 Estructura atómica del carbono con seis protones, seis neutrones y seis electrones.

Por ejemplo, el agua se compone de átomos de hidrógeno y de oxígeno. El dióxido de carbono está formado por átomos de carbono y de oxígeno.

El oxígeno atmosférico y otras sustancias químicas, como el nitrógeno y el vapor de agua, componen el aire que respiramos. El oxígeno de la atmósfera se considera una **molécula elemental**, una molécula que contiene dos o más átomos del mismo elemento (en este caso, oxígeno) en proporciones definidas (fijas). Se escribe O_2. El ozono es otra molécula elemental compuesta por oxígeno. El ozono es uno de los principales componentes del esmog y puede ser muy peligroso. Contiene tres átomos del elemento oxígeno y se escribe O_3 (**Figura 6-3**).

Las **moléculas compuestas**, también llamadas *compuestos*, son combinaciones químicas de dos o más átomos de elementos diferentes en proporciones definidas (fijas) (**Figura 6-4**). El cloruro de sodio (NaCl), la sal de mesa común, es un ejemplo de una molécula compuesta. Cada molécula de cloruro de sodio contiene un átomo del elemento sodio (Na) y un átomo del elemento cloro (Cl).

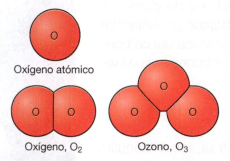

Oxígeno atómico

Oxígeno, O_2

Ozono, O_3

FIGURA 6-3 Las moléculas elementales contienen dos o más átomos del mismo elemento en proporciones definidas (fijas).

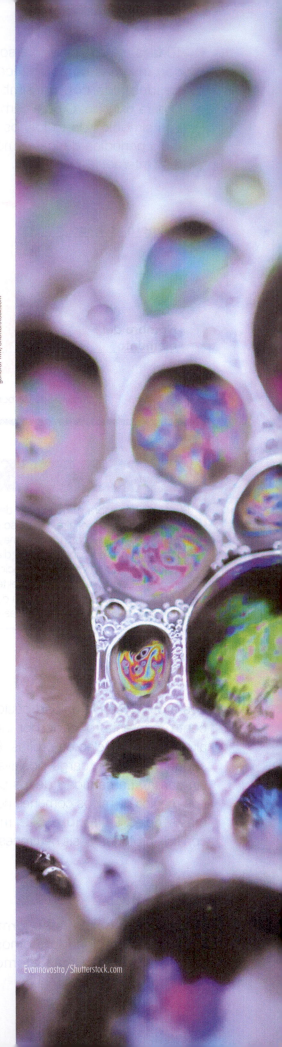

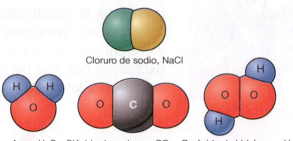

Cloruro de sodio, NaCl

Agua, H_2O Dióxido de carbono, CO_2 Peróxido de hidrógeno, H_2O_2

▲ **FIGURA 6-4** Las moléculas compuestas contienen dos o más átomos de diferentes elementos en proporciones definidas (fijas).

PROPIEDADES FÍSICAS Y QUÍMICAS DE LA MATERIA

La materia se puede alterar de dos formas diferentes. Las fuerzas físicas producen cambios físicos y las reacciones químicas producen cambios químicos.

Un **cambio físico** es una alteración en la forma o las propiedades físicas de una sustancia, sin una reacción química ni la formación de una nueva sustancia. No hay reacciones químicas involucradas en el cambio físico y no se forman sustancias químicas nuevas. El hielo sólido experimenta un cambio físico cuando se derrite y se vuelve agua para luego transformarse en vapor al recibir calor (**Figura 6-5**). Se produce un cambio físico cuando se aplica el esmalte para uñas y el solvente se evapora y forma una capa o película sobre la uña.

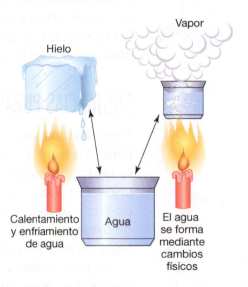

▲ **FIGURA 6-5** Las fases de cambio en el agua constituyen un ejemplo de cambio físico.

Un **cambio químico** es una alteración en la constitución o composición química de una sustancia. Este cambio se produce por reacciones químicas que dan origen a nuevas sustancias químicas, generalmente

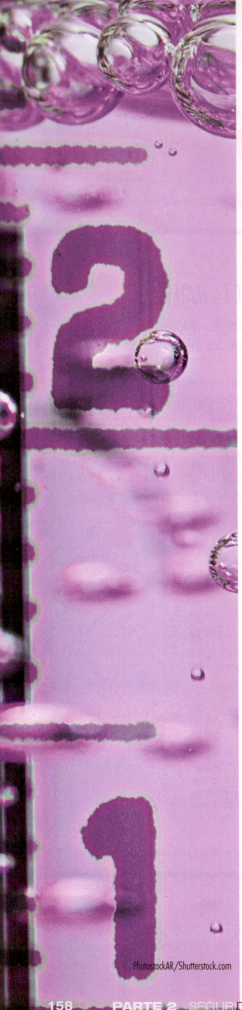

PhotostockAR/Shutterstock.com

mediante la combinación o sustracción de ciertos elementos. Estas nuevas sustancias tienen propiedades físicas y químicas nuevas y diferentes (**Figura 6-6**). De hecho, toda sustancia tiene propiedades exclusivas que nos permiten identificarla. Al igual que los dos tipos de cambios, los dos tipos de propiedades son físicas y químicas.

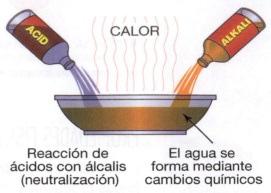

CALOR

ACID ALKALI

Reacción de ácidos con álcalis (neutralización)

El agua se forma mediante cambios químicos

▲ **FIGURA 6-6** La creación de agua mediante neutralización ácido-álcali es un cambio químico.

Las **propiedades físicas** son las características que pueden determinarse sin la necesidad de una reacción química y sin originar un cambio químico en la sustancia. Las propiedades físicas son: color, solubilidad, olor, densidad, punto de fusión, punto de ebullición, dureza y brillo. Las **propiedades químicas** son las características que pueden determinarse solamente mediante una reacción química y que originan un cambio químico en la sustancia. Ejemplos de estas incluyen la capacidad del hierro para oxidarse, de la madera para quemarse o del cabello para cambiar de color mediante el uso de coloración y peróxido de hidrógeno.

SUSTANCIAS PURAS Y MEZCLAS FÍSICAS

Toda materia se puede clasificar en sustancia pura o mezcla física. Una **sustancia pura** es una combinación química de materia en proporciones definidas (fijas). Las sustancias puras tienen propiedades únicas. El agua y la sal son ejemplos de sustancias puras, con átomos en proporciones fijas: 2 átomos de hidrógeno por cada átomo de oxígeno (H_2O) y 1 átomo de sodio por cada átomo de cloro (NaCl), respectivamente. La mayoría de las sustancias no existe en estado puro.

El aire contiene muchas sustancias, incluso nitrógeno, dióxido de carbono y vapor de agua. Este es un ejemplo de una mezcla física. Una **mezcla física** es una combinación física de materia en cualquier proporción. Las propiedades de una mezcla física son las propiedades combinadas de las sustancias de la mezcla. El agua salada es una mezcla física de sal y agua, en cualquier proporción. Las propiedades del agua salada son las propiedades que tienen la sal y el agua: es salada y húmeda. La mayoría de los productos que utilizan los profesionales de la belleza son mezclas físicas (**Figura 6-7**).

158 **PARTE 2** SEGURIDAD Y SALUD PÚBLICA

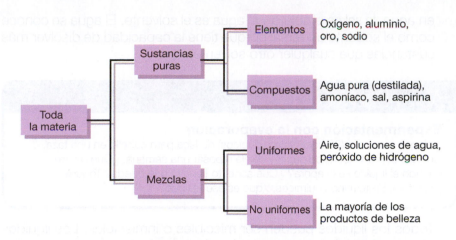

▲ **FIGURA 6-7** Estos son ejemplos de sustancias puras y mezclas físicas.

VERIFICACIÓN
Describa las sustancias puras y las mezclas físicas. Dé ejemplos.

EXPLICAR LAS DIFERENCIAS ENTRE SOLUCIONES, SUSPENSIONES Y EMULSIONES

Para ofrecer un mejor servicio a los clientes, los profesionales de la belleza deben tener conocimientos de la composición química, la preparación y los usos de los cosméticos para el cabello, la piel, las uñas y el cuerpo en general. La mayoría de los productos que usa un profesional de la belleza son soluciones, suspensiones y emulsiones.

Las soluciones, suspensiones y emulsiones son todas mezclas físicas. La distinción entre ellas depende del tipo de sustancia, el tamaño de las partículas y la solubilidad de las sustancias.

• Una **solución** es una mezcla estable y uniforme de dos o más sustancias. El **soluto** es la sustancia que se disuelve en una solución. El **solvente** es la sustancia que disuelve el soluto y que forma la solución (**Figura 6-8**). Por ejemplo, cuando se disuelve sal

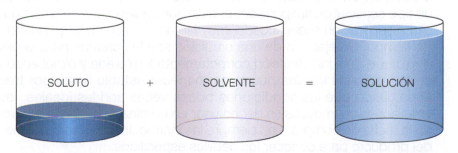

▲ **FIGURA 6-8** Las soluciones se crean cuando un soluto se disuelve en un solvente.

en agua, la sal es el soluto y el agua es el solvente. El agua se conoce como el solvente universal porque tiene la capacidad de disolver más sustancias que cualquier otro solvente.

ACTIVIDAD

Experimentación con la evaporación

Coloque una onza (30 centímetros cúbicos) de laca para cabello en una taza. Cúbrala con una toalla de papel y déjela reposar una semana. ¿Qué ocurre cuando el líquido se evapora? ¿Qué aspecto tiene lo que queda? Tóquelo y siéntalo. En términos químicos, ¿qué es ese residuo?

Todos los líquidos pueden ser miscibles o inmiscibles. Los líquidos **miscibles** son mutuamente solubles, lo que significa que se pueden mezclar para formar soluciones. El agua y el alcohol son ejemplos de líquidos miscibles, como en un quitaesmaltes. Cuando estas sustancias se mezclan, permanecen mezcladas, formando una solución. Las soluciones contienen partículas pequeñas que son invisibles a simple vista. Las soluciones suelen ser transparentes, aunque pueden tener color. No se separan cuando están en reposo. Nuevamente, el agua salada es un ejemplo de una solución de un sólido disuelto en un líquido. El agua es el solvente que disuelve la sal (soluto) y la mantiene en la solución.

Los líquidos **inmiscibles** no se pueden mezclar para formar soluciones estables. El agua y el aceite son dos ejemplos. Se pueden mezclar, pero se separan una vez que se los deja en reposo. Cuando se combinan líquidos inmiscibles, forman suspensiones.

- Las **suspensiones** son mezclas físicas inestables de partículas no disueltas en un líquido. En comparación con las soluciones, las suspensiones contienen partículas más grandes y menos miscibles. Por lo general, las partículas se aprecian a simple vista, pero no son lo bastante grandes como para asentarse rápidamente en el fondo. Las suspensiones casi nunca son transparentes y pueden tener color. Son inestables y se separan con el tiempo, razón por la cual algunas lociones y cremas pueden separarse en la botella y es necesario agitarlas antes de usar. Un ejemplo de suspensión es la brillantina del esmalte para uñas, que se puede separar del esmalte. La loción de calamina es otro ejemplo.

- Una **emulsión** es una mezcla física inestable de dos o más sustancias inmiscibles (sustancias que normalmente no se mantienen mezcladas) más un ingrediente especial que se denomina *emulsionante*. Un **emulsionante** es un ingrediente que hace que dos materiales, que normalmente son incompatibles, se unan en una mezcla uniforme y bastante estable. Las emulsiones se consideran un tipo especial de suspensión, puesto que se separan; sin embargo, dicha separación suele suceder muy lentamente en un largo período de tiempo. Un ejemplo de una emulsión son las cremas para la piel (**Figura 6-9**). Una emulsión correctamente formulada y almacenada en condiciones ideales puede permanecer estable hasta por tres años. Dado que las condiciones pocas veces son las ideales, las emulsiones cosméticas se deben usar en un plazo de un año a partir de la fecha de compra. Lea siempre las instrucciones y precauciones del producto para conocer los detalles específicos.

La **tabla 6-1** resume las diferencias entre las soluciones, suspensiones y emulsiones.

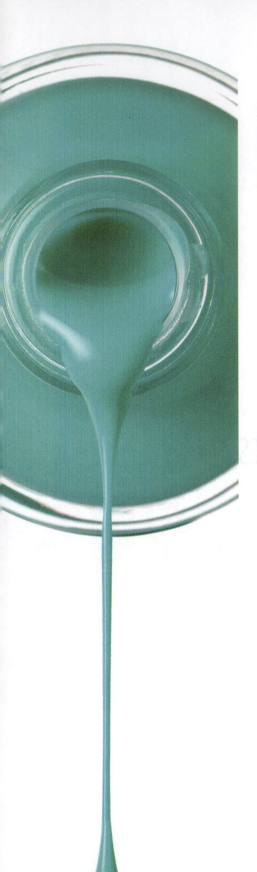

Picsfive/Shutterstock.com

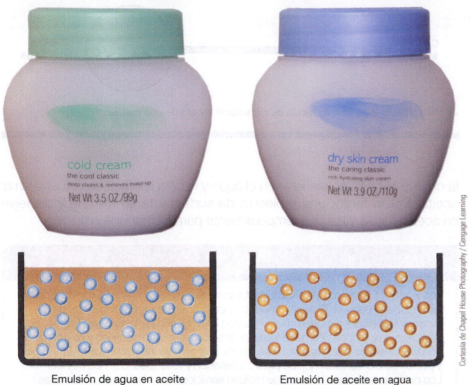

Emulsión de agua en aceite   Emulsión de aceite en agua

▲ FIGURA 6-9 Las cremas frías y las cremas para la piel son ejemplos de emulsiones.

TABLA 6–1: DIFERENCIAS ENTRE SOLUCIONES, SUSPENSIONES Y EMULSIONES

SOLUCIONES	SUSPENSIONES	EMULSIONES
Miscibles	Ligeramente miscibles	Inmiscibles
No surfactantes	No surfactantes	Surfactantes
Partículas pequeñas	Partículas más grandes	Partículas de mayor tamaño
Mezcla estable	Mezcla inestable y temporal	Estabilidad limitada gracias a un emulsionante
Por lo general transparentes	Por lo general turbias	Por lo general de color definido
Hamamélide	Esmalte para uñas, brillantina en el esmalte para uñas	Champús y acondicionadores, lociones para el cabello

SURFACTANTES

Los surfactantes son sustancias que permiten que el aceite y el agua se puedan mezclar o emulsionar. Por lo tanto, son un tipo de emulsionante. Una molécula de surfactante consta de dos partes (Figura 6-10): la cabeza de la molécula de surfactante es hidrófila, puede combinarse con agua o la atrae (afín al agua), y la cola es lipofílica, que tiene afinidad o atracción por las grasas y los aceites (afín al aceite). Según la regla de que los elementos semejantes se disuelven entre sí (una regla básica del campo de la química que explica cómo los solventes disuelven a los solutos con estructura química similar, por ejemplo: el agua disuelve a la sal pero no al aceite),

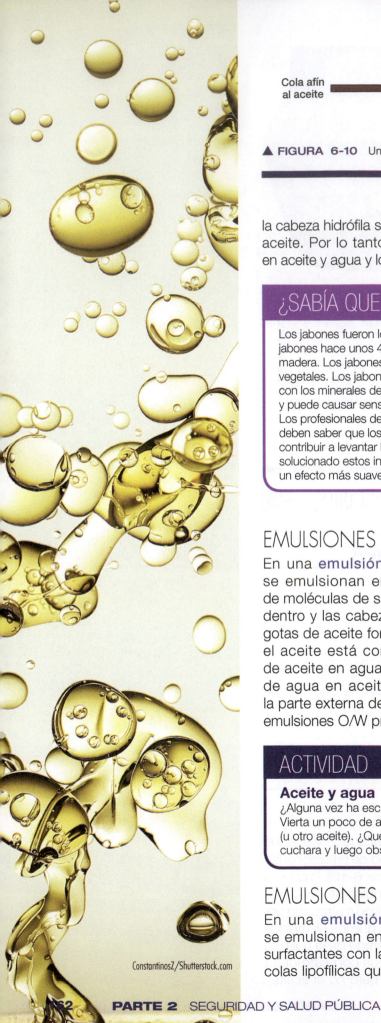

Cola afín
al aceite

Cabeza
afín al agua

▲ **FIGURA 6-10** Una molécula de surfactante consta de dos partes.

la cabeza hidrófila se disuelve en el agua y la cola lipofílica se disuelve en el aceite. Por lo tanto, una molécula de surfactante se mezcla y disuelve en aceite y agua y los une temporalmente para formar una emulsión.

EMULSIONES DE ACEITE EN AGUA (O/W)

En una **emulsión de aceite en agua (O/W)**, las gotas de aceite se emulsionan en el agua. Las gotas de aceite están rodeadas de moléculas de surfactantes con sus colas lipofílicas apuntando hacia dentro y las cabezas hidrófilas apuntando hacia fuera. Las diminutas gotas de aceite forman la parte interna de cada emulsión O/W, porque el aceite está completamente rodeado por agua. Las emulsiones de aceite en agua no se perciben tan grasosas como las emulsiones de agua en aceite porque el aceite está "oculto" y el agua forma la parte externa de la emulsión. Los salones, los spas y barberías usan emulsiones O/W principalmente.

ACTIVIDAD

Aceite y agua
¿Alguna vez ha escuchado el dicho: "el aceite y el agua no se mezclan"? Vierta un poco de agua en un vaso y agregue un poco de aceite de cocina (u otro aceite). ¿Qué sucede? Revuelva el agua enérgicamente con una cuchara y luego observe durante uno o dos minutos. ¿Qué hace el aceite?

EMULSIONES DE AGUA EN ACEITE (W/O)

En una **emulsión de agua en aceite (W/O)**, las gotas de agua se emulsionan en el aceite. Las gotas de agua están rodeadas por surfactantes con las cabezas hidrófilas que apuntan hacia adentro y las colas lipofílicas que apuntan hacia afuera (**Figura 6-11**). Las diminutas

ConstantinosZ/Shutterstock.com

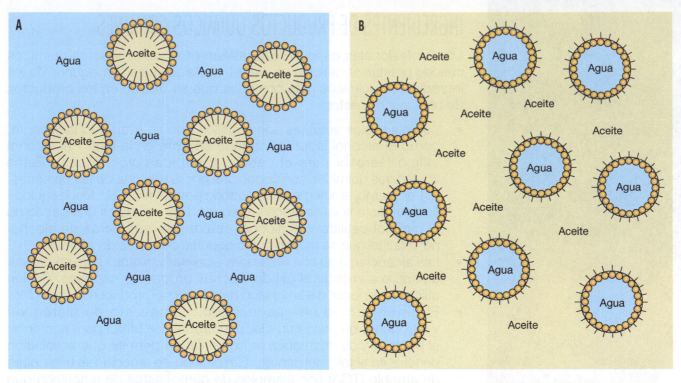

▲ **FIGURA 6-11** Compare la estructura de las emulsiones de aceite en agua (A) con la de las emulsiones de agua en aceite (B).

gotas de agua forman la parte interna de una emulsión de agua en aceite porque el agua está completamente rodeada por aceite. Las emulsiones de agua en aceite se perciben más grasosas que las emulsiones de aceite en agua porque el agua está "oculta" y el aceite forma la parte externa de la emulsión. Algunos ejemplos de emulsiones W/O son las cremas para peinar, las cremas frías, las lociones de bronceado y los bálsamos para pies.

OTRAS MEZCLAS FÍSICAS

Los ungüentos, las pastas, las pomadas y las ceras para peinar son mezclas semisólidas compuestas por cualquier combinación de petrolato (vaselina), aceite y cera.

Los polvos son una mezcla física de uno o más tipos de sólidos. Los aclaradores del cabello en polvo no aptos para el cuero cabelludo son mezclas físicas. Estas mezclas se pueden separar durante el transporte y almacenamiento. Para mezclarlos, es necesario batir cuidadosamente el envase antes de cada uso.

¿SABÍA QUE...?

La mayonesa es un ejemplo de una emulsión de aceite en agua de dos líquidos inmiscibles. Aunque el aceite y el agua son inmiscibles, en una mayonesa, la yema de huevo emulsiona las gotas de aceite y las distribuye en forma pareja en el agua. Sin la presencia de la yema de huevo como agente emulsionante, el agua y el aceite se separarían. La mayoría de las emulsiones de un salón, spa o barbería son de aceite en agua. Las coloraciones, los champús, los acondicionadores, lociones para manos y las cremas faciales son emulsiones de aceite en agua.

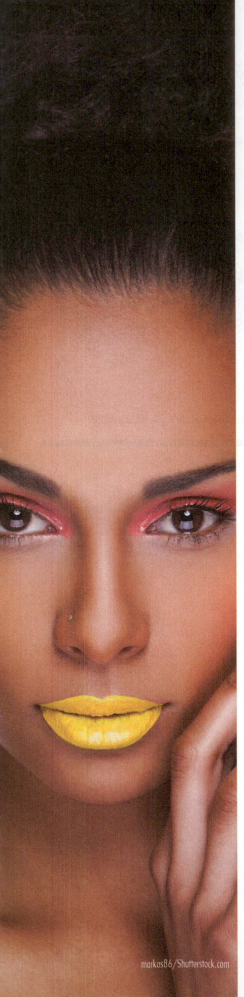
markos86/Shutterstock.com

INGREDIENTES DE PRODUCTOS QUÍMICOS COMUNES

Los profesionales de la belleza utilizan muchos productos químicos cuando prestan servicios a un cliente. Los siguientes son algunos de los ingredientes químicos más comunes que se utilizan en los productos de belleza y bienestar:

- Los **alcoholes volátiles** son aquellos que se evaporan fácilmente, como el alcohol isopropílico (que se frota en la piel) y el alcohol etílico (aerosol para el cabello y bebidas alcohólicas). Estas sustancias químicas son conocidas por la mayoría de las personas. Sin embargo, existen muchos otros tipos de alcohol, desde líquidos fluidos hasta sólidos duros y cerosos. Los alcoholes grasos, como el alcohol cetílico y el alcohol cetearílico, son ceras de alcohol no volátiles que se utilizan como acondicionadores para la piel.

- Las **alcanolaminas** son sustancias alcalinas utilizadas para neutralizar ácidos o aumentar el pH de muchos productos capilares. Suelen utilizarse en lugar del amoníaco debido a que producen menos olor.

- El **amoníaco** es un gas incoloro, compuesto de hidrógeno y nitrógeno, que tiene un olor penetrante. Se utiliza para aumentar el pH en productos capilares con el fin de permitir que la solución penetre en el tallo del cabello. El hidróxido de amonio y el tioglicolato de amonio (TGA) son ejemplos de compuestos de amoníaco que se utilizan para realizar servicios con productos químicos.

- La **glicerina** es una sustancia oleosa, incolora y dulce. Se usa como solvente e hidratante en cremas para el cuerpo y la piel.

- Las **siliconas** son un tipo especial de aceite que se emplea en acondicionadores para el cabello, lubricantes para la piel resistentes al agua y secadores de esmalte para uñas. Las siliconas son menos grasas que otros aceites y forman una película transpirable que no produce papilas dérmicas (espinillas). También brindan una sensación sedosa para la piel y gran brillo al cabello. Algunas resinas de silicona (gomas de silicona) pueden soportar entornos con un alto nivel de pH e incorporarse en alisadores y fórmulas de ondulación permanente para el cabello.

- Los **compuestos orgánicos volátiles (COV)** contienen carbono (orgánico) y se evaporan con gran facilidad (volátiles). Por ejemplo, un COV común utilizado en los aerosoles para el cabello es el alcohol ED (alcohol etílico). Los solventes orgánicos volátiles, como el acetato de etilo y el alcohol isopropílico, se usan en el esmalte para uñas, capas base y protectoras y en quitaesmaltes.

¿SABÍA QUE...?

El silicio (Si) es un elemento como el carbono (C) y el oxígeno (O), que tiene apariencia metálica y se utiliza en gran parte de la industria electrónica. No lo confunda con las *siliconas* que son compuestos formados por silicio y otro elemento. Estas se utilizan en distintos productos para el cuidado personal como el cabello, la piel y las uñas.

EL PRINCIPIO DE LA SOBREEXPOSICIÓN

Es posible que escuche la palabra *tóxico* con frecuencia. La gente suele pensar que las sustancias tóxicas son venenos peligrosos; sin embargo, la toxicidad de las sustancias depende de cómo se las use y de la cantidad que se emplee. En verdad, todo lo que existe en la Tierra es tóxico en cierta medida: nada de lo que existe es completamente inocuo. La frase *no tóxico* es un término de marketing inventado, que no tiene ningún significado científico preciso.

La sobreexposición hace referencia a que la exposición prolongada, repetida o a largo plazo puede hacer que los ingredientes de ciertos productos ocasionen sensibilidad para algunas personas. El *principio de sobreexposición* describe en qué medida la sobreexposición determina la toxicidad. Afirma que es la dosis de una sustancia la que determina si esta tendrá un efecto negativo y tóxico sobre el cuerpo. Por ejemplo: el agua salada es muy tóxica si se bebe, pero podemos nadar de manera segura en el mar sin temor a intoxicarnos. Asimismo, el alcohol de fricción es bastante tóxico. Una cucharada puede envenenar y matar a un niño pequeño, pero su uso en el cuerpo es seguro (si se mantiene fuera del alcance de los niños). La toxicidad no implica que una sustancia automáticamente sea peligrosa; por el contrario, indica que debemos usarla de manera segura.

Para comprender la forma segura de usar y manipular los productos, revise el Folleto informativo de seguridad del material del fabricante (SDS) para obtener información importante sobre seguridad.

VERIFICACIÓN
¿Cuáles son las diferencias entre soluciones, suspensiones y emulsiones? Dé ejemplos.

DESCRIBIR EL POTENCIAL DE HIDRÓGENO Y EL FUNCIONAMIENTO DE LA ESCALA DEL PH

A pesar de que el pH, la abreviatura del *potencial de hidrógeno*, se menciona a menudo cuando se habla sobre los productos de belleza, es una de las propiedades químicas menos comprendidas. Observe que el término *pH* se escribe con una *p* minúscula (que representa una cantidad) y una *H* mayúscula (que representa el ion de hidrógeno). El término *pH* representa la cantidad de iones de hidrógeno. Para comprender todos los servicios de belleza y bienestar, es indispensable comprender el pH y cómo afecta el cabello, la piel y las uñas.

AGUA Y PH

Antes de que pueda comprender el pH, primero debe aprender sobre los iones. Un ion es un átomo o una molécula con carga eléctrica. La ionización es la separación de un átomo o de una molécula en iones positivos y negativos. Un ion con carga eléctrica negativa es un anión. Un ion con carga eléctrica positiva es un catión.

Algunas moléculas del agua (H_2O) se ionizan de manera natural y forman iones de hidrógeno e iones de hidróxido. La escala de pH mide estos iones. El ion de hidrógeno (H^+) es ácido. Mientras más iones de hidrógeno existan en una sustancia, más ácida será. El ion de hidróxido (OH^-) es alcalino. Mientras más iones de hidróxido existan en una sustancia, más alcalina será. El pH solo es posible debido a esta ionización del agua. Por lo tanto, solo los productos que contienen agua pueden tener pH.

En el agua pura (destilada), cada molécula de agua que se ioniza produce un ion de hidrógeno y un ion de hidróxido (**Figura 6-12**). El agua pura tiene pH neutro porque contiene la misma cantidad de iones de hidrógeno que de hidróxido. Tiene un equilibrio entre acidez (50%) y alcalinidad (50%). El pH de cualquier sustancia siempre es el equilibrio entre la acidez y la alcalinidad. A medida que aumenta la acidez, disminuye la alcalinidad. Lo contrario también es cierto: a medida que aumenta la alcalinidad, disminuye la acidez. Hasta el ácido más fuerte contiene también algún grado de alcalinidad.

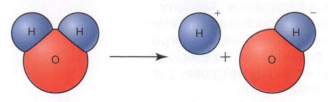

▲ **FIGURA 6-12** La ionización del agua.

LA ESCALA DEL PH

La **escala del pH** se usa para medir la acidez y la alcalinidad de las sustancias. Tiene un rango de 0 a 14. Un pH de 7 equivale a una solución neutra, un pH inferior a 7 indica una **solución ácida** y un pH superior a 7 indica una **solución alcalina** (**Figura 6-13**). Sin embargo, un punto de la escala de pH es mucho más de lo que parece. Como la escala de pH es una escala logarítmica, una alteración de un número entero representa una alteración décupla del pH. Esto significa, por ejemplo, que un pH de 8 es 10 veces más alcalino que un pH de 7. Un cambio de dos números enteros representa una alteración de 10 veces 10 o un cambio de 100 veces. Por lo tanto, un pH de 9 es 100 veces más alcalino que un pH de 7. Incluso un pequeño cambio en la escala del pH representa un cambio grande en el pH.

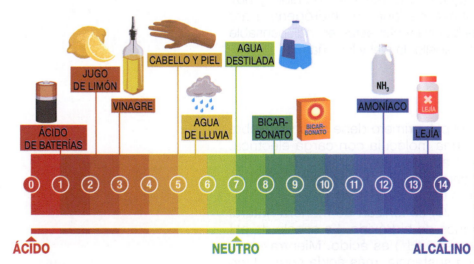

▲ **FIGURA 6-13** La escala de pH.

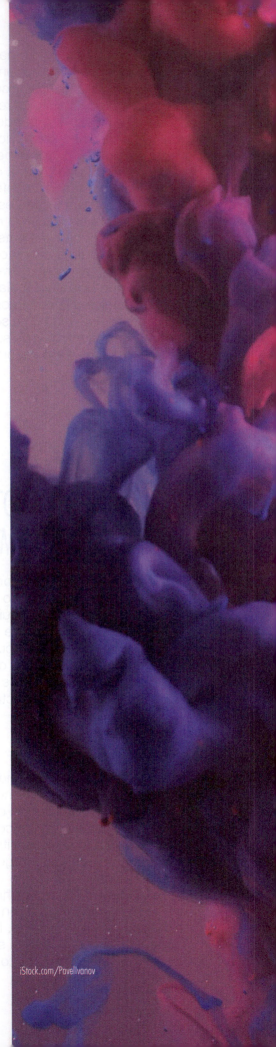

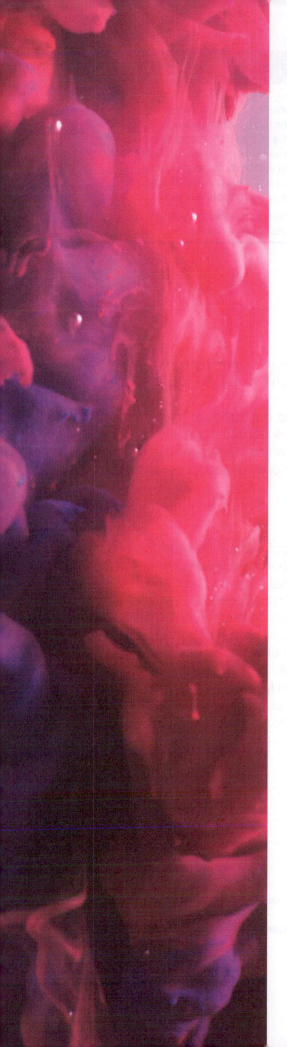

El pH siempre es un equilibrio entre acidez y alcalinidad. El agua pura (destilada) tiene un pH de 7, lo que representa un equilibrio de acidez y alcalinidad. Aunque un pH 7 sea neutro en la escala de pH, no es neutro comparado con el cabello y la piel, que tienen un pH promedio de 5. El agua pura, con un pH 7, es 100 veces más alcalina que un pH 5, por lo que el agua pura es 100 veces más alcalina que el cabello y la piel. La diferencia del pH es el motivo por el cual el agua pura puede hacer que el cabello se hinche hasta un 20 por ciento.

EL PH Y LOS PRODUCTOS PARA EL CUIDADO DE LA PIEL

Cuando la piel se expone a niveles de pH extremos, puede producirse sequedad, deshidratación, inflamación o incluso pueden crecer bacterias, si el producto usado no es correcto para un determinado tipo de piel. Es importante usar productos con el pH adecuado para cada tipo de piel. Por ejemplo: si un cliente tiene piel seca y deshidratada, los productos demasiado ácidos pueden resecar e irritar todavía más la piel. Por el contrario, si el cliente tiene una piel grasa, los productos ligeramente alcalinos pueden ocasionar que se acumule grasa y sebo, lo que podría ocasionar la aparición de acné. Este cliente podría necesitar productos con un pH más ácido.

ÁCIDOS Y ÁLCALIS

Todos los ácidos deben su reactividad química al ion de hidrógeno. Los ácidos tienen un pH inferior a 7.

Los **alfahidroxiácidos (AHA)**, ácidos derivados de plantas (principalmente frutas), son ejemplos de los ácidos que generalmente se utilizan en los salones para exfoliar la piel y ayudar a ajustar el pH de una loción, un acondicionador o una crema. Los ácidos contraen y cierran la cutícula del cabello. Uno de estos ácidos es el **ácido tioglicólico**, un líquido incoloro o con cristales de color blanco, con un olor fuerte y desagradable, que se utiliza en las soluciones de ondulación permanente. El **ácido glicólico** es un alfahidroxiácido que se utiliza para exfoliar y bajar el pH de los productos.

Todos los **álcalis**, también denominados *bases*, deben su reactividad química al ion de hidróxido. Los álcalis son compuestos que reaccionan con los ácidos para formar sales. Los álcalis tienen un pH superior a 7. Se sienten resbaladizos y jabonosos en la piel. Los álcalis suavizan y dan volumen al cabello, la piel, la cutícula en la lámina ungueal y la piel callosa.

El **hidróxido de sodio,** comúnmente conocido como lejía, es un álcali muy fuerte usado en alisadores químicos del cabello, suavizantes de callos y limpiadores de drenajes. Estos productos se deben usar de acuerdo con las instrucciones del fabricante; es muy importante evitar que toquen o se asienten sobre la piel, ya que pueden causar lesiones o sensación de ardor. Los productos con hidróxido de sodio pueden ser particularmente peligrosos si entran en contacto con los ojos, por lo que siempre debe utilizar gafas de seguridad para evitar cualquier contacto. Consulte el SDS del producto para obtener información específica sobre el uso seguro.

VERIFICACIÓN
Defina pH y dibuje una escala de pH.

RESUMIR LAS REACCIONES DE NEUTRALIZACIÓN Y DE REDOX

Hay dos tipos de reacciones químicas de particular importancia para los profesionales de la belleza porque permiten saber cómo actúan los productos de belleza más importantes. Estas son las reacciones de neutralización ácido-álcali y las reacciones de reducción-oxidación.

REACCIONES DE NEUTRALIZACIÓN

Las **reacciones de neutralización ácido-álcali** se producen cuando un ácido y un álcali se mezclan en proporciones iguales, lo que equilibra el pH total y forma agua (H_2O) y una sal (**Figura 6-14**). Los champús y las lociones neutralizantes se utilizan para neutralizar los alisadores de cabello, lo que genera una reacción de neutralización ácido-álcali. Esto detiene el proceso de alisado y devuelve el pH al nivel natural del cabello. De manera similar, los jabones líquidos que son levemente ácidos se pueden usar para neutralizar los residuos alcalinos del suavizante para callos que quedaron en la piel después de enjuagar con agua. En ambos ejemplos se recupera el pH natural del cabello o la piel, paso importante en los servicios de belleza, ya que devuelve el equilibrio al cuerpo.

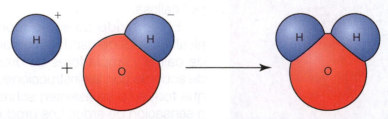

▲ **FIGURA 6-14** La reacción de neutralización de ácido-álcali forma agua y equilibra el pH total.

REACCIONES DE OXIDORREDUCCIÓN

La **oxidación-reducción**, o **redox**, es una reacción química en la que la oxidación y la reducción se producen al mismo tiempo. Cuando se combina de forma química el oxígeno con una sustancia, la sustancia se oxida. Cuando se quita de manera química oxígeno de una sustancia, dicha sustancia se reduce.

Un **agente oxidante** es una sustancia que libera oxígeno. El peróxido de hidrógeno (H_2O_2), que podría considerarse como agua con un átomo extra de oxígeno, es un ejemplo de agente oxidante. Un **agente reductor** es una sustancia que agrega hidrógeno a un compuesto químico o que sustrae oxígeno de dicho compuesto. Cuando el peróxido de hidrógeno se mezcla con una coloración de oxidación, se sustrae oxígeno del peróxido de hidrógeno y el peróxido de hidrógeno se reduce. Al mismo tiempo, se agrega oxígeno a la coloración y la coloración se oxida. En este ejemplo, la coloración es el agente reductor.

Hasta el momento, consideramos a la oxidación solamente como el agregado de oxígeno y la reducción como la pérdida de este. Aunque las primeras reacciones conocidas de oxidación estaban relacionadas con el oxígeno, hay muchas otras que no. La oxidación también resulta de perder hidrógeno y la reducción involucra incorporarlo (**Figura 6-15**). Las reacciones de redox también son responsables de los cambios químicos originados por las coloraciones, los aclaradores de cabello, las soluciones de ondulación permanente y los neutralizadores de ácido tioglicólico. Estos servicios con productos químicos no serían posibles sin las reacciones de oxidación-reducción (redox).

OXIDACIÓN	REDUCCIÓN
+ Oxígeno	– Oxígeno
– Hidrógeno	+ Hidrógeno

▲ **FIGURA 6-15** Esta tabla muestra la interconexión entre las reacciones de reducción y de oxidación.

REACCIONES EXOTÉRMICAS

La reacción que se genera cuando ciertas reacciones químicas liberan energía en forma de calor se denomina **reacción exotérmica**. Un ejemplo es la producción de calor después de mezclar el activador con la loción para ondular en un producto exotérmico de ondulación permanente. Cuando el activador, que contiene peróxido de hidrógeno, se agrega a la loción para ondular, se produce una reacción de oxidación que genera calor. Mezclar estos químicos produce una forma más rápida de oxidación, a diferencia de la oxidación más lenta que ocurre con los neutralizadores que se utilizan para la ondulación permanente o con los productos de coloración con oxidantes. En la mayoría de los casos, se puede sentir un leve calor en el recipiente en donde se mezcla el activador con la loción para ondular. Otro ejemplo de una reacción

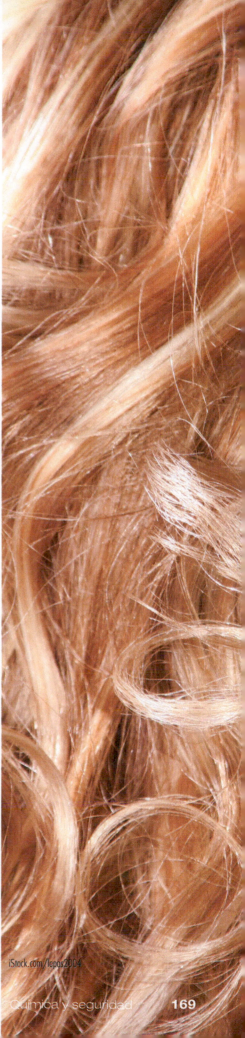

exotérmica es un producto para uñas que se endurece (polimeriza) para crear realces para uñas. De hecho, todas las reacciones de oxidación son reacciones exotérmicas.

La **combustión** es la oxidación rápida de una sustancia acompañada de la producción de luz y calor. Encender un fósforo es un ejemplo de combustión. La oxidación requiere la presencia de oxígeno y es por este motivo que no puede haber fuego sin aire.

REACCIONES ENDOTÉRMICAS

Una **reacción endotérmica** es una reacción química que requiere la absorción de energía o calor de una fuente externa. El derretimiento del hielo es un ejemplo de reacción endotérmica: si el hielo no absorbiera calor del entorno, no se derretiría. Otro ejemplo, proveniente del mundo de la peluquería, es la loción para ondulación permanente que requiere de la aplicación de calor de un secador de pie para activarse. Se llaman *ondas endotérmicas* y no pueden activarse a temperatura ambiente.

VERIFICACIÓN
Explique las reacciones de neutralización y por qué son una parte importante de los servicios de belleza.

PONER EN PRÁCTICA LA SEGURIDAD CON LAS SUSTANCIAS QUÍMICAS

Si se consideran todos los tipos de sustancias químicas usadas a diario en los salones, los spas y las barberías, así como las posibles acciones y reacciones de estos, las prácticas seguras con sustancias químicas deben ser una preocupación prioritaria. Debe conocer los riesgos y los procesos que se necesitan para garantizar la seguridad, desde el transporte hasta el desecho de los químicos. Si bien puede parecer una tarea complicada y que lleva mucho tiempo, leer las etiquetas de los productos que usa y comprender cómo manipularlos con seguridad son partes importantes de ser un profesional de la belleza.

ETIQUETAS

Los fabricantes de sustancias químicas registrados en la EPA o la FDA están sujetos a estrictas normas con respecto a las etiquetas. Requieren que se aclaren todos los riesgos junto con las precauciones específicas y las indicaciones de uso. Desafortunadamente, no muchas personas leen las etiquetas, pero se sorprenden si los resultados son malos. Por ejemplo: usar peróxido de hidrógeno en concentraciones más altas o aplicar calor para acelerar un servicio puede ocasionar graves quemaduras químicas. Es crucial que siempre respete las instrucciones de las etiquetas para evitar situaciones peligrosas y dolorosas (**Figura 6-16**).

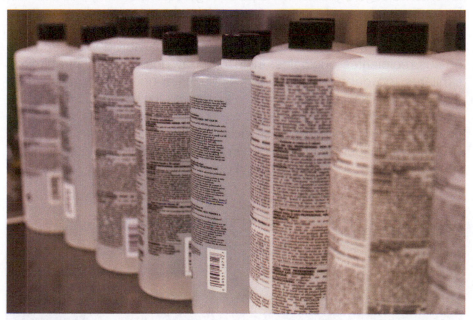

▲ **FIGURA 6-16** Asegúrese de leer y seguir las instrucciones de las etiquetas de todas las sustancias químicas.

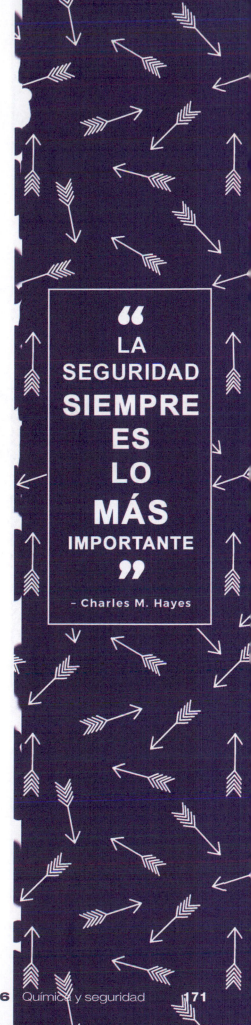

> **"LA SEGURIDAD SIEMPRE ES LO MÁS IMPORTANTE"**
>
> – Charles M. Hayes

TRANSPORTE

La primera vez que ingresa a una tienda de suministros de belleza como profesional con matrícula es muy emocionante. ¡Está en una tienda repleta de las herramientas de su oficio y ahora tiene permiso para comprarlas! Es importante que, mientras compra, preste atención a las etiquetas de los productos. Algunas pueden detallar advertencias que afectarán el modo en que transporte los productos. Por ejemplo: si una etiqueta dice: "No guardar a temperaturas superiores a los 25 grados" o "Evite la exposición directa a la luz solar", sabrá que no es seguro transportar este producto en el maletero o dejarlo dentro del coche en un caluroso día de verano. Además, sin importar qué temperatura haga afuera, si una botella permanece en el asiento trasero, en un lugar donde le da el sol a través de la ventana, podría calentarse demasiado y encenderse en llamas.

Otra consideración que debe tener al transportar sustancias químicas son los productos incompatibles, es decir aquellos que no deben mezclarse ni guardarse cerca uno del otro. Por ejemplo: el peróxido de hidrógeno es un revelador (oxidante de tinte) químico para el cabello que se usa con frecuencia; sin embargo, si se lo mezcla con lejía, genera gas de cloro, que puede ser mortal. Si tiene presente esta consideración, verá que conducir un auto con oxidante de tinte y lejía en el asiento trasero no es una buena idea. Todas las sustancias químicas deben transportarse en posición vertical y en sus recipientes originales; dado que muchas de ellas se vuelven más peligrosas al descomponerse, no deberán transportarse nunca los recipientes abiertos o parcialmente utilizados.

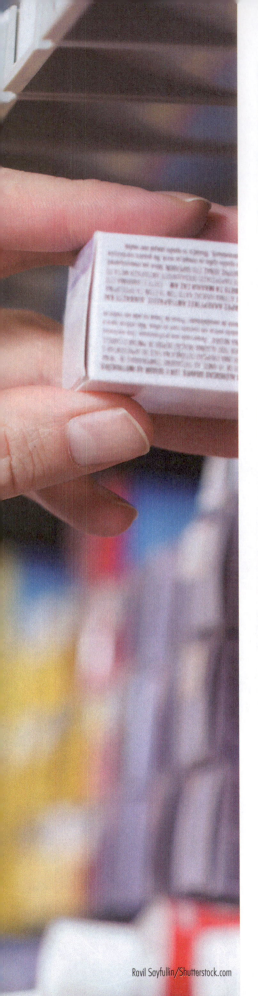

ALMACENAMIENTO

El almacenamiento de las sustancias químicas en salones, spas o barberías también es un área donde deben emplearse procesos estrictos de seguridad a fin de evitar lesiones o incendios. Contar con espacios destinados a guardar sustancias químicas específicas y no dejarlas reposar, incluso en lugares para desechos, puede hacer la diferencia entre un entorno seguro y un entorno poco seguro para usted y sus clientes. En particular, las sustancias químicas deberán estar bajo llave en todo momento: si un adulto puede alcanzarlas, también puede hacerlo un niño.

Todas las sustancias químicas deben guardarse y desecharse en sus recipientes originales. Incluso si hay dos sustancias químicas similares, no deberán combinarse al azar ni guardarse mezcladas. Al guardar sustancias químicas junto a otras, es fundamental saber cómo reaccionarían si entraran en contacto entre sí. Por ejemplo: si un oxidante como el peróxido de hidrógeno se mezcla con un solvente inflamable como la acetona, pueden producirse incendios; por lo tanto, colocar ese tipo de productos uno junto a otro podría generar un desastre (**Figura 6-17**).

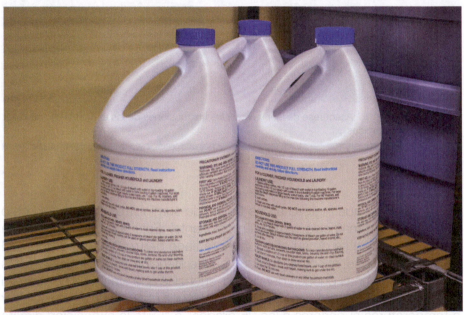

▲ **FIGURA 6-17** Guarde las sustancias químicas, en especial el blanqueador, en lugares seguros y designados para tal fin, de acuerdo con las pautas del fabricante.

PRECAUCIÓN

A pesar de que es una sustancia química muy común en salones, spas y barberías (e incluso en el hogar), el blanqueador puede implicar riesgos imprevisibles debido a su composición química y reactividad. El blanqueador nunca debe mezclarse con productos de limpieza a menos que la etiqueta del fabricante indique lo contrario en forma explícita, ya que inclusive el vinagre mezclado con blanqueador crea gas de cloro. De hecho, el blanqueador debe guardarse siempre alejado de otras sustancias químicas, dada la posibilidad de que se generen gases perjudiciales de forma inadvertida.

MEZCLAS

Si se mezclan sustancias químicas pueden producirse gases peligrosos, como cloro, tricloruro de nitrógeno, vapor de cloramina e hidracina. Dado que estos gases pueden resultar mortales, los procesos que se emplean para mezclar las sustancias químicas deben ser claros para todas las personas que trabajen en el salón, el spa o la barbería, y nunca deberán alterarse. Considere las siguientes pautas al mezclar o prepararse para mezclar sustancias químicas:

- La ubicación que use para mezclarlas debe tener buena ventilación y equipos de protección disponibles, incluido un frasco de colirio.
- Siempre lea las etiquetas de los químicos con detenimiento antes de mezclarlos. Si hay posibles reacciones detalladas y no sabe a ciencia cierta si debería mezclarlos, no los mezcle. Por ejemplo: el blanqueador tiene una advertencia en la etiqueta que dice que no debe mezclarse con ácidos ni productos con amoníaco; sin embargo, puede ser difícil determinar cuáles ingredientes son ácidos. Si tiene dudas, ¡no los mezcle!
- Use un dispositivo para medir, como un recipiente o una cuchara, y asegúrese de limpiarlo bien después de usarlo.
- Si usa químicos concentrados como desinfectantes, siempre añada la sustancia química al agua, no al revés.
- Si se mezclan químicos concentrados y se los usa en un recipiente secundario, como una botella de aerosol, dicho recipiente deberá etiquetarse con el nombre del producto, los ingredientes y todos los riesgos detallados por el fabricante.

DESECHO

Muchas de las sustancias químicas que se van por el drenaje de los lavabos en salones, spas y barberías son perjudiciales para el medioambiente y crean cargas en nuestros sistemas de agua residual. Desafortunadamente, si bien muchos productos tienen instrucciones para el desecho del recipiente, pocos indican cómo desechar la sustancia en sí. Sin embargo, en muchas partes del país hay programas de reciclaje de desechos químicos de servicios de belleza, y es probable que estos programas crezcan.

Si bien la mayoría de los estados y condados no regulan el desecho de sustancias químicas en salones, spas o barberías, es muy probable que *sí* se legisle al respecto durante los próximos años. Por este motivo, es importante revisar las reglas del estado de manera regular a fin de ver si hubo cambios.

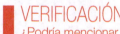

VERIFICACIÓN

¿Podría mencionar cuatro pautas para guardar sustancias químicas de manera adecuada?

INTERPRETAR LOS FOLLETOS INFORMATIVOS DE SEGURIDAD

La Norma de Comunicación de Riesgos de la OSHA exige que se notifique a los empleados acerca de los químicos que hay en el área de trabajo que pudieran resultar peligrosos. Antes de 2015, la hoja de datos de seguridad del material era utilizado para facilitar dicha información a los trabajadores y a los médicos de emergencias. En 2015, se sustituyeron por el Folleto Informativo de Seguridad (SDS);

si bien en esencia contienen la misma información, existen grandes diferencias entre ambos. Si bien ambos documentos tienen información valiosa de seguridad sobre los químicos, la organización y la facilidad para comprenderla se mejoró significativamente en el SDS.

Todos los SDS contienen dieciséis categorías, con nueve pictogramas aceptados; el fabricante de la sustancia lo distribuye de manera gratuita. La OSHA exige que haya un SDS disponible para cada sustancia química que se use en el salón. Además, es necesario que los SDS estén al alcance inmediato de los empleados, por lo que no resulta aceptable guardarlos en computadoras a las que solo pueden acceder los gerentes o en oficinas cerradas con llave(**Figura 6-18**). Recuerde que estos folletos se usan en casos de emergencia, que suelen ser situaciones caóticas en las que cada segundo cuenta.

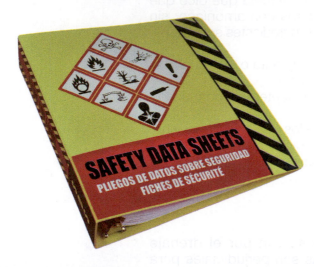

▲ **FIGURA 6-18** Los Pliegos de Datos sobre Seguridad deben estar al alcance inmediato de los empleados si ocurre una emergencia.

CATEGORÍAS DE LOS SDS

Las categorías de los SDS tienen un formato uniforme y un orden que todos los fabricantes deben respetar:

1. **Identificación:** incluye el nombre del producto y la información de contacto del fabricante o el distribuidor. También contiene el uso recomendado y las restricciones para el uso.
2. **Identificación de riesgos:** detalla todos los riesgos asociados al producto e incluye la clasificación de los riesgos (inflamable, etc.), información de precaución y los pictogramas del riesgo (**Figura 6-19**).
3. **Composición/información sobre los ingredientes:** identifica los ingredientes del producto, incluidas las concentraciones que se usan en las mezclas cuando los químicos no pueden revelarse por secreto comercial.
4. **Medidas de primeros auxilios:** incluye síntomas a corto y largo plazo, así como instrucciones de primeros auxilios.
5. **Medidas para combatir incendios:** detalla los extinguidores adecuados (y los no adecuados), riesgos químicos asociados con los incendios y los equipos de protección y las precauciones recomendadas.

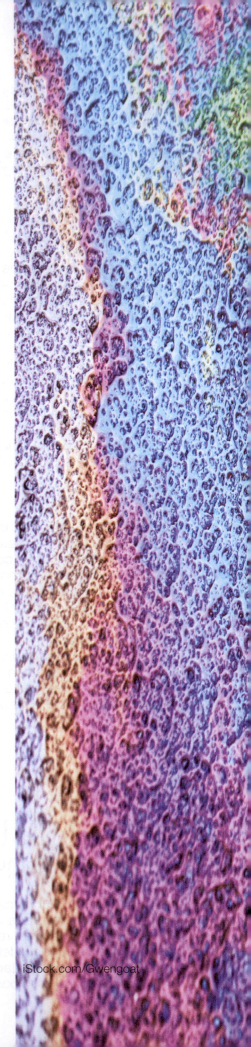

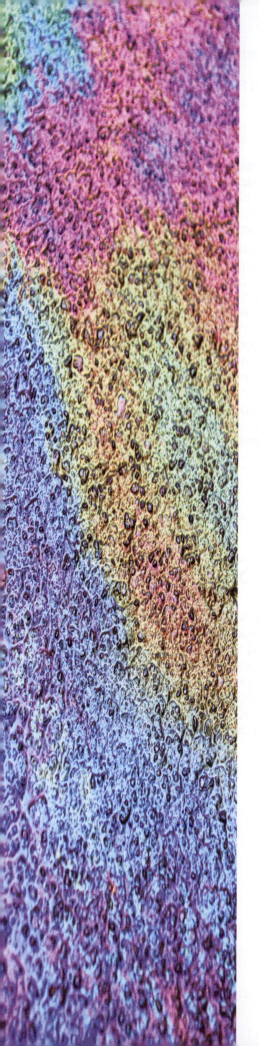

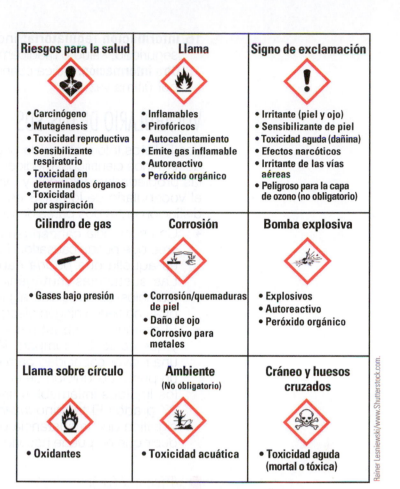

Riesgos para la salud	Llama	Signo de exclamación
• Carcinógeno • Mutagénesis • Toxicidad reproductiva • Sensibilizante respiratorio • Toxicidad en determinados órganos • Toxicidad por aspiración	• Inflamables • Piroféricos • Autocalentamiento • Emite gas inflamable • Autoreactivo • Peróxido orgánico	• Irritante (piel y ojo) • Sensibilizante de piel • Toxicidad aguda (dañina) • Efectos narcóticos • Irritante de las vías aéreas • Peligroso para la capa de ozono (no obligatorio)
Cilindro de gas	Corrosión	Bomba explosiva
• Gases bajo presión	• Corrosión/quemaduras de piel • Daño de ojo • Corrosivo para metales	• Explosivos • Autoreactivo • Peróxido orgánico
Llama sobre círculo	Ambiente (No obligatorio)	Cráneo y huesos cruzados
• Oxidantes	• Toxicidad acuática	• Toxicidad aguda (mortal o tóxica)

Rainer Lesniewski/www.Shutterstock.com.

▲ **FIGURA 6-19** Pictogramas de los Folletos Informativos de Seguridad indicados por el Sistema mundialmente armonizado de clasificación y etiquetado de productos químicos (GHS).

6. **Medidas para fugas accidentales:** detalla las instrucciones sobre cómo limpiar adecuadamente un derrame, los equipos de protección necesarios y las medidas de emergencia que deberán emplearse.

7. **Manipulación y almacenamiento:** incluye pautas para la manipulación y el almacenamiento seguros de sustancias químicas, incluidas las incompatibilidades entre químicos.

8. **Controles de exposición/protección personal:** especifica los límites recomendados de exposición y los métodos para reducirla, como los equipos de protección personal y la ventilación adecuada.

9. **Propiedades físicas y químicas:** consta de un mínimo de 18 propiedades, como el color, el pH y la viscosidad. Se deben tener en cuenta las propiedades desconocidas o que no sean relevantes en un producto.

10. **Estabilidad y reactividad:** incluye información sobre los riesgos ambientales, de estabilidad y de reacciones que se asocian al producto.

11. **Información toxicológica:** detalla los riesgos de la exposición, incluidos los síntomas como la irritación de la piel, así como las medidas de toxicidad.

12. **Información ecológica:** abarca el impacto de la sustancia química sobre el medioambiente, como la absorción en el agua subterránea o los riesgos para plantas y animales.

13. **Consideraciones sobre el desecho:** detalla los procedimientos para el desecho.

14. **Información de transporte:** enumera pautas y restricciones para un transporte seguro.

15. **Información regulatoria:** incluye regulaciones específicas sobre seguridad, salud o medioambiente.
16. **Otra información:** indica cuándo se creó el SDS o cuándo se actualizó por última vez[i].

VOCABULARIO DE LOS SDS

Los Folletos Informativos de Seguridad se valen de una amplia variedad de términos científicos, médicos y de otras especialidades que describen las propiedades químicas y los riesgos. Si bien este manual no cubre el vocabulario de los SDS en forma global, es importante hacer una distinción entre dos pares de términos interrelacionados:

- Una sustancia **cancerígena** es aquella que causa cáncer, o que se cree que puede causarlo. Una sustancia **mutagénica**, por el contrario, es aquella que *podría* causar cáncer, pero no siempre lo hace. Las sustancias mutagénicas pueden aumentar las mutaciones (cambios) de las células, algunas de las cuales pueden ser perjudiciales; otras no tienen ningún efecto en las funciones del cuerpo.
- El material **combustible** es aquel material capaz de encenderse y quemarse. En comparación con este, el material **inflamable** tiene una mayor capacidad para encenderse: el líquido combustible tiene un punto de ignición de entre 37 y 93 grados Celsius, mientras que los líquidos inflamables tienen un punto de ignición inferior a los 37 grados El término *inflamable* es un término más antiguo, que significa que la sustancia puede encenderse; *no inflamable* quiere decir que no puede hacerlo.

VERIFICACIÓN
Enumere todas las categorías que puede encontrar en un Folleto Informativo de Seguridad.

APLICAR CONCEPTOS DE QUÍMICA Y SEGURIDAD

¡Felicitaciones por completar este capítulo! Antes de continuar, tómese un momento para pensar cómo estos temas de química y seguridad con sustancias químicas se aplican a su disciplina particular. Debata con un compañero o un grupo de qué manera entrarán en juego las reacciones químicas en sus trabajos; qué procesos deberán respetar al transportar y guardar productos; toda medida de seguridad especial que necesitarán tomar durante los servicios a fin de protegerse a sí mismos y a los clientes; y demás temas pertinentes.

PROGRESO DE LAS COMPETENCIAS

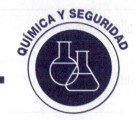

QUÍMICA Y SEGURIDAD

¿Cómo le está yendo con la química y seguridad? **Marque los siguientes Objetivos de aprendizaje del Capítulo 6 que considere que ha dominado; deje sin marcar aquellos objetivos a los que deberá volver:**

- [ ] EXPLICAR CONCEPTOS DE QUÍMICA Y SEGURIDAD.
- [ ] RECONOCER LOS ASPECTOS BÁSICOS DE LA ESTRUCTURA QUÍMICA.
- [ ] EXPLICAR LA DIFERENCIAS QUE EXISTEN ENTRE SOLUCIONES, SUSPENSIONES Y EMULSIONES.
- [ ] DESCRIBIR EL POTENCIAL DE HIDRÓGENO Y EL FUNCIONAMIENTO DE LA ESCALA DEL PH.
- [ ] RESUMIR LAS REACCIONES DE NEUTRALIZACIÓN Y DE REDOX.
- [ ] PONER EN PRÁCTICA LA SEGURIDAD CON LAS SUSTANCIAS QUÍMICAS.
- [ ] INTERPRETAR LOS FOLLETOS INFORMATIVOS DE SEGURIDAD.

GLOSARIO

acido glicólico	pág. 167	un alfahidroxiácido que se utiliza para exfoliar y bajar el pH de los productos.
ácido tioglicólico	pág. 167	líquido incoloro o cristales blancos con un fuerte olor desagradable que se usa en soluciones de ondulación permanente
agente oxidante	pág. 169	una sustancia que libera oxígeno.
agente reductor	pág. 169	una sustancia que agrega hidrógeno a un compuesto químico o sustrae oxígeno de dicho compuesto.
álcalis	pág. 167	también se denominan *bases* y son compuestos que reaccionan con los ácidos para formar sales.
alcanolaminas	pág. 164	sustancias alcalinas que se usan para neutralizar ácidos o incrementar el pH de muchos productos para el cabello.
alcoholes volátiles	pág. 164	alcoholes que se evaporan con facilidad.

alfahidroxiácidos	pág. 167	se abrevia AHA; ácidos derivados de las plantas (principalmente frutas), que a menudo se utilizan para exfoliar la piel.
amoníaco	pág. 164	gas incoloro con un olor penetrante, compuesto de hidrógeno y nitrógeno.
anión	pág. 165	un ion con carga eléctrica negativa.
átomos	pág. 155	los componentes químicos más pequeños de un elemento (denominados a menudo partículas), que componen el elemento y conservan sus mismas propiedades.
cambio físico	pág. 157	un cambio en la forma o las propiedades físicas de una sustancia, sin una reacción química o la formación de una nueva sustancia.
cambio químico	pág. 157	un cambio en la constitución o composición química de una sustancia.
carcinógeno	pág. 176	una sustancia que causa cáncer, o que se cree que puede causarlo.
catión	pág. 165	un ion con una carga eléctrica positiva.
combustible	pág. 176	material que es capaz de encenderse y quemarse.
combustión	pág. 170	oxidación rápida de cualquier sustancia, acompañada de la producción de calor y luz.
compuestos orgánicos volátiles	pág. 164	se abrevia COV; compuestos que contienen carbono (orgánico) y se evaporan muy fácilmente (volátiles).
electrones	pág. 155	partículas subatómicas con carga eléctrica negativa.
elemento	pág. 154	la forma más simple de materia química; un elemento no puede reducirse a una sustancia más simple sin perder su identidad.
emulsión	pág. 160	una mezcla física inestable de dos o más sustancias inmiscibles (sustancias que normalmente no se mantienen mezcladas) más un ingrediente especial que se denomina emulsionante.
emulsión de aceite en agua	pág. 162	se abrevia emulsión O/W; gotas de aceite emulsionadas en agua.
emulsión de agua en aceite	pág. 162	se abrevia emulsión W/O; gotas de agua emulsionadas en aceite.
emulsionante	pág. 160	un ingrediente que une dos materiales normalmente incompatibles y los liga en una mezcla uniforme y bastante estable.

escala de pH	pág. 166	una medida de la acidez y la alcalinidad de una sustancia; la escala del pH va en un rango de 0 a 14, donde 7 es neutro. Un pH menor que 7 es una solución ácida; un pH mayor a 7 es una solución alcalina.
Folleto Informativo de Seguridad	pág. 173	exigido por ley para todos los productos a la ventea; los SDS incluyen información sobre la seguridad del producto recopilada por el fabricante, incluidos los ingredientes peligrosos, los procedimientos de manipulación y uso seguros, las pautas correspondientes de eliminación de productos, las medidas de precaución para reducir el riesgo de daños accidentales o la sobreexposición.
glicerina	pág. 164	sustancia dulce, incolora y aceitosa que se utiliza como solvente e hidratante en las cremas para la piel y el cuerpo.
hidrófila	pág. 161	capaz de combinarse con el agua o que la atrae (afín al agua).
hidróxido de sodio	pág. 167	un álcali muy fuerte que se utiliza en productos químicos y limpiadores, comúnmente conocido como *lejía*.
incompatibles	pág. 171	sustancias que no deben mezclarse ni guardarse cerca las unas de las otras.
inflamable	pág. 176	material que es capaz de encenderse y quemarse, y cuya capacidad de encenderse es mayor a la del material combustible.
inmiscible	pág. 160	líquidos que no se pueden mezclar para formar soluciones estables.
ion	pág. 165	un átomo o molécula que posee una carga eléctrica.
ionización	pág. 165	la separación de un átomo o una molécula en iones positivos y negativos.
lipofílico	pág. 161	que tiene afinidad o atracción hacia las grasas y los aceites (afín al aceite).
materia	pág. 154	toda sustancia que ocupa espacio y tiene masa (peso).
mezcla física	pág. 158	una combinación física de materia, en cualquier proporción.
miscibles	pág. 160	líquidos mutuamente solubles, lo que implica que se pueden mezclar para formar soluciones estables.
molécula	pág. 155	una combinación química de dos o más átomos en proporciones definidas (fijas).
molécula elemental	pág. 156	molécula que contiene dos o más átomos del mismo elemento en proporciones definidas (fijas).

moléculas compuestas	pág. 156	también llamadas compuestos; una combinación química de dos o más átomos de elementos diferentes en proporciones definidas (fijas).
mutágeno	pág. 176	una sustancia que aumenta las mutaciones de las células, algunas de las cuales pueden ser perjudiciales; otras no tienen ningún efecto en las funciones del cuerpo; *podría* causar cáncer, pero no siempre lo hace.
neutrones	pág. 155	partícula subatómica sin carga.
oxidación-reducción	pág. 169	también conocida como *redox*; reacción química en la cual el agente oxidante se reduce (mediante la pérdida de oxígeno) y el agente reductor se oxida (mediante la ganancia de oxígeno).
pH	pág. 165	la abreviatura que se utiliza para el potencial de hidrógeno; el pH representa la cantidad de iones hidrógeno.
propiedades físicas	pág. 158	características que se pueden determinar sin una reacción química y que no causan cambios químicos en la sustancia.
propiedades químicas	pág. 158	características que se pueden determinar solamente con una reacción química y un cambio químico en la sustancia.
protones	pág. 155	partículas subatómicas con carga eléctrica positiva.
química	pág. 154	ciencia que se ocupa de la composición, las estructuras y las propiedades de la materia y el modo en que esta se altera bajo diferentes condiciones.
reacción endotérmica	pág. 170	reacción química que requiere la absorción de energía o de calor de una fuente externa para que ocurra.
reacción exotérmica	pág. 169	reacción química que libera una cantidad importante de calor.
reacciones de neutralización ácido-álcali	pág. 168	cuando los ácidos se mezclan con los álcalis en proporciones iguales, lo que equilibra el pH total y hace que se forme agua (H_2O) y una sal.
siliconas	pág. 164	tipo especial de aceite que se emplea en acondicionadores para el cabello, lubricantes resistentes al agua para la piel y secadores de esmalte para uñas.
sobreexposición	pág. 165	contacto prolongado, repetido o de larga duración que puede provocar sensibilidad.
solución	pág. 159	una mezcla estable y uniforme de dos o más sustancias.
solución ácida	pág. 166	una solución que tiene un pH por debajo de 7 (neutra).
solución alcalina	pág. 166	una solución que tiene un pH por encima de 7 (neutra).

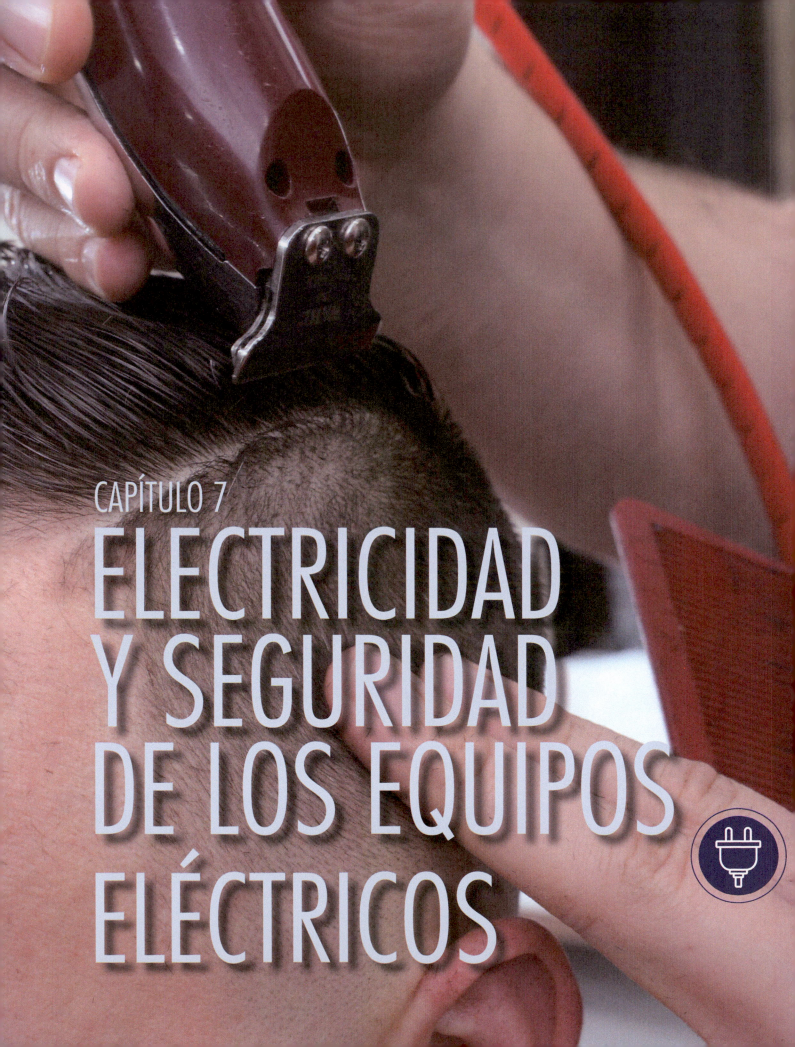

CAPÍTULO 7

ELECTRICIDAD Y SEGURIDAD DE LOS EQUIPOS ELÉCTRICOS

"El entusiasmo es la electricidad de la vida."

Gordon Parks

OBJETIVOS DE APRENDIZAJE

AL FINALIZAR ESTE CAPÍTULO, USTED PODRÁ:

1. EXPLICAR QUÉ ES LA ELECTRICIDAD Y LA SEGURIDAD DE LOS EQUIPOS ELÉCTRICOS.

2. TENER UNA NOCIÓN GENERAL DE LA TEORÍA ELÉCTRICA.

3. PONER EN PRÁCTICA LA SEGURIDAD DE LOS EQUIPOS ELÉCTRICOS.

4. RECONOCER MODALIDADES DE ELECTROTERAPIA.

5. ANALIZAR QUÉ ES LA ENERGÍA LUMÍNICA.

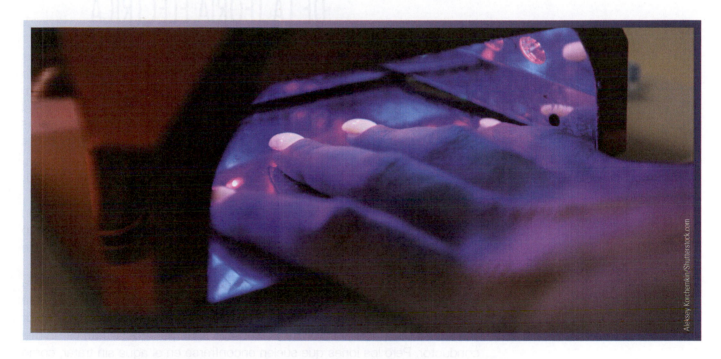

Aleksey Kuchemkin/Shutterstock.com

EXPLICAR QUÉ ES LA ELECTRICIDAD Y LA SEGURIDAD DE LOS EQUIPOS ELÉCTRICOS

Usted decidió ingresar a este campo porque le encanta la belleza y el bienestar, y todos los servicios que ofrece a los clientes: de peluquería y coloración a faciales, masajes y apliques de uñas. ¿Cuántos de estos servicios podría ofrecer sin utilizar la electricidad? A lo largo de este capítulo, aprenderá cuán importante es para los profesionales de la belleza tener conocimientos básicos de electricidad.

Los profesionales de la belleza deben estudiar la electricidad y comprenderla bien porque:

- Los profesionales de la belleza dependen de una variedad de artefactos eléctricos. Saber qué es la electricidad, qué son los dispositivos de seguridad de los equipos eléctricos y cómo funcionan permitirá que los profesionales utilicen sus herramientas de forma inteligente y segura.
- La comprensión de los conceptos básicos de electricidad les permitirá utilizar y cuidar en forma adecuada sus equipos y herramientas.
- El uso de electricidad afecta otros aspectos en el salón, spa o barbería, tales como la iluminación y la temperatura de las herramientas con calor. Afecta todos los servicios que los profesionales de la belleza les ofrecen a sus clientes.
- Las máquinas eléctricas y de terapia de luz avanzada requieren una comprensión básica de la teoría eléctrica para utilizarlas de forma segura y eficiente.

TENER UNA NOCIÓN GENERAL DE LA TEORÍA ELÉCTRICA

Si observa los relámpagos en una noche de tormenta, lo que ve son los efectos de la electricidad. Si enchufa un artefacto con cables en mal estado y salen chispas del tomacorriente, también verá los efectos de la electricidad. En realidad, no está viendo la electricidad, sino sus efectos *visuales* en el aire circundante. La electricidad no ocupa espacio ni tiene masa (peso), así que no es materia. Si no es materia, ¿entonces qué es? La Electricidad es el movimiento de electrones de un átomo a otro por medio de un conductor. La electricidad es una forma de energía que, cuando está en movimiento, genera efectos magnéticos, químicos o térmicos.

Una corriente eléctrica es el flujo de electricidad que pasa a través de un conductor. Todos los materiales se pueden clasificar como conductores o no conductores según la facilidad con la que se pueda transmitir una corriente eléctrica a través de ellos.

Un conductor es todo el material que conduce electricidad. La mayoría de los metales son buenos conductores. Esto significa que la electricidad pasará fácilmente a través del material. El cobre en particular es un buen conductor y se utiliza en cables y motores eléctricos. El agua pura (destilada) es un mal conductor. Pero los iones que suelen encontrarse en el agua sin tratar, como el agua del grifo, de un río o de un lago, la hacen un buen conductor. Esto explica el motivo por el que no se debe nadar en un lago durante una tormenta eléctrica.

Un no conductor, también conocido como un *aislante*, es un material que no transmite electricidad. La goma, la seda, la madera, el vidrio y el cemento son buenos aislantes. Los cables eléctricos están compuestos de hebras de metal retorcidas (conductores) cubiertas con un revestimiento de goma o plástico (no conductor o aislante). Un circuito eléctrico completo es el trayecto que las corrientes eléctricas negativas y positivas recorren desde la fuente generadora, a través de los conductores y de regreso a la fuente generadora.

TIPOS DE CORRIENTE ELÉCTRICA

Existen dos tipos de corriente eléctrica:

- La **corriente continua**, que se abrevia como CC, es una corriente constante que circula de manera uniforme en una sola dirección y que se produce por medios químicos. Las linternas, los celulares y las herramientas inalámbricas utilizan la corriente continua generada por baterías. La batería de su automóvil almacena energía eléctrica. Sin ella, su automóvil no arrancaría. Un **transformador** es un aparato que convierte la corriente continua en corriente alterna. Suelen tener un enchufe y un cable. Permiten utilizar artefactos fuera del salón, spa, barbería u hogar que normalmente enchufaría a un tomacorriente de pared. El cargador de un teléfono móvil en un automóvil es un ejemplo de un transformador (**Figura 7-1**).

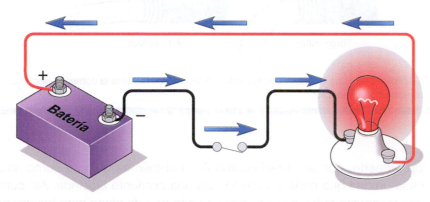

▲ **FIGURA 7-1** Un circuito eléctrico completo de corriente continua (CC).

- La **corriente alterna**, que se abrevia como CA, es una corriente rápida e interrumpida que fluye primero en una dirección y luego en la dirección contraria. Se produce por medios mecánicos y cambia de dirección 60 veces por segundo. Los secadores de cabello, los rizadores, las limas eléctricas y las lámparas de mesa con cable que se conecta a un tomacorriente de pared utilizan corriente alterna. Un **rectificador** es un aparato que convierte la corriente alterna en corriente continua. Las maquinillas eléctricas inalámbricas y los cargadores de teléfono utilizan un rectificador para cambiar la CA de un tomacorriente de pared a la CC necesaria para recargar las baterías.

La **tabla 7-1** señala las diferencias entre corriente alterna y corriente continua.

TABLA 7–1: CORRIENTE CONTINUA Y CORRIENTE ALTERNA

CORRIENTE CONTINUA (CC)	CORRIENTE ALTERNA (CA)
Tiene un flujo constante y parejo.	Tiene un flujo rápido e interrumpido.
Viaja en una sola dirección.	Viaja en dos direcciones.
Se produce por medios químicos.	Se produce por medios mecánicos.

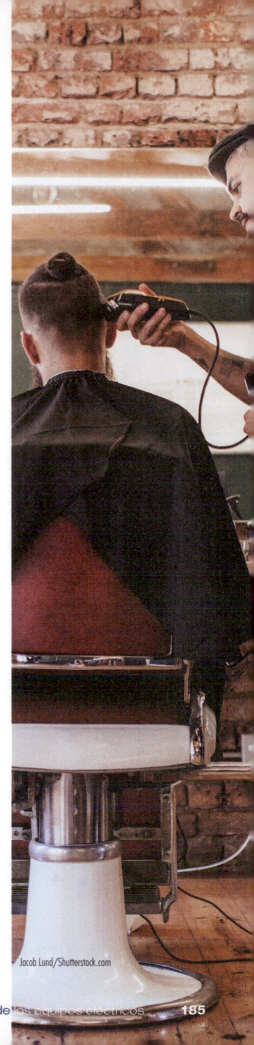

MEDIDAS ELÉCTRICAS

El flujo de una corriente eléctrica se puede comparar con el agua que fluye por una manguera. Sin presión, ni el agua ni la electricidad podrían fluir.

- Un **voltio**, que se abrevia como V y también se conoce como *voltaje*, es la unidad que mide la presión o fuerza que impulsa la corriente eléctrica a través de un conductor (**Figura 7-2**). Las baterías de automóviles son de 12 voltios. Los tomacorrientes de pared comunes que alimentan sus herramientas son de 120 voltios. La mayoría de los aires acondicionados y las secadoras de ropa funcionan con 240 voltios. Un voltaje más alto indica más energía.

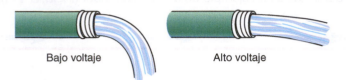

Bajo voltaje   Alto voltaje

▲ **FIGURA 7-2** Los voltios miden la presión o fuerza que impulsa la corriente eléctrica a través de un conductor.

- Un **amperio**, que se abrevia como A y también se conoce como *amp*, es la unidad que mide la potencia de una corriente eléctrica. Así como una manguera debe ser lo suficientemente grande como para transportar la cantidad de agua que fluye a través de ella, un cable eléctrico debe ser lo suficientemente grande como para transportar la cantidad de electricidad (amperios) que fluye a través de él. Un secador de cabello con clasificación de 12 amperios debe tener un cable el doble de grueso que uno con clasificación de 6 amperios. De lo contrario, el cable puede sobrecalentarse y provocar un incendio. Una clasificación superior de amperios indica una mayor cantidad de electrones y una corriente más potente (**Figura 7-3**).

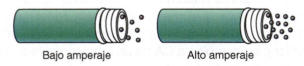

Bajo amperaje   Alto amperaje

▲ **FIGURA 7-3** Los amperios miden la fuerza de la corriente eléctrica.

- Un **miliamperio**, que se abrevia como mA, equivale a 1/1000 de un amperio. La corriente utilizada para los tratamientos faciales y del cuero cabelludo se mide en miliamperios, pues una corriente de amperios sería demasiado potente. Si se utilizara para tratamientos faciales y del cuero cabelludo, la corriente de amperio dañaría la piel o el cuerpo.
- Un **ohmio**, que se abrevia como O, es una unidad que mide la resistencia de una corriente eléctrica. La corriente no fluirá por un conductor a menos que la fuerza (voltios) sea más potente que la resistencia (ohmios).

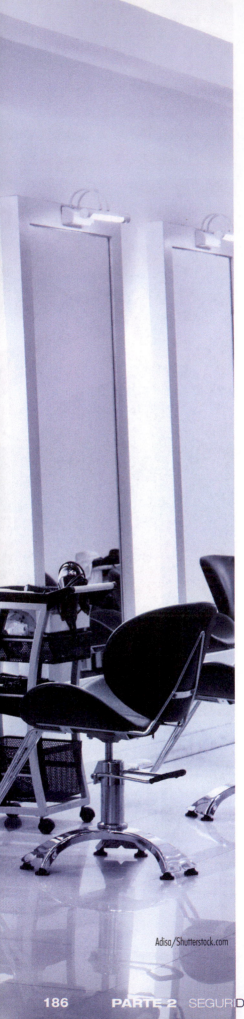

- Un vatio, que se abrevia como W, es la unidad que mide cuánta energía eléctrica se utiliza en un segundo. Una bombilla de 40 vatios consume 40 vatios de energía por segundo.
- Un kilovatio, que se abrevia como kw, equivale a 1000 vatios. La electricidad de su hogar se mide en kilovatios por hora (kWh). Un secador de cabello de 1000 vatios (1 kilovatio) consume 1000 vatios de energía por segundo.

VERIFICACIÓN
Mencione los dos tipos de corriente eléctrica.

PONER EN PRÁCTICA LA SEGURIDAD DE LOS EQUIPOS ELÉCTRICOS

Cuando trabaje con electricidad, siempre debe preocuparse por su seguridad y la de sus clientes. Todos los equipos eléctricos se deben inspeccionar periódicamente para determinar si están funcionando en forma segura. Las conexiones eléctricas sin cuidado y los circuitos con sobrecarga pueden provocar descargas eléctricas, quemaduras o incluso un grave incendio.

DISPOSITIVOS DE SEGURIDAD

Un cable que no sea lo bastante grande como para transportar la corriente eléctrica que pasa por él se sobrecalentará. El elemento térmico en un secador de cabello o rizador se calienta porque no es lo bastante grande como para transportar la corriente eléctrica. Los elementos térmicos están diseñados para sobrecalentarse y son seguros cuando se utilizan de forma adecuada; sin embargo, cuando los cables eléctricos en una pared se sobrecalientan, pueden provocar un incendio. Si pasa demasiada corriente a través de un circuito o fusible, el disyuntor desconecta el circuito para prevenir el sobrecalentamiento.

Estos son los dispositivos de seguridad de los equipos eléctricos que puede encontrar cuando trabaja en un salón, spa o barbería:

- Un fusible evita que pase demasiada corriente por un circuito. Está diseñado para quemarse o fundirse cuando el cable se calienta demasiado por una sobrecarga del circuito con mucha corriente, como sucede cuando hay equipos con fallas o varios artefactos conectados a una fuente eléctrica. Para restaurar el circuito, desconecte el artefacto, revise todas las conexiones y los materiales aislantes, inserte un fusible nuevo y luego vuelva a conectar el artefacto. Con frecuencia, los fusibles están en edificios antiguos que no se han renovado o modernizado.

- Un disyuntor es un interruptor que corta o interrumpe automáticamente un circuito eléctrico ante la primera señal de sobrecarga. Los disyuntores han sustituido a los fusibles en los circuitos eléctricos modernos. Tienen las mismas características de seguridad que los fusibles, pero no requieren reemplazo y se pueden reestablecer de forma sencilla si se vuelve el disyuntor a su posición original. Un secador de cabello tiene un disyuntor situado en el enchufe eléctrico que está diseñado para protegerlos tanto a usted como a sus clientes en caso de sobrecarga o cortocircuito. Cuando un disyuntor se desconecta, debe desenchufar el artefacto y revisar todas las conexiones y los materiales aislantes antes de reestablecerlo (**Figura 7-4**).

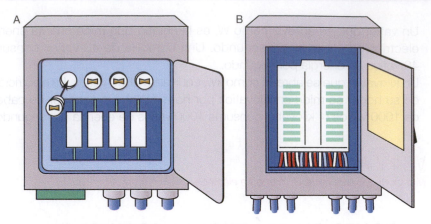

▲ **FIGURA 7-4** Caja de fusibles (A) y disyuntores (B).

CONEXIÓN A TIERRA

La **conexión a tierra** completa el circuito eléctrico y desvía la corriente de manera segura. Es otra manera importante de proporcionar seguridad de los equipos eléctricos. Todos los artefactos eléctricos deben tener al menos dos conexiones eléctricas rectangulares, o clavijas, en el enchufe. Recibe el nombre de enchufe de dos clavijas. Las dos clavijas suministran corriente eléctrica al circuito. Si examina en detalle las dos clavijas, verá que una es ligeramente más larga que la otra. Esto garantiza que el enchufe solo se pueda insertar en el tomacorriente de una forma y los protege tanto a usted como a su cliente de sufrir una descarga eléctrica en caso de que se produzca un cortocircuito.

Para lograr una mayor protección, algunos artefactos (sobre todo los que tienen carcasa de metal) poseen una tercera conexión eléctrica circular que es una clavija de conexión a tierra. Recibe el nombre de enchufe de tres clavijas. La clavija de conexión a tierra está diseñada para garantizar un trayecto seguro de la electricidad y proteger al usuario de sufrir una descarga eléctrica incluso en caso de que se suelte un cable. Los artefactos con una tercera clavija circular de conexión a tierra ofrecen la mayor protección para usted y sus clientes (**Figura 7-5**).

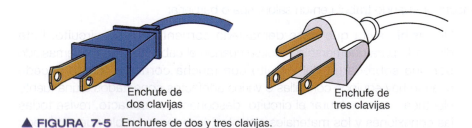

Enchufe de
dos clavijas

Enchufe de
tres clavijas

▲ **FIGURA 7-5** Enchufes de dos y tres clavijas.

INTERRUPTORES DE CIRCUITO POR FALLA A TIERRA

Un **interruptor de circuito por falla a tierra** (ICFT) está diseñado para evitar una descarga eléctrica al interrumpir un circuito doméstico si tiene alguna fuga. Los ICFT son obligatorios según las normas de electricidad para los tomacorrientes de baños, cocinas y algunos de exteriores. Un ICFT está diseñado para detectar corrientes de pocos miliamperios y activar la caja de disyuntores del tomacorriente o del panel de disyuntores para evitar una descarga. Si funciona correctamente, un ICFT tiene una luz verde que se vuelve roja cuando se activa. Luego de quitar el artefacto del tomacorriente, se puede reestablecer con el botón correspondiente del panel (**Figura 7-6**).

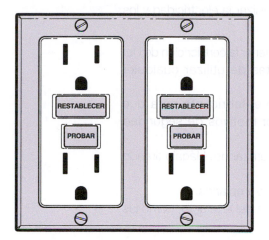

▲ **FIGURA 7-6** Enchufes ICFT.

UNDERWRITERS LABORATORIES

Underwriters Laboratories (UL) certifica la seguridad de los artefactos eléctricos. Los rizadores, los secadores de cabello, las maquinillas eléctricas, las lámparas UV, las sillas de pedicura, los mitones calefactores, las limas eléctricas y otros deben contar con la aprobación de UL. Este certifica que estos dispositivos son seguros cuando se utilizan de acuerdo con las instrucciones del fabricante. Siempre busque el símbolo UL en los artefactos eléctricos y tómese el tiempo necesario para leer y seguir las instrucciones del fabricante (**Figura 7-7**).

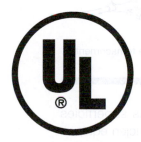

▲ **FIGURA 7-7** Símbolo UL, como aparece en los dispositivos eléctricos.

ACTIVIDAD

Inspección de dispositivos
Verifique si todos los elementos eléctricos en su equipo en el salón de clases cuentan con la aprobación UL. También observe todas las etiquetas, precauciones y advertencias de estas herramientas y tome nota sobre lo que encuentre. Comparta las observaciones con sus compañeros.

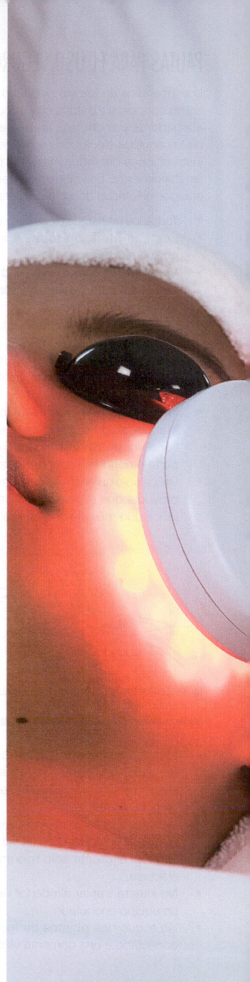

PAUTAS PARA EL USO SEGURO DE LOS EQUIPOS ELÉCTRICOS

Los incendios en los salones se deben, por lo general, a problemas eléctricos como cortocircuitos en los cables del edificio o el uso inadecuado de artefactos, alargadores y enchufes. Tomar las precauciones necesarias sobre seguridad de los equipos eléctricos implica respetar las pautas recomendadas por UL, las instrucciones del fabricante y las políticas e instrucciones de seguridad de su establecimiento. Las siguientes pautas le ayudarán a utilizar la electricidad y los equipos eléctricos de forma segura.

- Todos los artefactos eléctricos que se utilicen deben tener la certificación de UL.
- Lea con atención todas las instrucciones antes de utilizar cualquier equipo eléctrico.
- Siempre registre los artefactos eléctricos con el fabricante para que se le notifique cualquier retiro del mercado por motivos de seguridad de forma inmediata.
- Desconecte todos los artefactos que no se estén utilizando. Hágalo tirando del enchufe y no del cable.
- Desconecte todos los artefactos eléctricos antes de limpiarlos.
- Nunca coloque horquillas o cables en ninguna parte del artefacto, como las rejillas para pelusas.
- Inspeccione periódicamente todos los equipos eléctricos.
- Mantenga los cables, los enchufes y los equipos eléctricos en buenas condiciones. No utilice cables que tengan alambres expuestos en cualquier parte o donde se acopla al artefacto.
- Utilice solo un enchufe para cada tomacorriente ya que la sobrecarga puede provocar que el disyuntor salte. Si necesita más de un enchufe en un área, utilice uno múltiple con un protector contra sobretensiones (**Figura 7-8**).

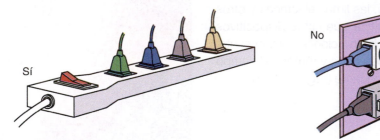

▲ **FIGURA 7-8** Utilice un solo enchufe por tomacorriente en un arreglo de tomacorrientes o en la pared.

- Eviten, tanto usted como su cliente, el contacto con las superficies metálicas y el agua cuando se utiliza electricidad, y no manejen equipos eléctricos con las manos mojadas o mientras se encuentren parados sobre un piso húmedo.
- Mantenga los cables eléctricos lejos del piso y de los pies de todas las personas, ya que, al enredarse con un cable, usted o su cliente podrían tropezar.
- No deje al cliente solo mientras se encuentre conectado a un dispositivo eléctrico.
- No intente limpiar alrededor de los tomacorrientes eléctricos mientras haya un equipo enchufado.
- No toque dos objetos de metal al mismo tiempo si alguno de ellos está conectado a una corriente eléctrica.

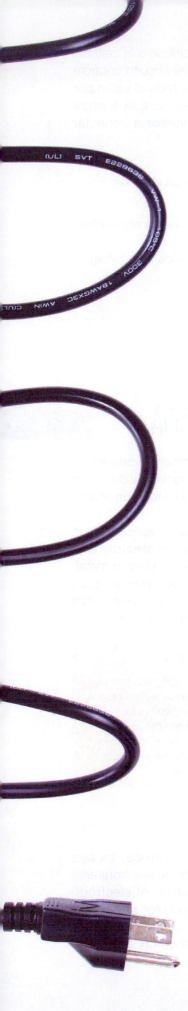

- No pise los cables eléctricos ni ponga objetos sobre ellos.
- No permita que los cables eléctricos se tuerzan, ya que esto puede provocar un cortocircuito.
- No altere un enchufe de tres clavijas para que se ajuste a un tomacorriente de dos clavijas.
- No intente reparar los artefactos eléctricos. Si tiene un problema con un cable, dispositivo o artefacto eléctrico, informe de inmediato a su supervisor, lleve el objeto a un servicio técnico o llame a un electricista certificado o representante de servicio técnico para resolver el problema.
- Si ve chispas cuando enchufa o desenchufa un artefacto, no utilice el artefacto o el enchufe hasta que un electricista certificado verifique que es seguro.
- Verifique con regularidad que los extintores sean aptos para incendios eléctricos, que no se encuentren vencidos y que sepa cómo utilizarlos.
- Quite la pelusa de las secadoras de ropa antes de cada carga para reducir la posibilidad de un incendio.

ACTIVIDAD

Búsqueda de riesgos

Evalúe la seguridad de los equipos eléctricos de su hogar o salón de clases. ¿Qué dispositivos de seguridad puede encontrar (ICFT, disyuntores, protectores contra sobretensiones, etc.)? ¿Cuáles son algunos riesgos potenciales? ¿Cómo debe hacer frente o minimizar estos riesgos eléctricos? Comparta los resultados con sus compañeros.

QUÉ HACER ANTE UNA EMERGENCIA ELÉCTRICA

Casi todos los incidentes eléctricos en un salón, spa o barbería se relacionarán con artefactos de bajo voltaje (menos de 500 vatios). Las descargas eléctricas de bajo voltaje casi nunca son graves, pero pueden ser bastante dolorosas y peligrosas para algunas personas. Es importante que preste atención a las señales de desgaste y reemplace o suspenda el uso de artefactos o enchufes apenas note estas señales.

Si recibe una sensación de descarga suave mientras utiliza, enciende, apaga, enchufa o desenchufa un artefacto eléctrico:

- Deje de utilizar el artefacto de forma inmediata y apáguelo por completo.
- Desenchúfelo desde la pared o apague el disyuntor para ese enchufe.
- Reemplace el artefacto o hágalo reparar por un representante de servicio técnico autorizado.
- Si ocurren situaciones similares con otros artefactos en el mismo enchufe, suspenda el uso de ese enchufe hasta que un electricista certificado apruebe su uso.

Si se le cae un artefacto eléctrico en el agua:

- Si el enchufe se encuentra protegido por el ICFT, cortará el circuito de forma inmediata y puede desenchufar el artefacto de la pared luego de apagar el artefacto. NO ponga una mano en el agua y la otra en el enchufe; si el enchufe sigue funcionando, su cuerpo conducirá la electricidad.

- Si el enchufe no se encuentra protegido por el ICFT, diríjase a la caja del disyuntor y apague el circuito. Si no está seguro de qué circuito controla ese enchufe, lo mejor es cortar la energía eléctrica de todo el salón por un momento mientras soluciona la situación. Una vez que la energía se encuentre apagada, desenchufe el artefacto y vuelva a conectar la energía eléctrica.
- Nunca utilice un artefacto que cayó en el agua.

Cuándo buscar atención médica después de una descarga eléctrica:

- En cualquier momento durante el embarazo.
- Si tiene quemaduras en la piel, en particular aquellas que se encuentran abiertas o que no se curan con el paso del tiempo.
- Si no tiene la vacuna antitetánica (se coloca cada cinco años en adultos).

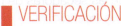

VERIFICACIÓN

¿Cuáles son al menos cinco pautas que se deben seguir para mantener la seguridad de los equipos eléctricos?

RECONOCER MODALIDADES DE ELECTROTERAPIA

El uso de corriente eléctrica para tratar la piel se suele denominar electroterapia. Las corrientes que se utilizan en los tratamientos eléctricos faciales y del cuero cabelludo se denominan modalidades. Cada modalidad produce un efecto diferente en la piel.

Un electrodo, que también se conoce como *sonda*, es un aplicador que se utiliza para dirigir corriente eléctrica desde un dispositivo de electroterapia hasta la piel del cliente. Por lo general, está hecho de carbono, vidrio o metal. Cada modalidad requiere de dos electrodos (uno negativo y uno positivo) para conducir el flujo de electricidad a través del cuerpo. La única excepción a esta regla es la corriente de alta frecuencia Tesla, que utiliza un solo electrodo.

PRECAUCIÓN

Las casas y los edificios antiguos pueden tener tomacorrientes de pared de dos clavijas. Algunos equipos y herramientas tienen enchufes de tres clavijas. Nunca altere los cables de una casa o edificio, los tomacorrientes de pared ni los enchufes para lograr que se adapten a su equipo o sus herramientas. Existen adaptadores, si fuese adecuado que utilice uno. Pregúntele al fabricante y a la tienda local de hardware si puede utilizar un adaptador y, de ser así, qué tipo de adaptador se recomienda.

POLARIDAD

La polaridad se refiere a los polos de una corriente eléctrica, ya sea positivo o negativo. Los electrodos de muchos dispositivos de electroterapia tienen un polo de carga negativa y uno de carga positiva. Al electrodo positivo se lo conoce como ánodo, por lo general es de color rojo y está marcado con una P o el signo más (+). El electrodo negativo recibe el nombre de cátodo, por lo general es negro y está marcado con una N o el signo menos (–) (**Figura 7-9**). Los electrones con carga negativa del cátodo fluyen hacia el ánodo con carga positiva. Si los electrodos no vienen marcados, pida a su instructor, gerente o supervisor que le ayude a determinar los polos positivo y negativo.

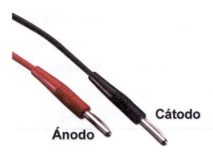

Cátodo

Ánodo

▲ **FIGURA 7-9** Ánodo (+) y cátodo (–).

MODALIDADES

Las modalidades principales utilizadas en los servicios de belleza y bienestar son la corriente galvánica, la microcorriente y la corriente de alta frecuencia Tesla.

CORRIENTE GALVÁNICA

La corriente galvánica es una corriente continua y constante que tiene un polo positivo y un negativo y que produce cambios químicos cuando atraviesa los tejidos y los fluidos del cuerpo.

¿SABÍA QUE…?

La corriente galvánica debe su nombre a Luigi Galvani, un médico, físico, biólogo y filósofo italiano (1737–1798). Sus estudios acerca de las cargas eléctricas y cómo afectan a los músculos de los animales ayudó a otros a desarrollar las máquinas de corriente galvánica que se utilizan actualmente en los salones y spas.

La corriente galvánica permite dos reacciones químicas diferentes, según la polaridad (positiva o negativa) que se utiliza (**Tabla 7-2**). El electrodo activo es el que se utiliza en el área de tratamiento. El electrodo inactivo es el polo opuesto al electrodo activo. Los efectos producidos por el polo positivo son exactamente opuestos a los producidos por el polo negativo. La corriente galvánica se utiliza para aplicar productos solubles en agua a la piel sin heridas (el término científico es *foresis*) (**Figura 7-10**).

La iontoforesis es el proceso de aplicar productos solubles en agua a la piel mediante corriente eléctrica, como por ejemplo en el uso de los polos positivo y negativo de una máquina galvánica.

La cataforesis aplica un producto ácido (positivo) a los tejidos más profundos mediante corriente galvánica desde el polo positivo hacia el polo negativo.

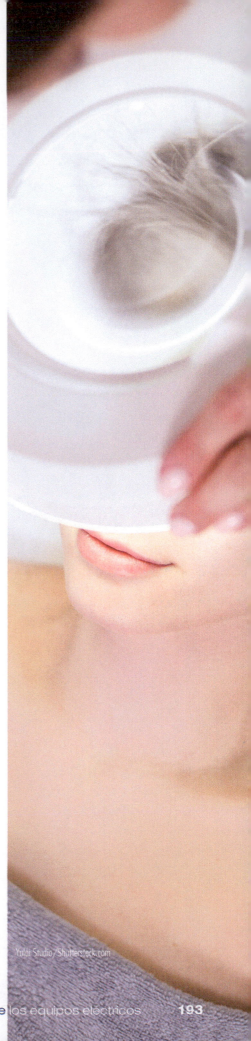

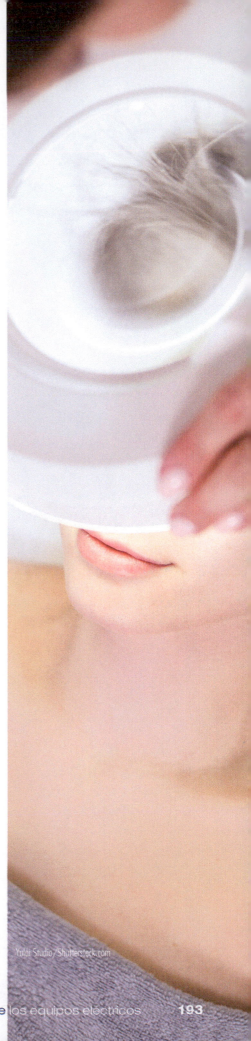Yulai Studio/Shutterstock.com

TABLA 7–2: EFECTOS DE LA CORRIENTE GALVÁNICA

POLO POSITIVO (ÁNODO) CATAFORESIS	POLO NEGATIVO (CÁTODO) ANAFORESIS
Produce reacciones ácidas.	Produce reacciones alcalinas.
Cierra los poros.	Abre los poros.
Calma los nervios.	Estimula e irrita los nervios.
Reduce el suministro de sangre.	Aumenta el suministro de sangre.
Contrae los vasos sanguíneos.	Expande los vasos sanguíneos.
Endurece y afirma los tejidos.	Ablanda los tejidos.

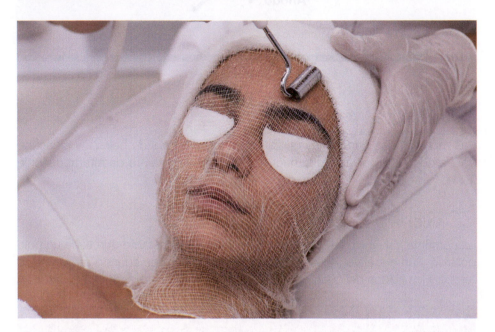

▲ FIGURA 7-10 Un tratamiento que utiliza corriente galvánica.

PRECAUCIÓN
No utilice corriente galvánica negativa en la piel de clientes que presenten vasos capilares rotos, acné pustular, presión sanguínea alta o implantes metálicos.

La **anaforesis** aplica un producto alcalino (negativo) a los tejidos desde el polo negativo hacia el polo positivo. La **desincrustación**, una forma de anaforesis, es un proceso que se utiliza para suavizar y emulsionar los depósitos grasos (oleosos) y las espinillas en los folículos pilosos. La desincrustación se utiliza con frecuencia en el tratamiento del acné, la milia (espinillas pequeñas y blancas con forma de quiste) y comedones (espinillas y pústulas).

MICROCORRIENTE

La **microcorriente** es un nivel sumamente bajo de electricidad que refleja los impulsos eléctricos naturales del cuerpo. La microcorriente se puede utilizar para la iontoforesis, y para reafirmar, tonificar y calmar la piel. También puede ayudar a sanar el tejido inflamado, como en el caso del acné. Los dispositivos más nuevos de microcorriente poseen polaridad negativa y positiva en una misma sonda, no en dos. Esto permite que el cliente se relaje en lugar de tener que sostener una de las dos sondas durante el servicio o tratamiento.

La microcorriente no viaja a través de todo el cuerpo, solo se aplica al área específica tratada. Puede ser eficaz de las siguientes formas:

- Mejora la circulación de la sangre y la linfa.
- Produce reacciones ácidas y alcalinas.
- Abre y cierra los poros y los folículos pilosos.
- Aumenta el tono muscular.
- Restaura la elasticidad.
- Reduce el enrojecimiento y la inflamación.
- Minimiza el tiempo de curación de las lesiones del acné.
- Mejora la barrera protectora natural de la piel.
- Aumenta el metabolismo.

Cuando se utiliza durante los tratamientos contra el envejecimiento de la piel, le otorga a la piel de su cliente una apariencia más suave, firme e hidratada.

PRECAUCIÓN

Al igual que con todos los dispositivos con corriente eléctrica, la microcorriente no se debe utilizar en clientes que tengan marcapasos, epilepsia, cáncer, flebitis, trombosis o lleven a cabo un embarazo. Tampoco se debe utilizar en personas bajo cuidado médico por una condición que pueda excluirlos del uso de determinados ingredientes o productos, o que reciban tratamiento. Si no está seguro de si es o no adecuado tratar a un cliente, pídale que obtenga el consentimiento de un médico para poder recibir el servicio.

CORRIENTE DE ALTA FRECUENCIA TESLA

La **corriente de alta frecuencia Tesla**, también conocida como *rayo violeta*, es una corriente térmica o que produce calor, con un alto índice de oscilación o vibración utilizado habitualmente para tratamientos faciales y del cuero cabelludo. La corriente Tesla no produce contracciones musculares y los efectos pueden ser estimulantes o calmantes, según el método de aplicación. Los electrodos están hechos de vidrio o metal y solo se utiliza un electrodo para realizar un servicio (**Figura 7-11**).

Los beneficios de la corriente de alta frecuencia Tesla son:

- Estimula la circulación sanguínea.
- Aumenta la eliminación y la absorción.
- Incrementa el metabolismo de la piel.
- Mejora la acción germicida.
- Alivia la congestión de la piel.

A medida que aprenda más sobre tratamientos específicos, le resultará más familiar el término **contraindicación**, que es una condición que requiere evitar ciertos tratamientos, procedimientos o productos para prevenir efectos secundarios no deseados. Por ejemplo, la corriente de alta frecuencia Tesla no debe utilizarse en mujeres embarazadas, o clientes que padezcan epilepsia o cualquier otro trastorno convulsivo, asma, presión sanguínea alta, sinusitis,

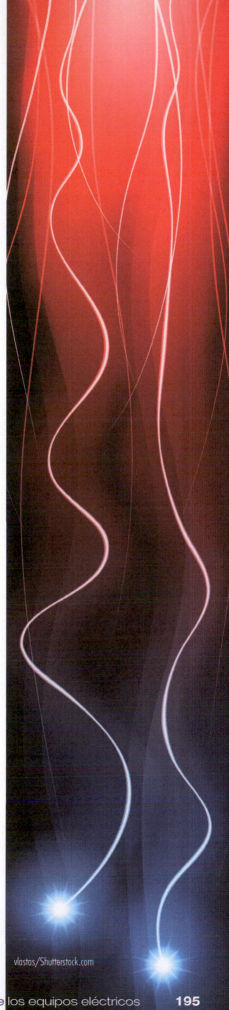

vlastas/Shutterstock.com

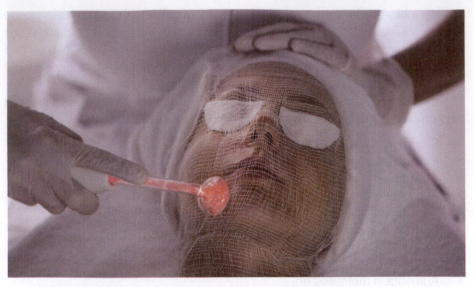

▲ **FIGURA 7–11**   Aplicación de corriente de alta frecuencia Tesla con un electrodo facial.

o que tengan marcapasos o implantes metálicos. Además, el cliente debe evitar cualquier contacto con el metal, como apoyabrazos, banquillos, joyas y pasadores metálicos durante el tratamiento para evitar quemaduras.

¿SABÍA QUE...?

La corriente de alta frecuencia Tesla debe su nombre al ingeniero eléctrico Nikola Tesla, nacido en Croacia en 1856. En 1884, se mudó a los Estados Unidos, donde hizo la mayor parte de su trabajo en corriente alterna. Tesla murió en la ciudad de Nueva York en 1943.

VERIFICACIÓN
Describa brevemente tres modalidades eléctricas que se utilizan en los servicios de belleza y bienestar.

ANALIZAR QUÉ ES LA ENERGÍA LUMÍNICA

El **espectro electromagnético**, también conocido como *espectro electromagnético de radiación*, es el nombre que reciben todas las formas de energía (o radiación) que existen. Las formas de energía en el espectro electromagnético son las ondas de radio (que se utilizan en radios y televisores), las microondas (que se utilizan en los hornos de microondas), las ondas de luz (la luz infrarroja, la luz visible y la luz ultravioleta utilizadas en los servicios de terapia de luz), los rayos X (utilizados por médicos y dentistas) y los rayos gamma (que se utilizan en las plantas de energía nuclear) (**Figura 7-12**).

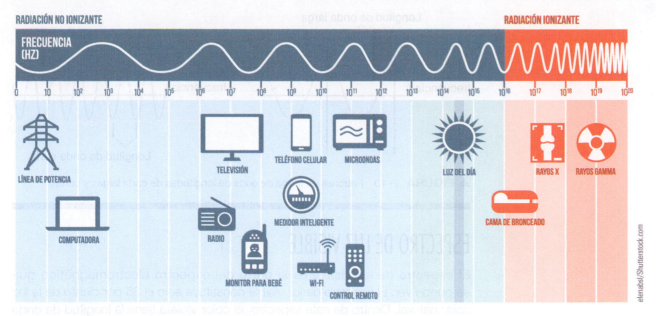

▲ FIGURA 7-12 El espectro electromagnético.

¿SABÍA QUE…?

Aunque la iluminación eléctrica de su salón, spa o barbería no es una forma de terapia de luz, su calidad puede influir en el trabajo y en la satisfacción del cliente. Las lámparas fluorescentes producen luz fluorescente, que puede ser más fría (verde azulado) que la luz natural del sol. Las bombillas estándar (de tungsteno) producen luz incandescente, que es más cálida (amarillo dorado) que la luz natural del sol y la fluorescente. El cabello, la piel y las uñas del cliente se verán de un color más verde azulado bajo la luz fluorescente y de uno más dorado bajo la luz incandescente.

Tenga cuidado cuando manipule bombillas de luz fluorescente, ya que contienen sustancias peligrosas como el mercurio. Evite romper las bombillas fluorescentes y deséchelas de manera apropiada.

La energía se mueve a través del espacio mediante ondas. Estas ondas son similares a las que se producen cuando se lanza una piedra sobre la superficie del agua. Cada tipo de energía tiene su propia longitud de onda, que es la distancia entre picos sucesivos de ondas electromagnéticas. Una forma de onda es la medida de la distancia entre dos longitudes de onda. Algunas longitudes de onda son largas y otras son cortas (Tabla 7-3). Las longitudes de onda largas tienen una frecuencia baja, lo que significa que el número de ondas es menos frecuente (menos ondas) dentro de un patrón de formas de onda. Las longitudes de onda cortas tienen mayor frecuencia debido a que el número de ondas es más frecuente (más ondas) dentro de un patrón de formas de onda (Figura 7-13).

TABLA 7–3: COMPARACIÓN DE LAS LONGITUDES DE ONDA LARGAS Y LAS LONGITUDES DE ONDA CORTAS

LONGITUDES DE ONDA LARGAS	LONGITUDES DE ONDA CORTAS
Tienen baja frecuencia.	Tienen alta frecuencia.
Logran una penetración más profunda.	Logran menos penetración.
Requieren menos energía.	Requieren más energía.

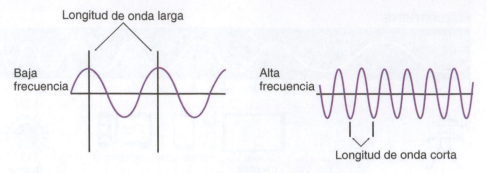

Longitud de onda larga

Baja frecuencia

Alta frecuencia

Longitud de onda corta

▲ FIGURA 7–13 Patrones de forma de onda de longitudes de onda largas y cortas.

ESPECTRO DE LUZ VISIBLE

El **espectro de luz visible** es la parte del espectro electromagnético que se puede ver. El espectro de luz visible constituye solo el 35 por ciento de la luz solar natural. Dentro de este espectro, el color violeta tiene la longitud de onda más corta, mientras que el rojo tiene la más larga. La longitud de onda de la luz infrarroja está inmediatamente debajo de la de la luz roja y la longitud de onda de la luz ultravioleta está inmediatamente encima de la de la luz violeta.

¿SABÍA QUE…?

La luz del sol natural se compone de tres tipos de luz:

- Luz visible = 35 por ciento
- Luz infrarroja invisible = 60 por ciento
- Luz ultravioleta invisible = 5 por ciento

Aunque se denominan *luz*, la luz infrarroja y la luz ultravioleta no son realmente luces. La luz ultravioleta y la luz infrarroja también son formas de energía electromagnética, pero son invisibles ya que sus longitudes de onda están fuera del espectro de luz visible. La luz invisible constituye el 65 por ciento de la luz natural del sol (**Figura 7-14**).

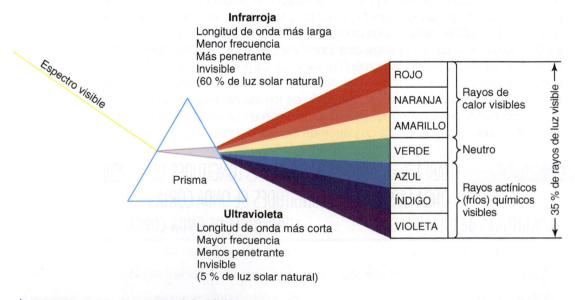

Infrarroja
Longitud de onda más larga
Menor frecuencia
Más penetrante
Invisible
(60 % de luz solar natural)

Espectro visible

Prisma

Ultravioleta
Longitud de onda más corta
Mayor frecuencia
Menos penetrante
Invisible
(5 % de luz solar natural)

ROJO	Rayos de calor visibles
NARANJA	
AMARILLO	Neutro
VERDE	
AZUL	Rayos actínicos (fríos) químicos visibles
ÍNDIGO	
VIOLETA	

35 % de rayos de luz visible

▲ FIGURA 7–14 El espectro de luz visible.

LUZ INVISIBLE

La luz invisible es la luz que se encuentra en cualquier extremo del espectro de luz visible y que es invisible a simple vista. Antes de la luz violeta visible del espectro se encuentra la luz ultravioleta, que es la luz más corta y menos penetrante del espectro. Después de la luz roja visible del espectro se encuentra la luz infrarroja, que produce calor.

¿SABÍA QUE…?

Si la luz del sol atraviesa un prisma de vidrio (por lo general, un prisma de vidrio o plástico parece una pirámide luego de cortarse), aparecerá en los siete colores diferentes del arco iris en el siguiente orden: violeta (la longitud de onda más corta), índigo, azul, verde, amarillo, naranja y rojo (la longitud de onda más larga). Estos colores, que son visibles al ojo, constituyen la luz visible.

La luz ultravioleta, que se abrevia luz UV y también se conoce como *luz fría* o *luz actínica*, es la luz invisible que posee una longitud de onda corta (que otorga más energía), es menos penetrante que la luz visible, hace que las reacciones químicas sucedan más rápido, produce menos calor y mata algunos gérmenes.

Estimula la piel para producir vitamina D, una vitamina soluble en grasa que ayuda al crecimiento óseo y a la salud. Necesitamos la luz del sol para sobrevivir en el planeta; sin embargo, la sobreexposición a la luz UV puede causar envejecimiento prematuro y cáncer de piel. La incidencia de cáncer de piel ha llegado a un nivel casi epidémico, ya que se diagnostican más de un millón de casos nuevos cada año. Se calcula que uno de cada cinco estadounidenses desarrollará cáncer de piel y que el 90 por ciento de esos casos serán resultado de la exposición a la radiación UV procedente de la luz del sol natural, las lámparas solares y las camas de bronceado.

Hay tres tipos de luz UV:

- **Ultravioleta A (UVA).** La luz ultravioleta A tiene la longitud de onda más larga del espectro de la luz UV y penetra directamente en la dermis de la piel, lo que daña las fibrillas de colágeno y elastina. La luz UVA es aquella que suele utilizarse en las camas de bronceado.
- **Ultravioleta B (UVB).** La luz ultravioleta B con frecuencia se denomina *luz que quema* porque es la más asociada con las quemaduras solares. El exceso tanto de la luz UVA como de la UVB pueden provocar cáncer de piel.
- **Ultravioleta C (UVC).** La luz ultravioleta C está bloqueada por la capa de ozono. Si la Tierra perdiera su capa protectora de ozono, la vida como la conocemos ya no existiría. UVC es efectiva para matar bacterias, virus, hongos y otros agentes patógenos.

PRECAUCIÓN

Aun cuando la aplicación de luz UV puede ser beneficiosa, la debe efectuar un profesional calificado con el máximo cuidado y de la manera adecuada. La sobreexposición puede provocar daño cutáneo y cáncer de piel. La luz UV se utilizó para matar las bacterias de la piel y para ayudar al cuerpo a producir vitamina D y se utiliza de una forma más débil para fijar las uñas de gel UV. Los dermatólogos también utilizan la terapia UV como suplemento de la medicación para el tratamiento de la psoriasis.

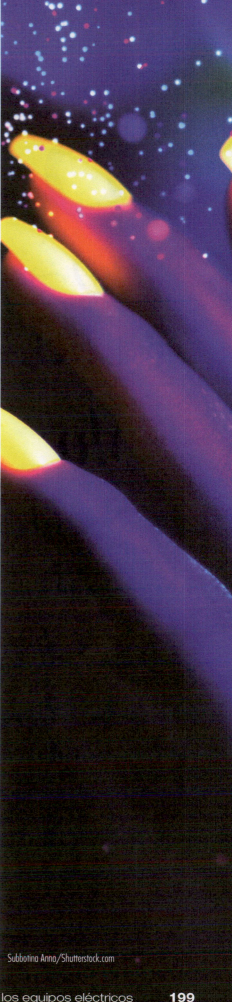

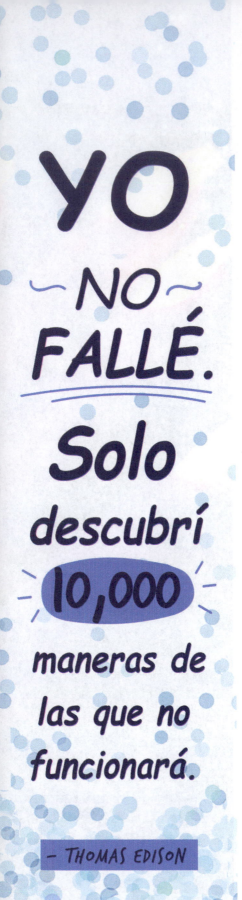

La **luz infrarroja** tiene longitudes de onda más largas, penetra más profundamente, tiene menos energía y produce más calor que la luz visible. La luz infrarroja constituye el 60 por ciento de la luz natural del sol.

En general, las lámparas infrarrojas se utilizan para tratamientos acondicionadores y de coloración del cabello. También se utilizan en spas y saunas para relajarse y calentar los músculos. La luz infrarroja se utiliza para disminuir los signos del envejecimiento, tales como arrugas, para curar heridas y para aumentar la circulación.

> **¿SABÍA QUE...?**
>
> Necesitamos lograr el equilibrio delicado para la exposición a la luz solar. Tenga en cuenta que la piel bronceada es piel dañada. Con el paso del tiempo, el bronceado produce fotoenvejecimiento (envejecimiento prematuro debido a la exposición solar) y daña irreversiblemente las propiedades formadoras de colágeno de la piel.

LUZ COMO ENERGÍA QUÍMICA

Los **catalizadores** son sustancias que aceleran las reacciones químicas. Algunos catalizadores acuden al calor como fuente de energía, mientras que otros utilizan la luz. Sin importar la fuente de energía, los catalizadores absorben la energía como una batería. En el momento apropiado, transmiten esta energía al iniciador y comienza la reacción. Al igual que otros químicos, un catalizador no se consume en una reacción química. Por ejemplo, en servicios de coloración del cabello, el peróxido de hidrógeno (revelador) es el catalizador que permite que el color del cabello penetre la corteza del cabello y crea un color permanente. En las uñas acrílicas, los monómeros utilizados son los catalizadores que solidifican las uñas. En la aplicación de uñas de gel, la luz UV es el catalizador que se utiliza para endurecerlas.

TERAPIA DE LUZ

La **terapia de luz**, también conocida como *fototerapia*, es la aplicación de rayos de luz en la piel para el tratamiento de arrugas, capilares o pigmentación, o para la depilación. Los dispositivos de rayos láser y terapia de luz se han utilizado por décadas y algunas de las técnicas originales siguen vigentes en la actualidad. Los rayos láser están diseñados para concentrar toda la energía de la luz a una profundidad específica y en una dirección dentro de la piel, con el mismo color de la luz (**Figura 7-15**). Por el contrario, otras terapias de luz tienen varias profundidades, colores y longitudes de onda, y la luz puede ser dispersa. El punto más importante acerca de la terapia de luz es que el equipo que se utilice se debe seleccionar de acuerdo con el tipo de piel y la condición que se va a tratar.

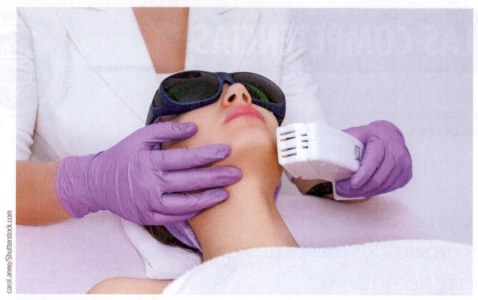

▲ **FIGURA 7-15** Dispositivos de terapia de luz que se utilizan para tratar una variedad de afecciones de la piel.

VERIFICACIÓN
Explique la diferencia entre radiación electromagnética, luz visible y luz invisible.

APLICAR LOS CONCEPTOS DE ELECTRICIDAD Y SEGURIDAD DE LOS EQUIPOS ELÉCTRICOS

¡Felicitaciones por completar este capítulo! Antes de continuar, tómese un momento para pensar cómo estos temas de electricidad y seguridad de los equipos eléctricos se aplican a su disciplina particular. Analice con un compañero o grupo de estudio cómo la teoría eléctrica puede entrar en juego en el trabajo, con qué máquinas desean trabajar, cuáles son las medidas de seguridad especiales que pueden necesitar para realizar servicios particulares, etc.

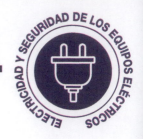
¿Cómo le va con el capítulo de la electricidad y la seguridad de los equipos eléctricos? **A continuación, marque los objetivos de aprendizaje del capítulo 7 que considere que ha dominado; deje sin marcar aquellos objetivos a los que deberá volver:**

☐ EXPLICAR QUÉ ES LA ELECTRICIDAD Y LA SEGURIDAD DE LOS EQUIPOS ELÉCTRICOS.

☐ TENER UNA NOCIÓN GENERAL DE LA TEORÍA ELÉCTRICA.

☐ PONER EN PRÁCTICA LA SEGURIDAD DE LOS EQUIPOS ELÉCTRICOS.

☐ RECONOCER MODALIDADES DE ELECTROTERAPIA.

☐ ANALIZAR QUÉ ES LA ENERGÍA LUMÍNICA.

GLOSARIO

amperio	pág. 186	unidad, que se abrevia A y también se conoce como *amp*, que mide la potencia de una corriente eléctrica.
ánodo	pág. 192	electrodo positivo de un dispositivo de electroterapia. Por lo general, el ánodo es rojo y está marcado con una *P* o el signo más (+).
anaforesis	pág. 194	proceso de aplicación de un producto alcalino (negativo) a los tejidos desde el polo negativo hacia el polo positivo.
cátodo	pág. 192	electrodo negativo de un dispositivo de electroterapia. Por lo general, el cátodo es negro y está marcado con una *N* o el signo menos (–).
cataforesis	pág. 193	proceso de aplicación de un producto ácido (positivo) a tejidos más profundos con una corriente galvánica, desde el polo positivo hacia el polo negativo.
catalizadores	pág. 200	sustancias que aceleran las reacciones químicas.
circuito eléctrico completo	pág. 184	trayecto de corrientes eléctricas negativas y positivas que se mueven desde la fuente generadora, a través de los conductores y de regreso a la fuente generadora.
conductor	pág. 184	cualquier material que conduce electricidad.
conexión a tierra	pág. 188	sistema que completa un circuito eléctrico y desvía la corriente de manera segura.

contraindicación	pág. 196	condición que requiere evitar ciertos tratamientos, procedimientos o productos para prevenir efectos secundarios no deseados.
corriente alterna	pág. 185	corriente rápida e interrumpida, abreviada CA, que fluye primero en una dirección y luego en la dirección contraria. Se produce por medios mecánicos y cambia de dirección 60 veces por segundo.
corriente continua	pág. 185	corriente constante, abreviada como CC, que circula de forma uniforme en una única dirección y que se produce por medios químicos.
corriente de alta frecuencia Tesla	pág. 195	corriente térmica o que produce calor, también conocida como *rayo violeta*, con un alto índice de oscilación o vibración que se utiliza habitualmente para tratamientos faciales y del cuero cabelludo.
corriente eléctrica	pág. 184	flujo de electricidad a través de un conductor.
corriente galvánica	pág. 193	corriente constante y continua, con un polo positivo y uno negativo, que produce cambios químicos cuando pasa por los tejidos y los fluidos corporales.
desincrustación	pág. 194	una forma de anaforesis, el proceso utilizado para ablandar y emulsionar los depósitos de grasa (aceite) y las espinillas en los folículos pilosos.
disyuntor	pág. 187	interruptor que interrumpe o corta automáticamente un circuito eléctrico ante la primera señal de sobrecarga
electricidad	pág. 184	el movimiento de electrones de un átomo a otro por medio de un conductor.
electrodo	pág. 192	aplicador, también conocido como *sonda*, que se utiliza para dirigir corriente eléctrica desde un dispositivo de electroterapia hasta la piel del cliente.
electrodo activo	pág. 193	electrodo de un dispositivo de electroterapia que se utiliza en el área que se va a tratar.
electrodo inactivo	pág. 193	polo opuesto del electrodo activo.
electroterapia	pág. 192	uso de corrientes eléctricas para tratar la piel.
espectro electromagnético	pág. 196	también conocido como *espectro electromagnético de radiación*, nombre que reciben todas las formas de energía (o radiación) que existen.
forma de onda	pág. 197	medida de la distancia entre dos longitudes de onda.
fusible	pág. 187	componente eléctrico que evita que pase un exceso de corriente a través de un circuito.

interruptor de circuito por falla a tierra	pág. 188	dispositivo de protección que interrumpe un circuito doméstico si tiene alguna fuga y evita una descarga eléctrica.
iontoforesis	pág. 193	proceso de aplicar productos solubles en agua a la piel mediante corriente eléctrica, como por ejemplo con el uso de los polos positivo y negativo de una máquina galvánica.
kilovatio	pág. 187	se abrevia como kw y equivale a 1000 vatios.
longitud de onda	pág. 197	distancia entre los picos sucesivos de ondas electromagnéticas.
luz infrarroja	pág. 199	luz invisible que tiene longitudes de onda mayores, penetra más profundamente, tiene menos energía y produce más calor que la luz visible; constituye el 60 por ciento de la luz solar natural.
luz invisible	pág. 198	luz que se encuentra en un extremo del espectro de luz visible y que es invisible a simple vista.
luz ultravioleta	pág. 199	luz invisible, que se abrevia como luz UV y también se conoce como *luz fría* o *luz actínica*, y posee una longitud de onda corta (lo que otorga más energía), es menos penetrante que la luz visible, hace que las reacciones químicas sucedan más rápido que la luz visible, produce menos calor que la luz visible y mata los gérmenes.
luz visible	pág. 198	parte del espectro electromagnético que se puede ver y que representa solo el 35 por ciento de la luz natural.
microcorriente	pág. 194	nivel sumamente bajo de electricidad que refleja los impulsos eléctricos naturales del cuerpo.
miliamperio	pág. 186	se abrevia mA y equivale a 1/1000 de un amperio.
modalidades	pág. 192	corrientes que se utilizan en tratamientos eléctricos faciales y del cuero cabelludo.
no conductor	pág. 184	material, también conocido como *aislante*, que no transmite la electricidad.
ohmio	pág. 187	unidad que se abrevia como O y mide la resistencia de una corriente eléctrica.
polaridad	pág. 192	polo positivo o negativo de una corriente eléctrica.
rectificador	pág. 185	aparato que transforma la corriente alterna en corriente continua.

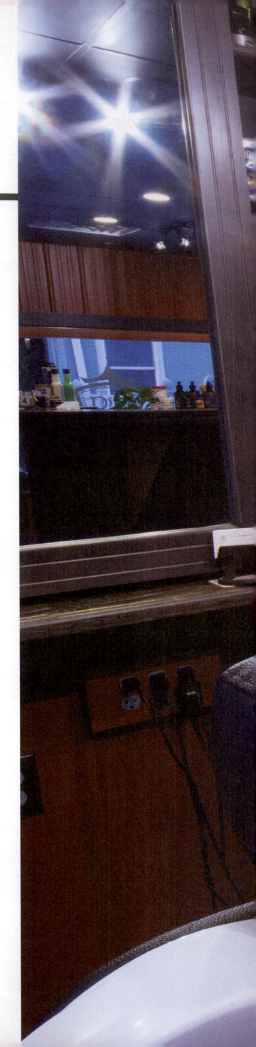

PARTE 3
DESTREZAS COMERCIALES

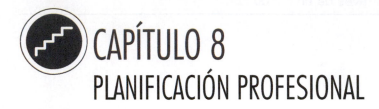
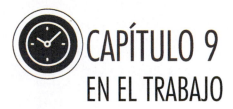
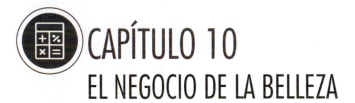

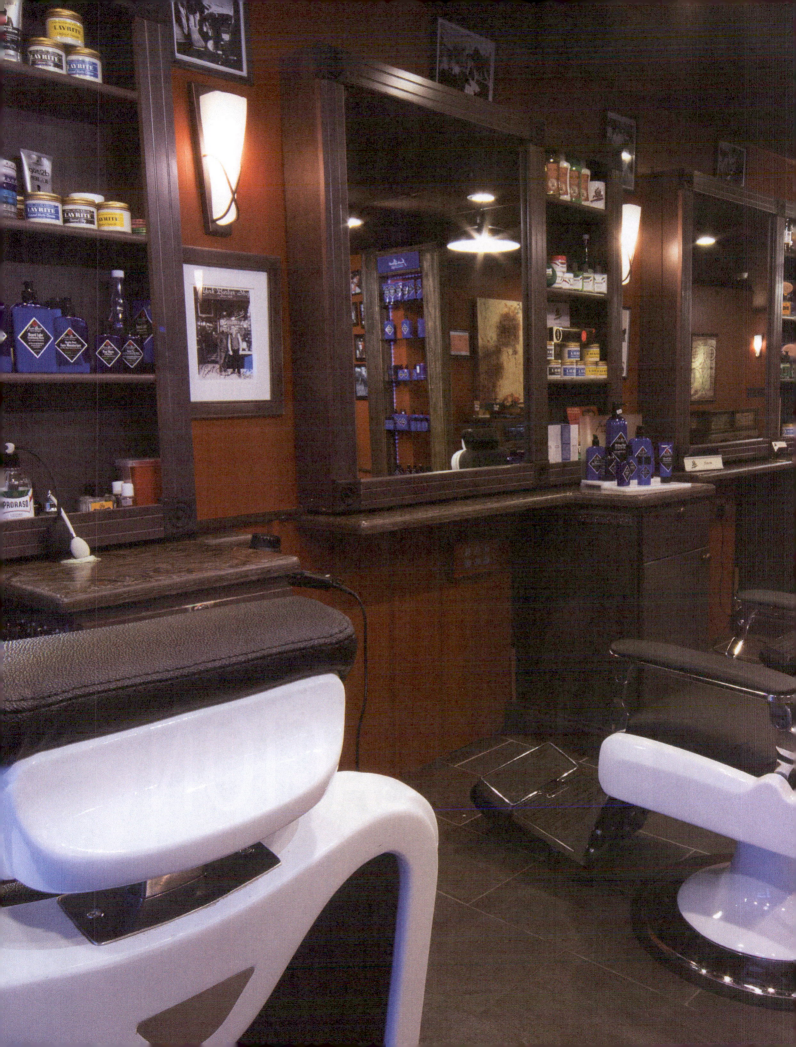

CAPÍTULO 8

PLANIFICACIÓN PROFESIONAL

"No me gustaba mi vida, así que creé mi propia vida".

-Coco Chanel

OBJETIVOS DE APRENDIZAJE

AL FINALIZAR ESTE CAPÍTULO, USTED PODRÁ:

1. EXPLICAR QUÉ ES LA PLANIFICACIÓN PROFESIONAL.

2. REVISAR EL PROCESO DE EXAMEN DE LICENCIA ESTATAL.

3. DESCUBRIR POSIBLES EMPLEADORES.

4. ELABORAR UN CURRÍCULUM VÍTAE EFECTIVO.

5. PREPARARSE PARA UNA ENTREVISTA DE TRABAJO EN LA INDUSTRIA DE LA BELLEZA.

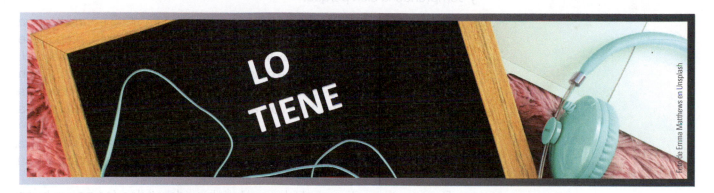

Foto de Emma Matthews en Unsplash

EXPLICAR QUÉ ES LA PLANIFICACIÓN PROFESIONAL

Hay muchos trabajos excelentes para gente talentosa, trabajadora y activa. Si observa a los mejores profesionales del área de la industria de la belleza y el bienestar, descubrirá que no nacieron exitosos, sino que lo lograron con motivación, energía y persistencia. Al igual que usted, estos especialistas en belleza comenzaron sus carreras inscribiéndose en la escuela. Ellos supieron emplear bien el tiempo, planificaron su futuro, hicieron un esfuerzo más allá de lo esperado y aprovecharon una reserva de confianza en sí mismos para enfrentarse a los desafíos. No le deben su éxito a nadie, pues lo lograron por ellos mismos. Si desea obtener un éxito similar, debe estar preparado para las oportunidades que le esperan.

Sin importar los cambios que ocurran en la economía, en general, hay más puestos de trabajo para profesionales de la belleza de nivel inicial que personas para cubrirlos. Esta es una ventaja enorme para usted. Sin embargo, aún debe realizar una investigación minuciosa del mercado laboral en su área geográfica antes de comprometerse con su primera oferta de empleo (**Figura 8-1**). Si toma la decisión correcta, su carrera profesional estará en el camino del éxito. Si elige mal, no será una tragedia, pero puede ser una demora innecesaria.

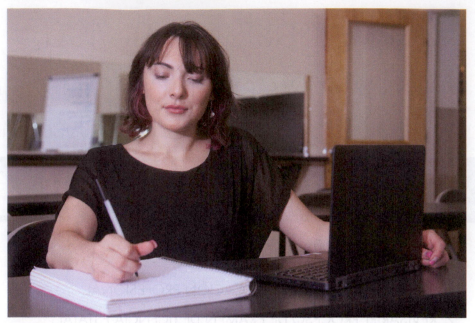

▲ FIGURA 8-1   Los anuncios de empleo se publican en línea en distintas bolsas de trabajo.

Los profesionales de la belleza deben estudiar la planificación profesional y comprenderla bien porque:

- Deben aprobar el examen del consejo estatal para obtener una licencia y deben contar con ella para que los contraten; por lo tanto, prepararse para la licencia y aprobar el examen es el primer paso para el éxito laboral.
- Una búsqueda de empleo exitosa es un trabajo en sí mismo. Existen muchas herramientas que le otorgarán a los profesionales de la belleza una ventaja, aunque también algunos errores pueden costarle una entrevista o un puesto.
- La capacidad de determinar el salón, spa o barbería adecuado para usted y seleccionarlo como posible empleador es fundamental para su éxito laboral.
- Preparar proactivamente los materiales adecuados (como un buen currículum vitae) y practicar la entrevista le dará la confianza necesaria para obtener un trabajo en el establecimiento que desea.

REVISAR EL PROCESO DE EXAMEN DE LICENCIA ESTATAL

Antes de alcanzar el puesto profesional que espera, debe aprobar los exámenes de autorización estatal (generalmente un examen escrito y uno práctico) y obtener las credenciales obligatorias que otorga la autoridad estatal competente al completar una solicitud y pagar una tarifa. Para obtener más información sobre las tarifas, las fechas de los exámenes, requisitos y más, visite el sitio web del consejo o del departamento de licencias de su estado.

Muchos factores influirán en su desempeño durante ese examen de obtención de la licencia y en las pruebas en general. Por ejemplo, el estado físico y psicológico, la memoria, la capacidad para administrar el tiempo y las destrezas académicas como la lectura, la escritura, la toma de apuntes, la realización de exámenes y el aprendizaje en general.

Sobre todo, el dominio del contenido del curso es el factor más importante. Sin embargo, aun cuando sienta que realmente ha aprendido el material, le será muy beneficioso contar con destrezas sólidas para la realización de exámenes. Estar orientado a los exámenes significa comprender las estrategias necesarias para realizar con éxito exámenes.

PREPARACIÓN PARA EL EXAMEN ESCRITO

Un estudiante orientado a los exámenes comienza a prepararse para un examen al practicar buenos hábitos de estudio y administración del tiempo. Estos hábitos incluyen:

- Tener un cronograma de estudio realista y planificado.
- Leer el contenido detenidamente y ser un estudiante activo.
- Mantener las anotaciones organizadas.
- Desarrollar una lista detallada del vocabulario.
- Tomar apuntes de forma eficaz durante las clases.
- Organizar y repasar los materiales.
- Revisar pruebas y exámenes anteriores.
- Escuchar atentamente en clase para descubrir pistas e indicaciones sobre lo que se puede encontrar en el examen.

Otras sugerencias más holísticas o "integrales" que debe tener en cuenta incluyen:

- Prepararse mentalmente y desarrollar una actitud positiva hacia la realización del examen.
- Descansar bien la noche anterior al examen.
- Vestirse de forma cómoda y profesional.
- Anticipar cierto nivel de ansiedad (sentirse preocupado por los resultados del examen en realidad puede ayudarle a tener un mejor desempeño).
- Evitar estudiar intensamente la noche anterior del examen.
- Averiguar si en su estado se usan computadoras para la parte escrita del examen. Si es así, asegúrese de sentirse cómodo con los exámenes por computadora.
- Si es posible, haga una "prueba de manejo" hacia el lugar antes del día del examen, si no está seguro de la ubicación. Algunos exámenes se pueden realizar en su escuela y otros, en ubicaciones alternativas.

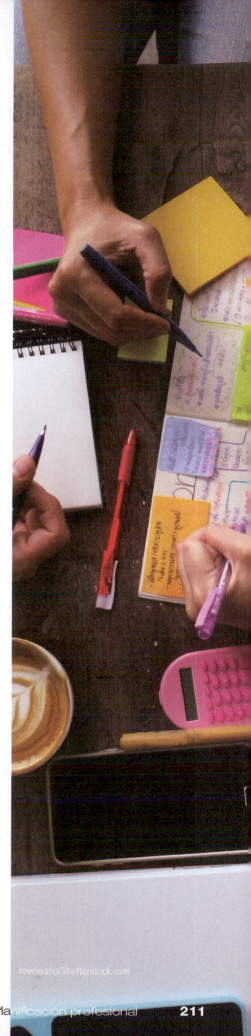

¿LO SABÍA?

Si tiene una discapacidad certificada por un médico, como un problema de aprendizaje, el estado puede concederle más tiempo para realizar el examen escrito o incluso proporcionarle un examinador especial. Pregúntele al instructor y consulte a la dirección estatal de autorizaciones. Asegúrese de coordinar todas las disposiciones especiales con bastante anticipación a la fecha del examen.

CUADERNILLOS DE INFORMACIÓN PARA LOS POSTULANTES

Si bien la cantidad de información proporcionada a los postulantes para el examen varía de un estado a otro, actualmente, la mayoría de los estados tienen información en línea para que los postulantes puedan acceder fácilmente a ella. Asegúrese de revisar estas valiosas herramientas para tomar exámenes a medida que comienza a familiarizarse con todas las partes de su examen de licencia. En la mayoría de los casos, los materiales o cuadernillos de información para postulantes incluirán lo siguiente:

- introducción a los exámenes escritos y prácticos
- reglas del examen
- información de contacto y lugar donde se realizarán los exámenes
- modalidad de evaluación (en computadora, papel y lápiz, etcétera)
- requisitos, procedimientos e información sobre reservas para los exámenes en computadora, si corresponde
- panorama general del contenido del examen escrito (cantidad de preguntas, áreas temáticas, ejemplos de preguntas, etcétera)
- panorama general del contenido del examen práctico (procedimientos concretos que se evaluarán, puntos posibles, etcétera)
- requisitos para el modelo (práctico)
- requisitos de herramientas y equipo (práctico)
- qué llevar y qué no (escrito y práctico)
- referencias consultadas para elaborar los exámenes
- políticas de calificación y puntuación (información para volver a tomar los exámenes, notificación de resultados, etcétera)
- políticas administrativas (llegadas tardías, cancelaciones, proceso de revisión de exámenes, etcétera).

EL DÍA DEL EXAMEN

Después de realizados todos los pasos necesarios para la preparación del examen, existen estrategias que puede adoptar el mismo día del examen que le serán de ayuda (**Figura 8-2**):

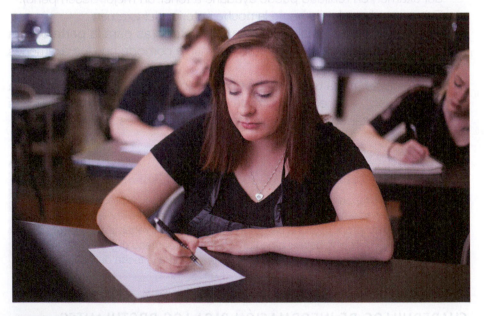

▲ FIGURE 8-2 Candidatos que realizan un examen en la escuela.

EN LA MAÑANA DEL EXAMEN

- Desayune.
- Relájese y trate de no cansarse físicamente.
- Repase brevemente el material.
- Llegue temprano y con una actitud confiada. Esté atento, calmado y listo para el desafío.

QUÉ LLEVAR

- Identificación(es) y documentación requerida
- Su modelo y su identificación
- Kit para el examen práctico (preparado con mucha antelación)
- Equipo y material que son demasiado grandes y no caben en el kit
- Un reloj para controlar el tiempo
- Vestimenta limpia y profesional, y calzado cómodo.

DURANTE EL EXAMEN

- Lea todas las instrucciones escritas y escuche con atención todas las instrucciones orales antes de comenzar.
- Si hay algo que no entienda, no dude en hacerle preguntas al examinador.
- No hable con otros participantes o su modelo; ignore a otros examinados si le hablan.
- Si es posible, dele una lectura superficial a todo el examen antes de comenzar.
- Distribuya bien el tiempo para asegurarse de poder completar el examen. No dedique mucho tiempo a una sola pregunta.
- Comience a trabajar lo antes posible; marque las respuestas en el examen con cuidado, pero rápido.
- Responda primero las preguntas más fáciles con el fin de reservar tiempo para las más difíciles. Si primero repasa con rapidez todas las preguntas, tendrá una idea de cuáles son las más difíciles.
- Anote las preguntas que pasa por alto para poder encontrarlas después. Si el examen se realiza en línea puede que no tenga esta opción. Algunos programas de software no permiten que avance sin responder todas las preguntas de la primera página. Hable sobre esto con su instructor o en las instalaciones donde se toma el examen antes de realizarlo.
- Lea con detenimiento cada pregunta para estar seguro de que sabe con precisión qué se pregunta y que comprende todas las partes de la pregunta.
- Responda la mayor cantidad posible de preguntas. Si está indeciso con alguna pregunta, adivine o calcule.
- Revise el examen cuando termine para asegurarse de que ha leído bien todas las preguntas y que ha respondido la mayor cantidad posible.
- Modifique las respuestas solamente si hay un buen motivo para hacerlo.
- Revise detenidamente el examen antes de antes de entregarlo (por ejemplo, compruebe que no haya olvidado de escribir su nombre).

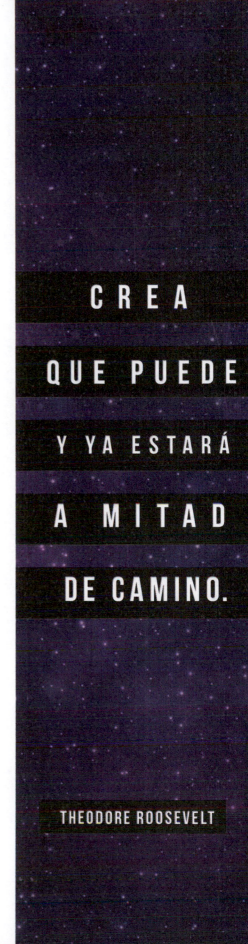

CREA QUE PUEDE Y YA ESTARÁ A MITAD DE CAMINO.

THEODORE ROOSEVELT

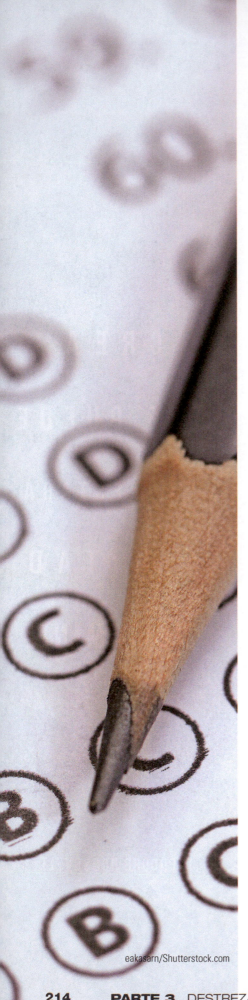

COMPRENSIÓN DE LOS FORMATOS DE EXÁMENES

Hay algunas sugerencias adicionales que los estudiantes orientados a los exámenes deben conocer, especialmente en relación con el formato del examen escrito para la obtención de la licencia estatal. Tenga presente que, por supuesto, la estrategia más importante para dar exámenes es conocer el material. Además, considere las siguientes sugerencias sobre los exámenes de opción múltiple.

FORMATO DE EXAMEN DE OPCIÓN MÚLTIPLE

Las preguntas de opción múltiple sin duda, le son muy familiares en este momento, dada su prevalencia en la educación en muchos niveles. Afortunadamente para usted, las características que hacen que el formato sea atractivo para los educadores y evaluadores también significan que hay una serie de tácticas que puede utilizar al realizar este tipo de examen:

- Lea detenidamente la pregunta completa, incluyendo todas las opciones.
- Busque la mejor respuesta, más de una opción puede ser verdadera.
- Tache todas las respuestas incorrectas (si realiza el examen en el formulario del examen).
- Cuando dos opciones son similares o próximas, seguramente una es la correcta.
- Cuando dos opciones son idénticas, ambas pueden ser incorrectas.
- Cuando dos opciones son opuestas, seguramente una es correcta y la otra incorrecta, dependiendo de la cantidad de opciones.
- Las respuestas "todas las opciones anteriores" y similares muchas veces son las correctas.
- Preste especial atención a palabras como *no*, *excepto*, y *pero*.
- Si no sabe la respuesta, adivine (siempre que no exista sanción).
- La respuesta a una pregunta puede estar en la raíz de otra.

RAZONAMIENTO DEDUCTIVO

El **razonamiento deductivo** es el proceso de sacar conclusiones lógicas mediante el empleo de razonamientos lógicos. El razonamiento deductivo como técnica para examinar a los alumnos, generalmente lleva a obtener mejores resultados en los exámenes, sin importar el formato del examen.

Algunas estrategias relacionadas con el razonamiento deductivo incluyen:

- Eliminar las opciones que con certeza son incorrectas. Cuantas más respuestas incorrectas pueda eliminar, más posibilidades tendrá de identificar la respuesta correcta.
- Buscar palabras o términos clave. Buscar condiciones o afirmaciones calificativas. Preste atención a palabras y frases como: *usualmente*, *comúnmente*, *en la mayoría de los casos*, *nunca* y *siempre*.
- Analice la **raíz** (RAÍZ), cuál es la pregunta o el problema básico. Muchas veces le proporcionará una pista sobre la respuesta correcta. Busque una equivalencia entre el tema básico y una de las opciones.
- Buscar las claves gramaticales. Por ejemplo, si la última palabra en una raíz es *un*, la respuesta debe ser de género masculino en lugar de femenino.

- Analizar preguntas similares o relacionadas. Pueden proporcionarle indicios.
- Si las preguntas incluyen leer párrafos y responder preguntas, lea las preguntas primero. Esto lo ayudará a identificar la información importante cuando lea el párrafo.

Recuerde que, aunque comprenda los formatos de examen y las estrategias eficaces para dar exámenes, esto no reemplaza el hecho de comprender en su totalidad el material sobre el que se lo evalúa. Con el fin de tener éxito en los exámenes, debe seguir las reglas para estudiar con eficacia y tener un conocimiento exhaustivo del contenido del examen, tanto para la parte escrita como para la práctica.

EL EXAMEN PRÁCTICO

Después de finalizar el plan de estudios de la escuela, los postulantes deben ser competentes en las destrezas técnicas y estar listos para los **exámenes prácticos** del consejo estatal cuando se requiera. Aunque los indicadores de rendimiento para los exámenes prácticos varían según el estado, hay destrezas o procedimientos básicos que generalmente se evalúan para cada disciplina (puede apostar que Control de infecciones está allí). Consulte los detalles sobre el tema del examen práctico en las reglas del consejo de su estado y las publicaciones de información para postulantes.

Los exámenes prácticos requieren un enfoque diferente al de los exámenes escritos. Después de todo, la licencia se enfoca en la prestación de servicios y los exámenes prácticos son la mejor manera de evaluar la competencia técnica de una persona.

La preparación básica para los exámenes prácticos siempre debe incluir ejercicios con el modelo que lo acompañará al examen. Para tener confianza en su desempeño, debe familiarizarse con la textura del cabello/piel/uñas del modelo, así como con el servicio que realizará. Esta preparación le ayudará a reducir el nerviosismo y el estrés durante el examen práctico.

Para estar mejor preparado para la parte práctica del examen, siga los siguientes consejos:

- Practique las destrezas correctas solicitadas en el examen tantas veces como sea posible.
- Participe en simulaciones de exámenes de licencia, que presentan tiempos asignados.
- Familiarícese con el contenido de los boletines del examen enviados por el organismo que otorga la licencia.
- Elabore una lista de los equipos e implementos que debería llevar al examen.
- Asegúrese de que todos los equipos e implementos estén limpios y en perfecto funcionamiento, antes del examen (**Figura 8-3**).
- Si la repartición o el organismo regulatorio lo permiten, observe otros exámenes prácticos antes de realizar el suyo.
- Como con cualquier examen, escuche atentamente las instrucciones del examinador y sígalas explícitamente.
- Concéntrese en sus propios conocimientos y no se preocupe por lo que hacen los demás candidatos.
- Siga todos los procedimientos de control de infecciones y seguridad durante todo el examen.
- Adáptese a la situación: prolijo, limpio y profesional.

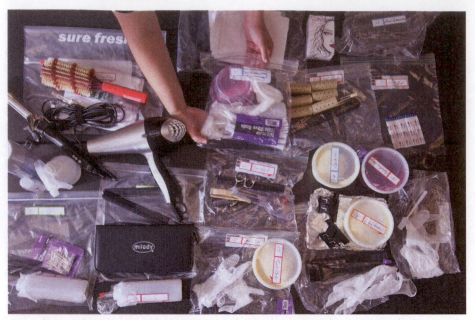

▲ FIGURA 8-3 Empaque y familiarícese con su kit para el examen práctico con anticipación al momento del examen.

VERIFICACIÓN
¿Qué tres hábitos tiene un estudiante orientado a los exámenes?

DESCUBRIR POSIBLES EMPLEADORES

Cuando escogió ingresar a su campo, su meta principal era encontrar un buen trabajo después de recibir la licencia. Ahora debe ajustar esa meta a la realidad al responder algunas preguntas importantes.

- ¿Qué es lo que desea en realidad de una carrera en la industria de la belleza?
- ¿Qué áreas en particular dentro de la industria le interesan más?

- ¿Cuáles son sus destrezas prácticas más sólidas? ¿De qué forma desea utilizar estas destrezas?
- ¿Con qué clientela desea trabajar? ¿Qué nivel de estilo demanda?
- ¿Dónde desea trabajar, geográficamente? ¿En qué parte del mundo, la nación o la ciudad (en el centro o los suburbios)?

Estas preguntas lo ayudarán a especificar su objetivo y orientarán para la capacitación y el crecimiento futuros. Además, tendrá una mejor idea sobre qué tipo de establecimiento sería el más adecuado para su eventual empleo.

Durante la capacitación, quizás tenga la oportunidad de crear una red de contactos con varios profesionales de la industria que sean invitados a la escuela para dar conferencias. Prepárese para preguntarles qué es lo que más y menos les gusta de sus trabajos actuales. Pídales sugerencias que lo puedan ayudar en la búsqueda del salón, spa o barbería adecuado. Además, cuando comience su búsqueda laboral, asegúrese de aprovechar el programa de asistencia para colocación interno de su institución, si está disponible (**Figura 8-4**).

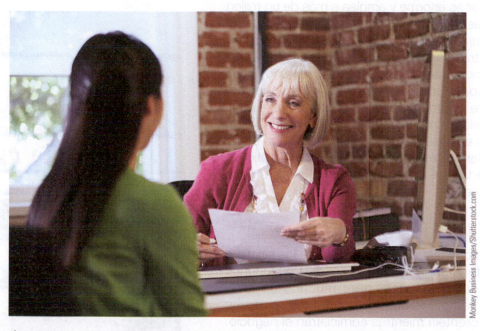

▲ FIGURA 8-4 Su asesor escolar puede ayudarlo a encontrar empleo.

Su voluntad para trabajar duro es un ingrediente clave para el éxito. El compromiso que asume ahora en cuanto a tiempo y esfuerzo se verá recompensado después en el lugar de trabajo, donde se apreciará y recompensará su energía. Mostrar entusiasmo por el trabajo es contagioso, y cuando todos trabajan duro, todos se benefician. Puede comenzar a desarrollar ese entusiasmo al establecer buenos hábitos de trabajo como estudiante.

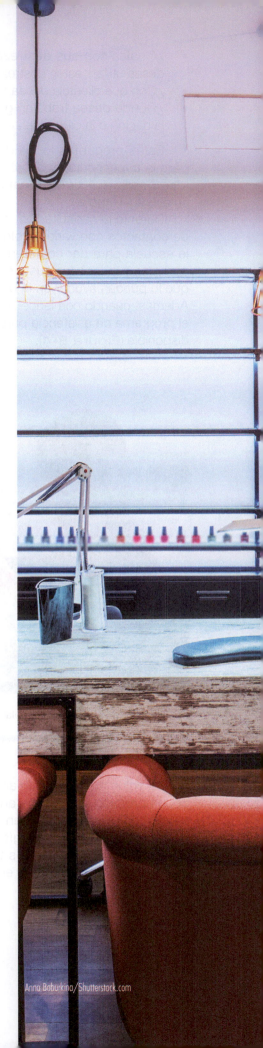
Anna Baburkina/Shutterstock.com

UN SONDEO DE LOS SALONES

La industria de la belleza y bienestar es enorme y emplea a más de un millón de profesionales en casi tantos establecimientos diferentes[i]. La industria también es extremadamente diversa en cuanto a los profesionales mismos y los tipos de salones en los que trabajan. Este año, como todos los años, miles de estudiantes graduados encontrarán su primer puesto en uno de los ocho tipos básicos de salones, spa o barberías descritos a continuación. Cuando busque información sobre lugares para trabajar, concéntrese en el tipo de establecimiento que considera más adecuado para usted. Tenga en cuenta que algunas disciplinas enfatizarán algunos de estos tipos sobre otras y otros tipos pueden no estar representados en absoluto. El objetivo de esta lista es apreciar la variedad de instituciones en el mundo y las diferentes oportunidades que ofrecen.

SALONES PEQUEÑOS E INDEPENDIENTES

Pertenecen a una persona o a dos o más socios. La mayoría de los salones, spas y barberías profesionales funcionan de esta manera. Los salones independientes típicos tienen cinco puestos, pero muchos de ellos pueden tener hasta 40. Normalmente, los dueños son profesionales de belleza que conservan su propia clientela mientras administran el negocio. Hay prácticamente tanta variedad de salones independientes como de propietarios. La imagen, la decoración, los servicios, los precios y la clientela reflejan la experiencia y el gusto del propietario (**Figura 8-5**). Dependiendo de la buena voluntad que tenga el propietario para ayudar en el aprendizaje y desarrollo, un profesional principiante puede aprender mucho en un salón, spa o barbería independiente y ganar un sueldo digno al mismo tiempo.

CADENAS INDEPENDIENTES

Normalmente, se trata de cinco o más salones que pertenecen a una persona o a dos o más socios. Las cadenas independientes varían de salones de peluquería básicos a salones de servicios completos, barberías y spas de día. Estos salones ofrecen todo tipo de servicios, desde precios bajos hasta aquellos de muy alto precio.

En los grandes salones de prestigio, los profesionales de belleza pueden ascender a puestos especializados en servicios específicos (de coloración, cuidado de uñas, cuidado de la piel u otros servicios químicos, utilizando

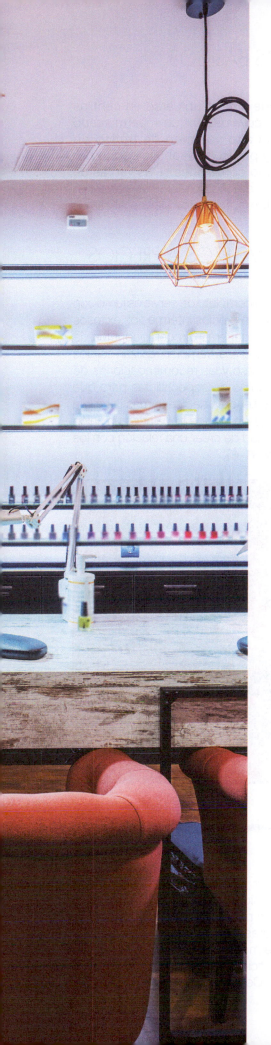

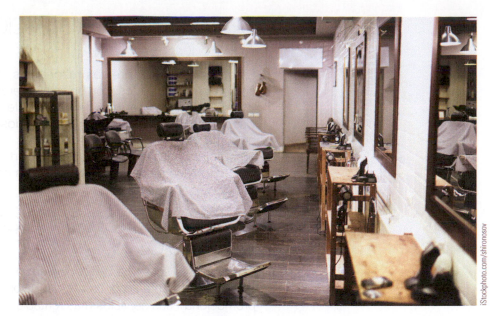

▲ **FIGURA 8-5** Una barbería independiente.

la cosmetología como ejemplo). Algunos salones más grandes también emplean directores de educación y directores de estilo y pueden contratar profesionales de la belleza para administrar determinados locales.

CADENAS GRANDES NACIONALES

Estas empresas administran salones y spas o barberías en todo el país e incluso, internacionalmente. Pueden tener precios bajos o altos, brindar solo servicios básicos o servicios completos, a precios medios o de alto nivel. Algunas funcionan en cadenas de grandes almacenes. Los especialistas en gestión y marketing de la sede corporativa toman todas las decisiones para cada salón, spa o barbería, como por ejemplo, el tamaño, la decoración, los horarios, los servicios, los precios, la publicidad y los objetivos de ganancias. Muchos profesionales recién graduados buscan sus primeros trabajos en cadenas nacionales debido a los beneficios y al pago asegurado, el pago de capacitación adicional, las oportunidades administrativas y la publicidad corporativa. Además, debido a que las cadenas son grandes y están en muchos lugares, los empleados tienen la ventaja adicional de poder trasladarse de un sitio a otro.

FRANQUICIAS

Otra forma de organización de una cadena, el salón, spa o barbería de franquicia, tiene un nombre nacional, una imagen consistente y una fórmula comercial que se utilizan en cada ubicación. Las franquicias son propiedad de personas que pagan un derecho por el uso del nombre, quienes luego reciben un plan de negocios y pueden aprovechar las campañas de marketing nacionales. Las decisiones tales como el tamaño, la ubicación, la decoración y los precios las determina con anterioridad la empresa matriz. Las franquicias comúnmente no son administradas por profesionales de belleza, sino por inversionistas que buscan un retorno sobre su inversión.

En general, los salones de franquicia ofrecen a los empleados los mismos beneficios que los salones de cadena administrados por corporaciones, incluidos capacitación en el trabajo, beneficios de atención de salud y oportunidades de ascenso.

OPERACIONES CON SERVICIOS BÁSICOS A PRECIOS RAZONABLES

Estos salones con precios razonables, que suelen ubicarse en centros comerciales ajetreados, con bajos alquileres, cuya base es un supermercado u otro negocio grande, dependen de un alto volumen de tráfico de visitantes. Contratan a recién graduados y por lo general, les pagan por hora y a veces agregan gratificaciones como comisiones si las ventas de un empleado individual superan un cierto nivel. Los servicios suelen tener un costo razonable y los profesionales están entrenados para realizar un trabajo rápido, sin demasiados detalles.

SALONES CON SERVICIOS COMPLETOS A PRECIOS INTERMEDIOS

Estos salones, spas o barberías ofrecen un menú completo de servicios junto con productos de venta al por menor. Los salones con precios intermedios exitosos promocionan sus servicios más rentables y en general, ofrecen paquetes de servicios y venta al por menor para tentar a los clientes. También realizan sólidos programas de marketing para incentivar el regreso y las recomendaciones de los clientes. Estos salones capacitan a su equipo de especialistas para que sean lo más productivos y rentables posible. Si tiende a dedicarle más tiempo a cada cliente durante la consulta, es probable que le agrade trabajar en un salón de servicios completos. Aquí, tendrá la posibilidad de crear una relación con los clientes que puede durar en el tiempo (**Figura 8-6**).

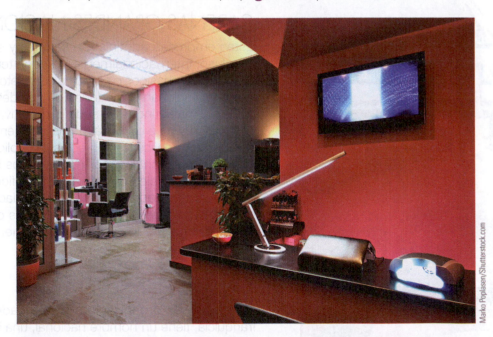

▲ **FIGURA 8-6** Salón de servicios completos.

SPAS O SALONES DE LUJO

Este tipo de negocio contrata profesionales de belleza y asistentes muy capacitados que ofrecen a los clientes servicios de mayor precio. También ofrecen servicios adicionales lujosos, como los masajes en la cabeza, el cuello o los hombros y lujosas manicuras y pedicuras de spa. Muchos salones de prestigio se ubican en zonas exclusivas y de moda de las grandes ciudades, otros pueden estar en mansiones elegantes, oficinas de alquiler caro y torres de venta minorista o complejos y hoteles lujosos. Como los clientes esperan recibir un servicio personalizado de gran calidad, estos salones, spas o barberías contratan profesionales con experiencia técnica, apariencia personal y destrezas de comunicación que cumplan con sus elevadas expectativas. Los spas médicos, a menudo de propiedad de médicos, se basan en los spas de día.

ESTABLECIMIENTOS DE ALQUILER DE ESTACIONES DE TRABAJO

El alquiler de estaciones de trabajo (también denominado *alquiler de sillón*) tal vez sea la forma más económica de tener su propio negocio. Sin embargo, este tipo de negocio está regulado por leyes complejas. Para obtener un análisis exhaustivo del alquiler de estación, consulte el Capítulo 10: "El negocio de la belleza".

ELECCIÓN DEL ESTABLECIMIENTO

Vale la pena repetir que uno de los pasos más importantes en el proceso de búsqueda de empleo es delimitar la búsqueda. A continuación, se mencionan algunos puntos para tener en cuenta cuando opte por posibles empleadores.

- Acepte la idea de que su primer empleo posiblemente no será el trabajo de sus sueños. Muy pocas personas son tan afortunadas.
- No espere hasta el momento de graduarse para comenzar la búsqueda. Si lo hace, puede verse tentado a aceptar la primera oferta que reciba en lugar de investigar con detenimiento todas las posibilidades antes de tomar una decisión.
- Localice un salón, spa o barbería que atienda el tipo de clientes que usted desea atender. Es fundamental tener una buena relación con los clientes y el personal desde el comienzo de su carrera (**Figura 8-7**).
- Elabore una lista de los salones, spas o barberías de la zona. Internet será su mejor recurso para esto. Si está considerando mudarse a otra zona, puede hacer una simple búsqueda en Google de su área de interés y su ciudad, usando palabras clave como *salón de coloración de Portland*, por ejemplo.

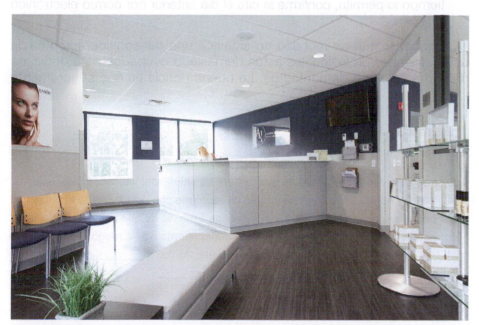

▲ **FIGURA 8-7** Los salones independientes reflejan el gusto del propietario, lo que le indicará si se adecuará o no.

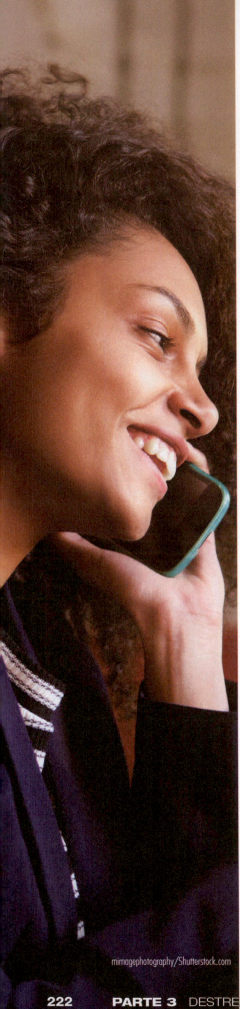

- Esté atento a los salones, spas o barberías que hagan publicidad localmente para tener una idea del mercado al que apunta cada uno. A continuación visite el sitio web del negocio o vea si forma parte de una red social, como Facebook.
- Consulte sitios web y sitios de redes sociales para ver varios tipos de salones, spas o barberías. Si se pone en contacto con ellos, no les haga perder tiempo. Vaya directo al grano e indique que es estudiante y haga preguntas específicas sobre la profesión.
- Tenga en cuenta la cultura del salón, spa o barbería. Los empleados, ¿se visten como usted? Los clientes, ¿pertenecen a distintos grupos de edad o solo a uno? Busque el negocio más adecuado para usted y sus metas.

HACER CONTACTO

Una vez que haya identificado algunos establecimientos con potencial, es hora de salir, visitar salones, spas y barberías y hablar con los propietarios, gerentes, instructores y profesionales. Independientemente de si su primer contacto es en línea, en persona o por teléfono, tarde o temprano deseará programar una reunión presencial o una visita de exploración al negocio. Para programar una visita a un salón, considere lo siguiente:

- Si llama, utilice sus mejores modales en el teléfono. Hable con confianza y convicción. Si envía un correo electrónico, sea breve y revise la ortografía y puntuación. No envíe mensajes de texto a los propietarios o gerentes, a menos que le soliciten hacerlo.
- Explique que se está preparando para graduarse en la escuela de belleza, que está investigando el mercado en busca de posibles puestos y que tiene algunas preguntas breves.
- Si la persona está dispuesta a escucharlo, pregúntele si el salón, spa o barbería necesita nuevos profesionales y con cuántos empleados cuenta en la actualidad.
- Pregunte si puede concertar una cita para observar durante las semanas siguientes. Si el representante del salón accede, ¡sea puntual! Cuando el tiempo lo permita, confirme la cita el día anterior por correo electrónico (**Figura 8-8**).

Recuerde que un rechazo no significa una desconsideración hacia usted. Muchos profesionales están demasiado ocupados para dedicarle tiempo a este tipo de contactos. La buena noticia es que seguramente

---

Estimada Sra. (o Estimado Sr.) _____,

Este es un recordatorio breve de que visitaré su salón este viernes, 12 de junio a las 14:00 horas. Tengo mucho interés en reunirme con usted y estoy ansioso por observar el trabajo del salón y el personal. En caso de que necesite comunicarse conmigo antes de la cita por cualquier motivo, le ruego me llame al _____, me envíe un correo electrónico a _____ o me envíe un mensaje de texto al _____.

Atentamente,

(Su nombre)

▲ **FIGURA 8-8** Ejemplo de nota de confirmación de una cita.

conocerá muchas personas amables que recuerdan sus experiencias cuando se iniciaron y que están dispuestas a dedicar parte de su tiempo a ayudar a otros que comienzan su carrera profesional.

LA VISITA AL SALÓN

Cuando visite el salón, spa o barbería, lleve una lista de verificación para asegurarse de observar todas las áreas clave que, en última instancia, podrían afectar las decisiones que tome. La lista de verificación será similar a la que ha utilizado para las visitas que probablemente ha realizado a los negocios del área mientras estaba en la escuela. Archive la lista de comprobación para futuras referencias, de manera que pueda realizar comparaciones informadas entre los establecimientos (**Figura 8-9**).

LISTA DE COMPROBACIÓN PARA LA VISITA AL SALÓN

Cuando visite una salón, spa o barbería, preste atención a las siguientes áreas y califíquelas del 1 a 5 (siendo 5 la mejor puntuación).

_____ **IMAGEN DEL SALÓN:** La imagen del salón, ¿es coherente y adecuada para sus intereses? La imagen, ¿es agradable y atractiva? ¿Cómo es el decorado y el arreglo? Si no se siente cómodo o si no lo encuentra atractivo, desmarque el salón de su lista de posibilidades de empleo.

_____ **PROFESIONALISMO:** ¿Tienen los empleados el comportamiento y la apariencia profesional adecuados? ¿Le brindan atención y servicios personales adecuados a los clientes o se comportan como si el trabajo fuera su momento de socializar?

_____ **ADMINISTRACIÓN:** El salón, ¿muestra signos de estar bien administrado? ¿Se contesta rápidamente el teléfono con destrezas profesionales para la atención telefónica? El estado de ánimo en el salón, ¿es positivo? ¿Todos parecen trabajar como un equipo?

_____ **SERVICIO AL CLIENTE:** Cuando los clientes ingresan al salón, ¿se los saluda con prontitud y calidez? ¿Se los mantiene informados del estado de sus citas? ¿Se les ofrece una revista o un refresco mientras esperan? ¿Hay un área de recepción cómoda?

_____ **PRECIOS:** Compare precio con valor. El servicio que reciben los clientes, ¿vale el dinero que pagan? ¿Pagan el mismo precio en un salón, pero obtienen mejor servicio y atención en otro? Si es posible, llévese a casa listas de precios y folletos del salón.

_____ **VENTA MINORISTA:** ¿Hay un exhibidor de venta minorista bien surtido, que le ofrezca al cliente una variedad de líneas de productos y una gama de precios? ¿Los profesionales y el recepcionista (si corresponde) promocionan ventas minoristas?

_____ **COMERCIALIZACIÓN DENTRO DEL ESTABLECIMIENTO:** ¿Hay afiches o promociones dentro del salón? De ser así, ¿tienen un diseño profesional y reflejan estilos contemporáneos?

_____ **SERVICIOS:** Haga una lista de todos los servicios ofrecidos por cada uno de los salones y las líneas de productos que emplean. Esto lo ayudará a decidir qué potencial de ingresos tienen los profesionales de cada salón.

NOMBRE DEL SALÓN: _____

GERENTE DEL SALÓN: _____

▲ FIGURA 8-9   Lista de verificación para la visita al salón.

Después de su visita, recuerde escribir una nota a mano o un correo electrónico para agradecer al representante del salón por su tiempo (**Figura 8-10**). Haga esto aún cuando no le haya gustado el negocio y no considere trabajar allí (**Figura 8-11**).

Estimado/a Sr./Srta. _____,

Agradezco haber tenido la oportunidad de observar su salón en funcionamiento el viernes pasado. Gracias por el tiempo que usted y su personal me dedicaron. Me impresionó la manera eficiente y cortés en que sus profesionales atendían a los clientes. El ambiente era agradable y el ánimo, positivo. Si en algún momento tiene una vacante para un profesional con mis destrezas y capacitación, me interesaría la oportunidad de solicitarla. Puede comunicarse conmigo en la dirección de correo electrónico y el teléfono mencionados a continuación. Espero que nos encontremos nuevamente pronto.

Lo saluda atentamente,
(su nombre, dirección, teléfono y dirección de correo electrónico)

▲ **FIGURA 8-10** Ejemplo de nota de agradecimiento.

Estimado/a Sr./Srta. _____,

Agradezco haber tenido la oportunidad de observar su salón en funcionamiento el viernes pasado. Sé lo ocupados que están usted y su personal, y deseo agradecerles por el tiempo que me dedicaron. Espero que mi presencia no haya interferido demasiado en el funcionamiento habitual. Verdaderamente, agradezco la gentileza que me brindaron tanto usted como su personal. Le deseo a usted y a su salón un éxito continuo.

Lo saluda atentamente,
(su nombre)

▲ **FIGURA 8-11** Nota de agradecimiento a un salón en el que no le interesa buscar empleo.

CREACIÓN DE UNA RED DE CONTACTOS

Nunca cierre las puertas. Al contrario, construya una red de contactos que tengan una opinión favorable de usted (**Figura 8-12**). La **creación de una red de contactos** es una forma sutil de aumentar el alcance de

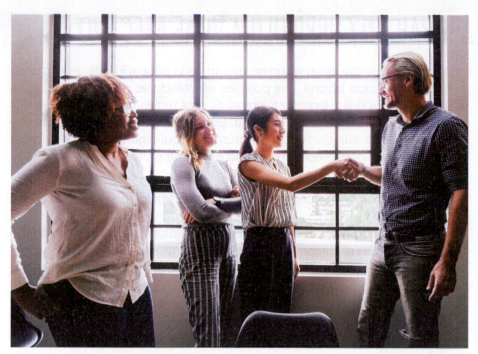

▲ **FIGURA 8-12** La creación de una red de contactos es una buena manera de ampliar los vínculos que pueden impulsar su carrera.

sus vínculos. Es mucho menos intimidante que solicitar directamente una entrevista de trabajo y es un ejercicio útil para desarrollar destrezas de comunicación importantes. Los estudiantes pueden comenzar a desarrollar destrezas de creación de contactos de diversas maneras. La siguiente lista de sugerencias le será útil para comenzar.

- Únase a organizaciones profesionales. La mayoría ofrecen descuentos a estudiantes y estimulan la adhesión de nuevos miembros.
- Asista a exhibiciones comerciales del sector y a seminarios de capacitación. Hable con los presentadores y participantes.
- Elabore una lista de afiliaciones ideales en su disciplina (por ejemplo, un esteticista puede querer conectarse con dermatólogos, terapeutas de masajes y nutricionistas). Elabore un "guión" para presentarse.
- Suscríbase a publicaciones comerciales y adopte el hábito de consultar sus calendarios de eventos.
- Solicite información a sus instructores acerca de encuentros locales, regionales y nacionales.
- Investigue las comunidades en línea y las redes sociales en las que puede participar.
- Participe en las prácticas de campo que organice su escuela.
- Haga una lista de los oradores que hayan visitado su escuela en carácter de invitados para referencia futura.
- Involúcrese en un proyecto de caridad.
- Tenga una mentalidad abierta y asista a eventos de negocios o seminarios de salud que brinden experiencias de aprendizaje positivas, aunque no traten específicamente del tema de su experiencia técnica.

VERIFICACIÓN
Enumere los diferentes tipos de salones, spas y barberías en los que podría trabajar un profesional de la belleza.

ELABORAR UN CURRÍCULUM VÍTAE EFECTIVO

Un currículum vitae es un resumen escrito de la educación de una persona y de su experiencia laboral. Los posibles empleadores podrán saber de un vistazo cuáles son sus logros y talentos. Si está recién graduado, es posible que tenga poca experiencia o ninguna. En ese caso, su currículum vitae se debe enfocar en sus destrezas y logros. He aquí algunas pautas básicas que debe seguir para preparar su currículum vitae profesional.

- Redáctelo de forma simple y limítelo a una sola página.
- Imprima una copia impresa de la versión electrónica con papel de buena calidad.
- Incluya su nombre, dirección, número de teléfono y dirección de correo electrónico en el currículum vitae y en la carta de presentación.
- Enumere su experiencia laboral reciente y relevante.
- Enumere la educación relevante, el nombre de la institución donde se graduó y cualquier curso pertinente que haya completado.
- Enumere sus destrezas y logros profesionales.
- Céntrese en la información que sea relevante respecto al puesto que le interesa.

El tiempo promedio que un potencial empleador dedica a revisar su currículum vitae para determinar si le concede una entrevista es de aproximadamente 20 segundos. Eso significa que usted debe promocionarse de tal forma que el lector desee conocerlo. Si tiene experiencia laboral en un área no relacionada, muestre cómo el puesto lo ayudó a desarrollar destrezas transferibles. Por ejemplo, el trabajo en un restaurante ayuda a los empleados a desarrollar destrezas de atención al cliente con una amplia variedad de clientes.

Cuando enumere los puestos anteriores y actuales en su currículum vitae, concéntrese en los logros en lugar de detallar los deberes y las responsabilidades. Las declaraciones de logros amplían las responsabilidades y obligaciones básicas. La mejor forma de demostrar un logro concreto es incluir cifras y porcentajes donde sea posible. Cuando enumere los puestos anteriores y actuales en su currículum vitae, hágase las siguientes preguntas:

- ¿A cuántos clientes regulares atendí?
- ¿A cuántos clientes atendí semanalmente?
- ¿Cuál fue mi facturación promedio de servicios?
- ¿Cuál fue mi índice de retención de clientes?
- ¿Qué porcentaje de mi ganancia provino de la venta al por menor?
- ¿Qué porcentaje de mi ganancia provino de los servicios de textura o color?

Si no le es posible expresar sus logros en cifras, ¿puede abordar los problemas que resolvió u otros resultados logrados? Por ejemplo, su trabajo en la oficina, ¿lo ayudó a desarrollar excelentes destrezas organizativas?

Este tipo de preguntas pueden ayudarlo a desarrollar declaraciones de logros que le interesarán a un posible empleador. No hay mejor momento para alcanzar logros significativos que mientras está en la escuela. Aun cuando su experiencia sea mínima, debe presentar pruebas de sus destrezas y logros. Puede parecer una tarea difícil en esta etapa de su carrera laboral, pero al examinar con detenimiento las capacitaciones y rendimiento en la escuela clínica, las actividades extracurriculares y los trabajos de tiempo completo y media jornada que haya realizado, debería estar en condiciones de crear un buen currículum vitae que llame la atención.

Por ejemplo, considere las siguientes preguntas:

- ¿Recibió alguna distinción durante la capacitación?
- ¿Alguna vez lo eligieron como "estudiante del mes"?
- ¿Recibió un reconocimiento especial por su asistencia o progreso académico?
- ¿Ganó alguna competencia mientras estuvo en la escuela?
- ¿Cuál fue su promedio de asistencia a la escuela?
- ¿Trabajó con el departamento estudiantil para reunir fondos? ¿Cuáles fueron los resultados?

Las respuestas a esta clase de preguntas pueden indicar sus destrezas con las personas, sus hábitos personales de trabajo y su compromiso personal para lograr el éxito (**Figura 8-13**).

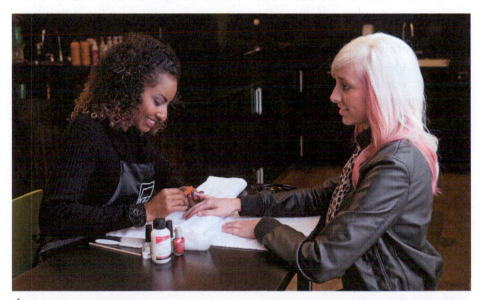

▲ **FIGURA 8-13** Sobresalir en la escuela puede serle útil para elaborar un buen currículum vitae para sumar a sus destrezas técnicas.

Como aún no ha terminado su capacitación, todavía tiene la oportunidad de hacer realidad algunos de los ejemplos enumerados anteriormente antes de graduarse. Los desarrollos positivos de esta naturaleza mientras está en la escuela pueden resultar de mucha utilidad para mejorar su currículum vitae.

PAUTAS PARA LA ELABORACIÓN DE SU CURRÍCULUM VITAE

Se ahorrará muchos problemas y frustraciones al inicio de su búsqueda laboral si tiene una clara idea de qué debe hacer cuando prepara un currículum vitae.

- **Ponga siempre la información de contacto completa en su currículum vitae.** Si su teléfono celular es su teléfono principal, colóquelo primero. Agregue un teléfono fijo si lo posee.
- **Hágalo fácil de leer.** Utilice oraciones claras y concisas, y evite el lenguaje recargado o rebuscado.

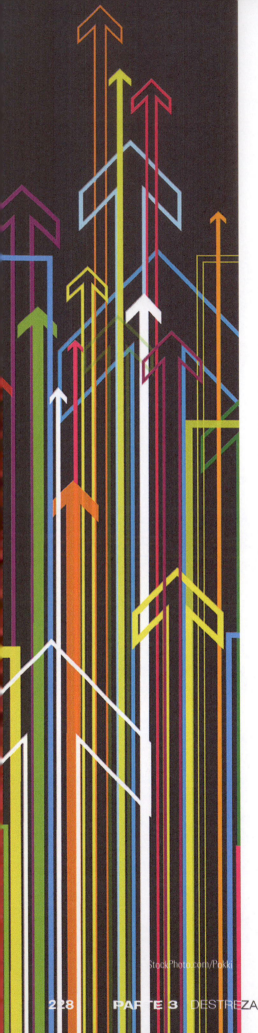

- **Conozca a su audiencia.** Emplee un vocabulario y lenguaje comprensible para el potencial empleador.
- **Sea conciso.** Preferiblemente, hágalo en una página.
- **Destaque sus logros.** Enfatice los logros anteriores y las destrezas que empleó para lograrlos.
- **Concéntrese en las metas de su carrera profesional.** Destaque la información que sea relevante para las metas de su carrera y el puesto que le interesa obtener.
- **Enfatice las destrezas transferibles.** Las destrezas que obtuvo en otros trabajos y que puede utilizar en un puesto nuevo se denominan destrezas transferibles.
- **Use verbos de acción.** Comience las declaraciones de logros con verbos de acción como *logré*, *coordiné*, *desarrollé*, *aumenté*, *mantuve* y *fortalecí*.
- **Sea ordenado.** Un currículum vitae mal estructurado y con errores tipográficos no refleja una buena imagen.
- **Incluya referencias profesionales.** Use solamente referencias profesionales en su currículum vitae y asegúrese de incluir el título, lugar de empleo y número telefónico de la persona a los potenciales empleadores.
- **Sea realista.** Recuerde que recién está comenzando en un campo que espera le otorgue experiencias maravillosas y gratificantes. Sea realista acerca de lo que los empleadores pueden ofrecer a los principiantes.
- **Siempre incluya una carta de presentación.** Observe la **Figura 8-14** para ver un ejemplo de una carta de presentación, que supone que definió y visitó salones, spas o barberías con antelación, como se recomienda en este capítulo.

Su nombre
Su dirección
Su número telefónico

Sr./Srta. _____
Nombre del salón
Dirección del salón

Estimado/a Sr./Srta. _____,

Nos conocimos en el mes de agosto, cuando me invitó a observar su salón y al personal mientras realizaba la capacitación. Con posterioridad a ese momento, me gradué y obtuve mi licencia. Le adjunté mi currículum vitae para que lo revise y considere.

Le agradecería la posibilidad de reunirme con usted y conversar acerca de las oportunidades profesionales en su salón actualmente disponibles o a futuro. Tuve una muy buena impresión del personal y su negocio, y me gustaría comentarle sobre lo que mis destrezas y capacitación podrían aportar al éxito de su salón.

Espero reunirme nuevamente con usted pronto.

Lo saluda atentamente,
(su nombre)

▲ **FIGURA 8-14** Ejemplo de la carta de presentación del currículum vitae.

- **Anote las destrezas en las nuevas tecnologías.** Incluya programas de software, herramientas de desarrollo web y sistemas computarizados de administración de clientes.
- **Evite las referencias salariales.** No indique sus antecedentes salariales.
- **Evite la información acerca de por qué dejó sus empleos anteriores.**
- **Diga la verdad.** Por lo general, la información errónea o las declaraciones falsas suelen jugar en contra.

Si no se siente cómodo al elaborar su currículum vitae, considere buscar a un redactor profesional de currículum vitae o a un orientador laboral. También, es posible que algunas agencias de empleo lo ayuden. Muchos sitios web de búsqueda de empleo en línea ofrecen plantillas de currículum vitae de fácil uso.

Revise la **Figura 8-15**, que representa un currículum vitae orientado hacia los logros para un estudiante recién graduado de un curso de belleza y bienestar. Recuerde que usted es un paquete completo y no solo un currículum vitae. Con determinación, encontrará el cargo adecuado para comenzar su carrera. Use todos los recursos disponibles durante el proceso de desarrollo de su currículum vitae y búsqueda de trabajo. Por ejemplo, existe una gran cantidad de información disponible en Internet sobre prácticas recomendadas. También, puede comunicarse con algún conocido que haya pasado por el proceso de contratación y pueda ofrecerle recomendaciones. Milady también cuenta con fantásticos recursos en MiladyPro.com que pueden ofrecerle ayuda en el desarrollo del currículum vítae y el éxito general de la carrera profesional cuando empieza su búsqueda de empleo.

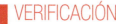
VERIFICACIÓN
¿Cuáles son las 10 pautas para escribir un currículum vitae?

PREPARARSE PARA UNA ENTREVISTA DE TRABAJO EN LA INDUSTRIA DE LA BELLEZA

Después de graduarse y haber completado los dos primeros pasos del proceso para obtener empleo, eligiendo y observando salones, spas o barberías estará en condiciones de empezar a buscar trabajo en serio. El siguiente paso es comunicarse con los establecimientos que más le interesan al enviarles un currículum vitae y solicitar una entrevista. Elegir un salón, spa o barbería que coincida mejor con sus destrezas aumentará sus posibilidades de éxito.

Muchas salones, spas o barberías poseen sitios web donde publican ofertas laborales; otras las publican en sitios web relacionados con belleza y bienestar o con empleos. Siga las instrucciones exactamente para llenar los formularios o enviar el currículum vitae. currículum vitae (algunos negocios no

SAMI STYLES

143 Fern Circle • Anytown, USA, 12345 • 123.555.1234 • SamiStyles@mye-mail.net • StyledToTheNines.blogspot.com

Objetivo

Mi objetivo es obtener una posición de aprendiz en un salón de lujo y continuar mi educación, con el fin de convertirme en un profesional de la belleza experimentado.

Educación

Academia de Belleza ABC, Chicago, IL, mayo de 2020
Premios: Premio recibido por el Mejor corte de cabello de un estudiante: Exhibición de Belleza Internacional 2016

Colegio secundario Oak Park River Forest, Oak Park, IL, mayo de 2017
Promedio general: 3.0
Clubes: Club de pintura y dibujo, Club de teatro, Comité del anuario

Cualidades

- Creativo, dinámico y dedicado a la industria de la belleza.
- Cuento con licencia actual de Illinois y poseo un sólido conocimiento sobre tendencias.
- Habilidad comprobada para retener a los clientes y tuve todas las citas reservadas durante mis últimos cuatro meses de capacitación.
- Me desempeñé como mentor de nuevos estudiantes de la Academia de Belleza ABC.

Experiencia profesional

Creativo

- Gané un concurso estudiantil por el mejor cambio de imagen.
- Elaboré una asombrosa carpeta digital de fotografías con cortes, color, cuidado de uñas y cambios de imagen con estilo.

Ventas

- Aumenté el volumen de los servicios químicos por escalonamiento en un 30 por ciento.
- Fui reconocido como Estudiante del mes por asistencia perfecta, buena disposición, mejores ventas al por menor y mayor cantidad de clientes atendidos.

Retención de clientes

- Desarrollé y retuve una clientela en la escuela clínica de más de 75 personas.

El espíritu de equipo

- Aconsejé a nuevos estudiantes y fui su par durante los primeros tres meses de capacitación.
- Me ofrecí como la "persona a quien recurrir", para que otros estudiantes consulten acerca de peinados formales.
- Creé la página oficial de la Academia de Belleza ABC en Facebook, donde compartí regularmente nueva información sobre la industria.

Administración

- Supervisé un equipo de alumnos de salón que desarrolló un plan de negocios para abrir un salón con servicios completos de 12 estaciones. El proyecto fue calificado con una "A" y fue reconocido por su exhaustividad, precisión y creatividad.
- Reorganicé una sala facial escuela para conseguir mayor eficacia y comodidad para el cliente.
- Conduje la reorganización del dispensario escolar, lo que permitió incrementar el control de inventario y la modernización del funcionamiento de la especialidad.
- Poseo conocimientos en Internet con manejo de Microsoft Word, Excel y PowerPoint.

Referencias

Observe la página adjunta como referencia.

▲ **FIGURA 8-15** El currículum vitae de las personas con poca experiencia laboral se centra en los logros.

desean que adjunte a su currículum vitae cartas de recomendación o carpetas digitales). En casos excepcionales, deberá enviar un currículum vitae y una carta de presentación por correo postal. Respete siempre las pautas del salón, spa o barbería.

Marque su calendario para que recuerde hacer contacto de seguimiento. En general, es suficiente con hacerlo una semana después de enviar el currículum vitae. Cuando llame o envíe un correo electrónico, trate de programar una cita para la entrevista. Tenga en cuenta que algunos establecimientos pueden no tener vacantes y por lo tanto, no realizarán entrevistas. En tal caso, envíe un currículum vitae, si aún no lo ha hecho y pídale al salón, spa o barbería que lo archive por si surge una vacante en el futuro. Asegúrese de agradecer a sus contactos por su tiempo y consideración.

PREPARACIÓN PARA LA ENTREVISTA

Cuando se prepare para una entrevista, asegúrese de tener toda la información necesaria y los materiales en su sitio (**Figura 8-16**), incluidos los siguientes elementos:

IDENTIFICACIÓN

- Número de seguridad social
- Número de licencia de conducir
- Nombres, domicilios postales, direcciones de correo electrónico y números de teléfono de empleadores anteriores
- Nombre, número de teléfono y dirección de correo electrónico del familiar más cercano que no viva con usted.

VESTIMENTA PARA LA ENTREVISTA

Su apariencia es decisiva, en especial porque se postula para un puesto en la industria de la imagen y la belleza (**Figura 8-17**). Se recomienda tener uno o dos atuendos para entrevistas. Tal vez le soliciten que vuelva a una segunda entrevista, por eso la necesidad del segundo atuendo. Tenga en cuenta los siguientes puntos:

- ¿Es el atuendo adecuado para el puesto?
- ¿Está a la moda y lo favorece? ¿Es similar a lo que visten los empleados actuales del salón, spa o barbería (si no ha visitado el lugar, acérquese o consulte su sitio web para evaluar su estilo y poder vestirse acorde a él)?
- Los accesorios, ¿están a la moda y son funcionales (por ejemplo, no son ruidosos ni tan largos como para molestar cuando realice los servicios)?
- Sus uñas, ¿están bien arregladas?
- Su peinado, ¿es actual? ¿Favorece su rostro y su estilo en general?
- Su maquillaje, ¿es actual? ¿Favorece su rostro y su estilo en general?
- ¿Está bien afeitado? Si no es así, su barba, ¿está prolijamente recortada?
- Su perfume o colonia, ¿es sutil (o no usa)?

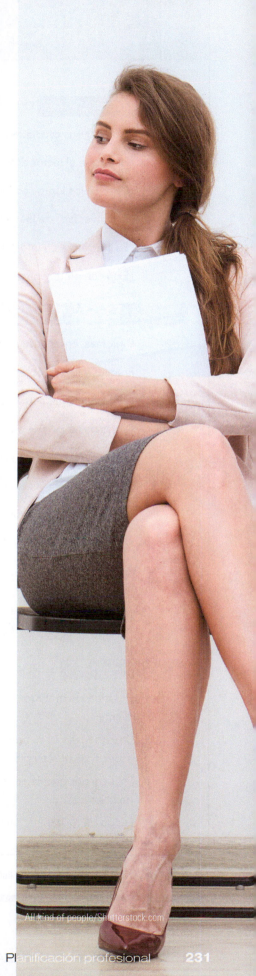

PREPARACIÓN DE LA LISTA DE COMPROBACIÓN PARA LA ENTREVISTA

COMPOSICIÓN DEL CURRÍCULUM VITAE

☐ ¿Presenta sus capacidades y lo que ha logrado en los trabajos y la capacitación?

☐ ¿Hace que el lector desee preguntar "cómo logró eso"?

☐ ¿Destaca los logros en lugar de detallar obligaciones y responsabilidades?

☐ ¿Es breve, fácil de leer y hace hincapié en habilidades y logros anteriores?

☐ ¿Se concentra en información importante para sus objetivos de carrera?

☐ ¿Está completo y preparado profesionalmente?

LISTA DE COMPROBACIÓN DE LA CARPETA DE ANTECEDENTES LABORALES

☐ Diplomas, enseñanza secundaria y superior

☐ Premios y logros obtenidos durante el período escolar

☐ Currículum vitae actualizado orientado hacia los logros

☐ Cartas de referencia de empleadores anteriores

☐ Lista o certificados de exhibiciones comerciales a las que asistió durante la capacitación.

☐ Declaración de afiliaciones a asociaciones profesionales

☐ Declaración de actividades o afiliaciones cívicas.

☐ Fotografías del antes y después de los servicios técnicos que haya brindado

☐ Cualquier otra información de importancia

Pregúntese: Mi carpeta de antecedentes laborales, ¿me describe a mí y a mis destrezas profesionales en la forma que quiero que se perciban? Si no es así, ¿qué es lo que debe cambiar?

INFORMACIÓN GENERAL

- Describa los métodos o procedimientos específicos que empleará en el salón para crear su propia clientela.

- Describa cuál es su opinión acerca de la venta al por menor en el salón y mencione los métodos específicos que emplearía en el salón para generar ventas.

- Enuncie por qué considera que la seguridad y protección del cliente es tan importante en la industria de la belleza.

- Luego de reflexionar bien, explique qué le agrada más de su nueva carrera. Describa su pasión por su disciplina.

▲ **FIGURA 8-16** Preparación de la lista de comprobación para la entrevista.

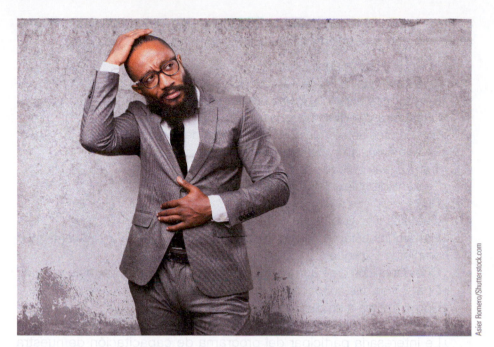

▲ FIGURA 8-17 Vestimenta para una entrevista.

UNA SUGERENCIA:

Cuando se ponga en contacto con un salón, spa o barbería para concertar una cita para una entrevista, quizás le digan que por el momento no están contratando personal, pero que les agradaría realizar una entrevista para referencia futura. Nunca piense que esto es una pérdida de tiempo. Aproveche la oportunidad. No solo le dará una valiosa experiencia en una entrevista, sino que también le ofrecerá oportunidades que de otra manera perdería.

MATERIALES DE APOYO

- **Currículum vitae.** Aun cuando ya haya enviado uno, lleve una copia en papel con usted.
- **Hechos y números.** Prepare una lista con los nombres y las fechas de empleos anteriores, de su educación y de las referencias.
- **Carpeta de antecedentes laborales.** Traiga su carpeta aún cuando solo tenga dos fotografías que muestren coloraciones, maquillajes, tratamientos del cuidado para la piel o de las uñas que haya hecho para sus amigos. Y si ha creado una carpeta digital para compartir, asegúrese de tener una copia impresa también en caso de tener problemas técnicos.

REVISE Y PREPARE CON ANTELACIÓN LAS PREGUNTAS DE LA ENTREVISTA

Hay determinadas preguntas que, por lo general, se formulan durante una entrevista. Conocer estas preguntas le permitirá reflexionar sobre las respuestas con anticipación. Incluso podría simular una entrevista con

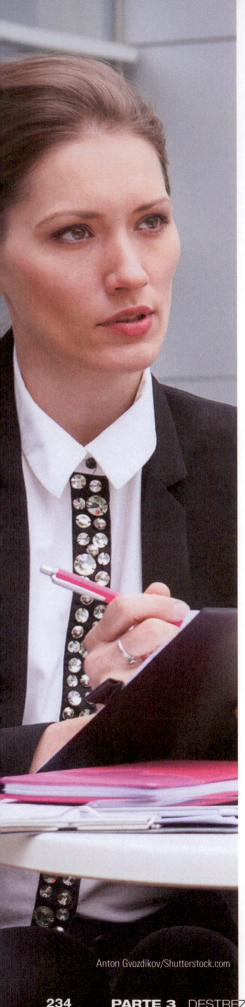

amigos, familiares o compañeros de estudio. Entre las preguntas comunes se encuentran las siguientes:

- ¿Por qué desea trabajar aquí?
- ¿Qué es lo que más le agradó de su capacitación?
- ¿Es puntual y asiste en forma regular?
- El instructor o el director de la escuela, ¿podrán confirmarlo?
- ¿Cuáles cree usted que son sus mejores destrezas?
- ¿En qué áreas se considera más débil?
- ¿Trabaja bien en equipo? Explique.
- ¿Se considera flexible? Explique.
- ¿Cuáles son sus metas profesionales?
- ¿Qué días y horarios tiene disponibles para trabajar?
- ¿Hay algún obstáculo que le impediría comprometerse a trabajar tiempo completo? Explique.
- ¿Qué beneficios cree que podría brindarle a este negocio y este puesto?
- ¿Cuáles son sus conocimientos de informática?
- ¿Cómo trataría a un cliente problemático?
- ¿Cómo se siente con la venta al por menor?
- ¿Le interesaría participar del programa de capacitación de nuestra empresa?
- Describa las formas en que puede brindar un excelente servicio de atención al cliente.
- ¿Qué preguntas formularía en una consulta con el cliente?
- ¿Está preparado para capacitarse durante un año antes de tener sus propios clientes?

¿LO SABÍA?

A los recién graduados les puede resultar difícil comprar los dos o tres atuendos necesarios para proyectar una imagen profesional y segura al asistir a su lugar de trabajo. Afortunadamente, existen varias organizaciones sin fines de lucro para satisfacer esta necesidad. Estas organizaciones reciben donaciones de ropa limpia y de buen aspecto en buen estado por parte de individuos y fabricantes. Estas se entregan a la gente que lo necesita. Para obtener más información, visite Wardrobe for Opportunity en wardrobe.org y Dress for Success en dressforsuccess.org.

ESTÉ PREPARADO PARA REALIZAR UN SERVICIO

Algunos salones, spas o barberías exigen a los aspirantes que realicen un servicio en la disciplina elegida como parte de la entrevista. Muchos de ellos le pedirán que lleve su propio modelo. Asegúrese de confirmar si esto es un requisito. Si es así, asegúrese de que su modelo esté adecuadamente vestido y bien preparado para la experiencia, y de traer los suministros, productos y herramientas necesarios para demostrar sus destrezas.

UNA SUGERENCIA:

Siempre que se presente para ocupar un puesto, deberá completar una solicitud, aun cuando el currículum vitae ya tenga gran parte de la información solicitada. El currículum vitae y la lista que haya preparado antes de la entrevista lo ayudarán a completar la solicitud de trabajo en forma rápida y precisa.

LA ENTREVISTA

El día de la entrevista, asegúrese de que no pase nada que le impida terminar la entrevista con éxito. Debe practicar las siguientes conductas en relación con la entrevista propiamente dicha:

- Sea siempre puntual, o aun mejor, llegue temprano. Si tiene dudas sobre el lugar, localícelo el día anterior para evitar demoras.
- ¡Apague el celular! No llegue con auriculares ni dispositivos manos libres para celular en la oreja.
- Sonría de forma cálida y amigable. La sonrisa es el idioma universal.
- Camine, siéntese y permanezca de pie con una buena postura.
- Sea cortés y educado.
- No se siente hasta que lo inviten a hacerlo o hasta que sea evidente que deba sentarse.
- Nunca fume ni mastique goma de mascar, aun cuando le ofrezcan.
- No entre a una entrevista con un pocillo de café, un refresco, bocaditos ni ninguna otra comida o bebida.
- Nunca se apoye ni toque el escritorio del entrevistador. A algunas personas no les agrada que se aborde su espacio personal sin invitación.
- Intente transmitir una primera impresión positiva mostrándose lo más confiado y tranquilo que pueda (**Figura 8-18**).

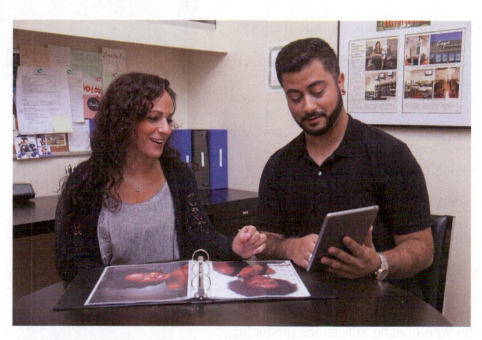

▲ FIGURA 8-18   Desarrollo de una entrevista.

- Hable claramente. El entrevistador debe poder escucharlo y comprenderlo.
- Responda a las preguntas con honestidad. Piense la pregunta y responda con atención. No hable antes de estar preparado y no lo haga durante más de dos minutos por vez.
- Nunca critique a empleadores anteriores.
- Recuerde siempre dar las gracias al entrevistador al término de la entrevista.

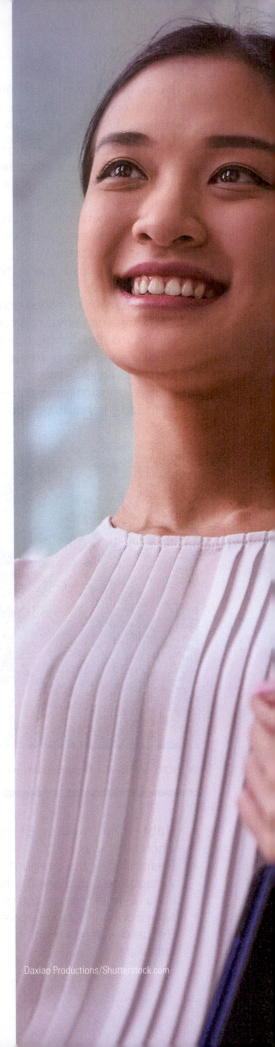

ACTIVIDAD

Entrevistas simuladas

Elija un compañero de clases y dramatice una entrevista de trabajo. Uno será el postulante y otro el empleador, después cambien los papeles. Luego de cada sesión, realicen un breve análisis sobre el resultado logrado, es decir, qué funcionó y qué no. Analice cómo podría mejorar su desempeño. Tenga presente que una representación nunca pronosticará lo que ocurrirá exactamente en una entrevista real. Sin embargo, el proceso lo ayudará a prepararse para la entrevista y aumentará su confianza.

Otra parte fundamental de la entrevista es cuando se le solicita al entrevistado formular preguntas al entrevistador. Debe reflexionar sobre estas preguntas con anticipación y lleve una lista de ser necesario. De esta forma demostrará que es organizado y está preparado. Algunas de las preguntas que podría incluir son las siguientes:

- ¿Qué busca en un profesional de la belleza?
- ¿Hay una descripción del cargo? ¿Podría revisarlo?
- ¿Existe un manual del salón, spa o barbería? ¿Podría revisarlo?
- ¿Cómo se promociona el salón, spa o barbería a sí mismo?
- ¿Cuánto tiempo generalmente trabajan los profesionales de belleza aquí?
- ¿Se incentiva a los empleados a que desarrollen sus destrezas y responsabilidades? ¿De qué manera?
- ¿El salón, spa o barbería ofrece oportunidades de educación continua?
- ¿Qué incluye su programa de capacitación?
- ¿Hay oportunidad de ascensos? En tal caso, ¿cuáles son los requisitos para lograr un ascenso?
- ¿Qué beneficios clave ofrece el salón, spa o barbería, como ser capacitación avanzada y seguro médico?
- ¿En qué actividades externas y comunitarias participa el salón, spa o barbería?
- ¿Cuál es el método de remuneración?
- ¿Cuándo se cubrirá el puesto vacante?
- ¿Puedo comunicarme con usted en una semana para conocer su decisión?
- ¿Puedo recorrer el salón, spa o barbería?

No piense que tendrá que formular todas las preguntas. El objetivo es generar el mayor diálogo posible. Preste atención a las reacciones del entrevistador y advierta cuando ya ha hecho suficientes preguntas. Con obtener respuesta a al menos algunas preguntas, podrá comparar la información recolectada sobre otros salones, spas o barberías, para luego elegir el que le ofrezca el mejor paquete de ingresos y desarrollo profesional.

Recuerde seguir la entrevista con una nota o correo electrónico de agradecimiento. Solo debe agradecerle al entrevistador por su tiempo. Termine con un comentario positivo sobre su interés por el trabajo (si es el caso). Si la decisión del entrevistador recae en dos o tres posibilidades, la persona que exprese el mayor interés en ocupar el puesto será la elegida. Además, si el entrevistador le sugiere que llame para conocer su decisión, por supuesto que debe hacerlo.

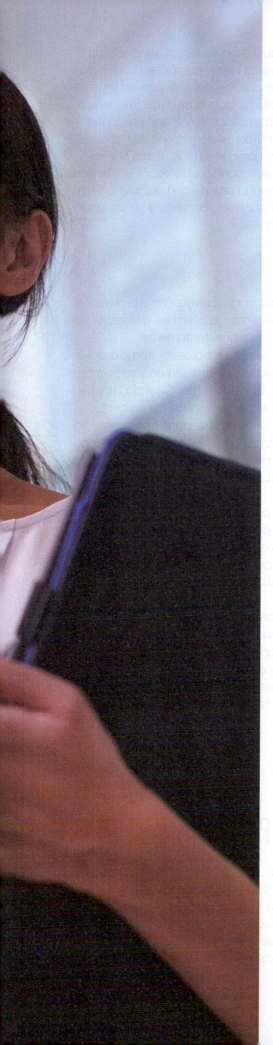

ASPECTOS LEGALES DE LA ENTREVISTA DE TRABAJO

A lo largo del tiempo, han surgido diferentes problemas legales sobre si se deben incluir en la entrevista o solicitud de trabajo preguntas sobre raza/ etnia, religión y origen nacional, estado civil, orientación sexual y si tiene hijos. Por lo general, no debería haber preguntas en ninguna de estas categorías. A continuación encontrará categorías adicionales de preguntas apropiadas e inapropiadas:

- **Edad o fecha de nacimiento.** Está permitido preguntar la edad si los postulantes son menores de 18 años. De lo contrario, la edad no debe ser relevante en la mayoría de las decisiones de contratación. Por lo tanto, se consideran inapropiadas las preguntas referentes a la fecha de nacimiento previas al empleo.
- **Atributos físicos o discapacidades.** La Ley para Estadounidenses con Discapacidades prohíbe preguntas generales sobre problemas de salud, discapacidades y enfermedades.
- **Consumo de drogas o tabaco.** Las preguntas relacionadas con el uso de drogas o tabaco están permitidas. En realidad, el empleador puede obtener el consentimiento del postulante para respetar la política de uso de drogas y tabaco del empleador y someterse a una prueba de estupefacientes.
- **Ciudadanía.** No se permite a los empleadores discriminar a un postulante que no sea ciudadano estadounidense. Sin embargo, los empleadores pueden solicitar ver una tarjeta de residencia o permiso de trabajo.

Es importante reconocer que no todos los empleadores potenciales comprenderán que tal vez estén formulando preguntas inapropiadas o ilegales. Si le hacen dichas preguntas, puede responder cortésmente que considera que la pregunta es irrelevante para el cargo que busca y que le gustaría concentrarse en las cualidades y destrezas que son apropiadas para el trabajo y la misión del establecimiento.

¿LO SABÍA?

Los siguientes son ejemplos de preguntas ilegales, en comparación con preguntas legales:

Preguntas ilegales
¿Cuántos años tiene?
Describa sus antecedentes médicos.
¿Es ciudadano estadounidense?
¿Cuál es su lengua materna?

Preguntas legales
¿Es mayor de 18 años?
¿Está en condiciones físicas de realizar este trabajo?
¿Está autorizado para trabajar en los Estados Unidos?
¿Qué idiomas maneja con fluidez?

CONTRATOS CON LOS EMPLEADOS

Legalmente, los empleadores pueden solicitarle que firme un contrato como un requisito del empleo. En los salones, spas y barberías, los contratos más comunes son los acuerdos de no competencia y de confidencialidad. Los propietarios invierten bastante en capacitación y no desean que se lleve toda esa educación a un negocio de la competencia una vez que haya finalizado el aprendizaje o la capacitación inicial. Los contratos de no competencia abordan este tema y le prohíben buscar empleo por un período determinado en un área geográfica definida después de dejar de trabajar con ellos. Con frecuencia, los acuerdos de competencia también prohíben a los empleados recopilar y mantener registros de clientes, incluidos sus números de teléfono. Un contrato no puede interferir con su derecho a trabajar y como resultado, estos contratos deben ser muy específicos y en ocasiones son controvertidos. Si le ofrecen cualquier tipo de contrato, lléveselo, léalo y asegúrese de comprenderlo bien. Si no comprende completamente alguna de las partes, consulte a un abogado especialista en leyes laborales antes de firmarlo.

HACER LO CORRECTO

Ya está listo para despegar en su nueva y emocionante carrera como profesional de la belleza. El procedimiento correcto es aprender primero las destrezas de estudio y de realización de exámenes, y aplicarlas constantemente.

Anticípese a las oportunidades laborales y emplee el tiempo en la escuela para desarrollar un registro de actividades interesantes y relevantes que lograrán que su currículum vitae sea más interesante. Cuando recopile un historial que demuestre cómo logró sus metas, su confianza crecerá.

Siempre vaya paso a paso. Cuando se prepare para conseguir un empleo, asegúrese de realizar los pasos preliminares que hemos analizado.

Elabore una carpeta de antecedentes dinámica. Mantenga ordenados los materiales, la información y las preguntas para garantizar una entrevista de gran impacto.

Una vez que tenga empleo, realice los pasos necesarios para aprender todo lo que debe saber sobre su nuevo puesto y el establecimiento en el que está trabajando. Lea todo lo posible sobre esta industria. Asista a exhibiciones comerciales y curse tantos programas de educación continua como le sea posible. Conviértase en un participante activo para mejorar aun más la industria de la belleza y el bienestar.

Mientras hace la transición a su nueva carrera como un profesional de la belleza, permita que Milady lo acompañe en el viaje. Asegúrese de visitar el sitio web MiladyPro.com. Además de ayudarlo a prepararse para su examen del consejo estatal, MiladyPro.com brinda acceso a materiales diseñados para ayudarlo a salir adelante en forma inmediata y a desarrollar su conjunto de destrezas, lo que le garantiza éxito a largo plazo, sin importar hacia dónde lo lleve su carrera.

VERIFICACIÓN

¿Qué preguntas es ilegal formular en una entrevista de trabajo?

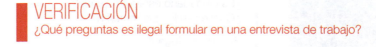

APLICAR LA PLANIFICACIÓN PROFESIONAL

¡Felicitaciones por completar este capítulo! Antes de continuar, tómese un momento para pensar cómo estos temas sobre la planificación profesional se aplican a su disciplina particular. Debata con un compañero o grupo de estudio qué procedimientos necesitarán practicar para su examen práctico; qué tipos de salones, spas o barberías se pueden encontrar localmente y cuál prefiere; qué espera que requieran las entrevistas en su disciplina, etcétera.

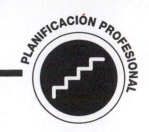

PROGRESO DE LAS COMPETENCIAS

¿Cómo le va con la planificación profesional? **Marque los siguientes Objetivos de aprendizaje del Capítulo 8 que considere que ha dominado; deje sin marcar aquellos objetivos a los que deberá volver:**

☐ EXPLICAR QUÉ ES LA PLANIFICACIÓN PROFESIONAL.

☐ REVISAR EL PROCESO DE EXAMEN DE LICENCIA ESTATAL.

☐ DESCUBRIR POSIBLES EMPLEADORES.

☐ ELABORAR UN CURRÍCULUM VÍTAE EFECTIVO.

☐ PREPARARSE PARA UNA ENTREVISTA DE TRABAJO EN LA INDUSTRIA
DE LA BELLEZA.

GLOSARIO

creación de una red de contactos	pág. 224	método destinado a aumentar los vínculos y entablar relaciones que contribuyan al éxito profesional.
currículum vitae	pág. 226	resumen escrito de la educación y la experiencia laboral de una persona.
destrezas transferibles	pág. 228	destrezas dominadas en otros trabajos que se pueden utilizar en un nuevo puesto.
exámenes prácticos	pág. 215	exámenes de participación activa con un modelo vivo.
orientado a los exámenes	pág. 211	comprender las estrategias necesarias para rendir los exámenes con éxito.
razonamiento deductivo	pág. 214	proceso por el que se llega a conclusiones lógicas mediante el razonamiento lógico.
raíz	pág. 214	pregunta o problema básico.

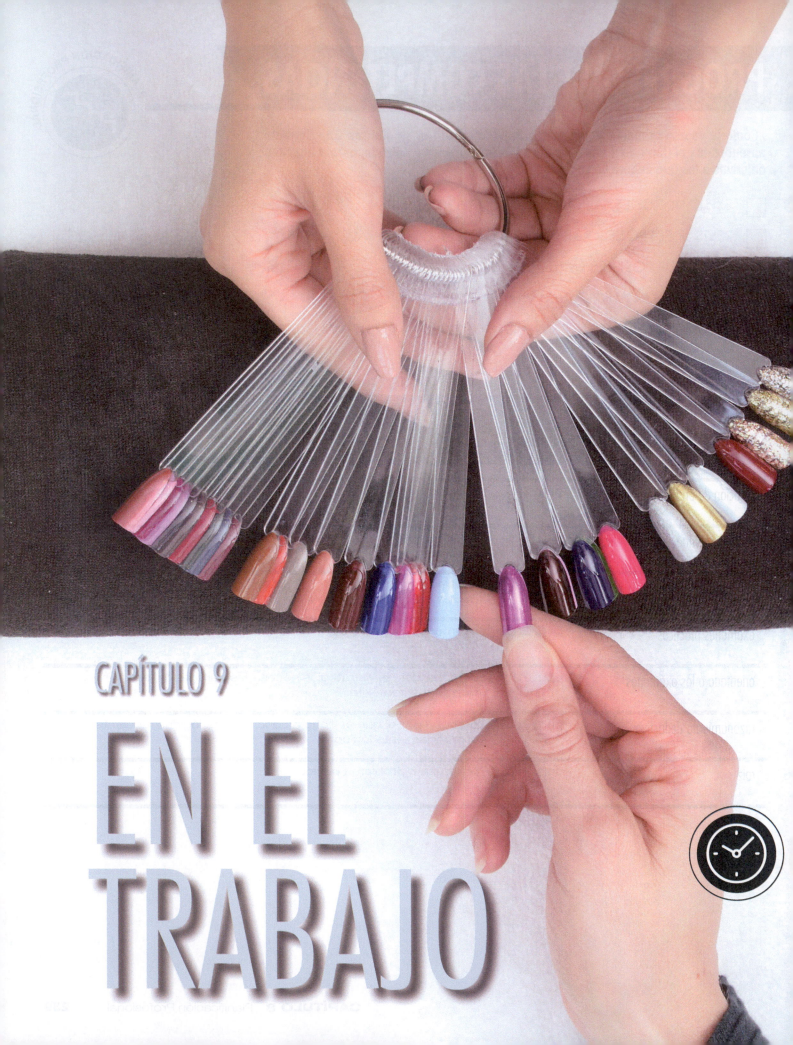

CAPÍTULO 9

EN EL TRABAJO

"Haz lo que debas hacer hasta que puedas hacer lo que desees".

-Oprah Winfrey

OBJETIVOS DE APRENDIZAJE

AL FINALIZAR ESTE CAPÍTULO, USTED PODRÁ:

1. EXPLICAR QUÉ IMPLICA ESTAR EN EL TRABAJO.

2. DESCRIBIR QUÉ ESPERAR AL PASAR DE LA ESCUELA AL TRABAJO.

3. RESUMIR LAS OPCIONES DE EMPLEO EN EL MUNDO REAL.

4. PONER EN PRÁCTICA LA ADMINISTRACIÓN DEL DINERO.

5. DOMINAR LAS VENTAS EN EL SALÓN, SPA Y BARBERÍA.

6. UTILIZAR EL MARKETING PARA EXPANDIR SU CLIENTELA.

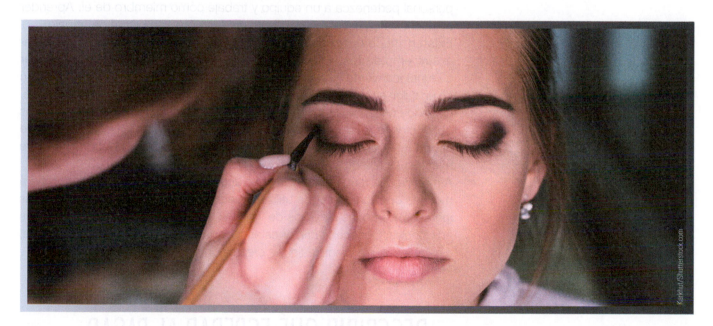

Karkhut/Shutterstock.com

EXPLICAR QUÉ IMPLICA ESTAR EN EL TRABAJO

¡Felicitaciones! Se esforzó mucho en la escuela, aprobó el examen para obtener la licencia estatal y le ofrecieron su primer trabajo en el rubro. Ahora, más que nunca, debe priorizar sus metas y comprometerse con reglas personales de conducta y comportamiento. Estas metas y reglas lo guiarán a lo largo de toda su carrera. Si deja que así sea, seguramente tendrá trabajo siempre y podrá disfrutar de la libertad que le brinda esta profesión (**Figura 9-1**).

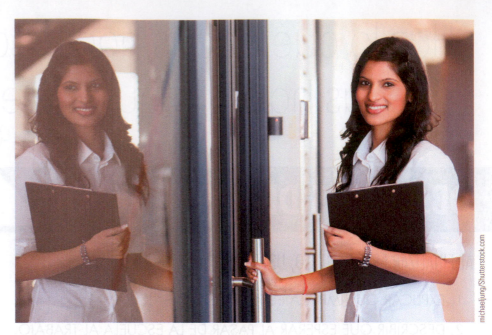

michaeljung/Shutterstock.com

▲ FIGURA 9-1 Preparado para el siguiente paso en su carrera.

Los profesionales de la belleza deben estudiar y comprender perfectamente lo que significa "estar en el trabajo" porque:

- El trabajo en un salón, spa o barbería requiere que cada miembro del personal pertenezca a un equipo y trabaje como miembro de él. Aprender a hacerlo es un aspecto importante del éxito en el ambiente de trabajo.
- Existen muchas formas en las que un empleador puede remunerar a sus empleados. Familiarizarse con cada una de ellas y conocer su funcionamiento lo ayudará a determinar si el sistema de remuneración de un salón en particular es adecuado para usted y qué debe esperar de este.
- Cuando comience a trabajar como profesional de la belleza, tendrá ciertas obligaciones y responsabilidades financieras. Por eso, es sumamente importante conocer los principios básicos de la administración financiera mientras establece su negocio y su clientela.
- A medida que reúne la clientela y se acomoda a su vida profesional, tendrá muchas oportunidades de utilizar diversas técnicas para incrementar sus ingresos, como los servicios de venta al por menor y la venta de servicios adicionales. Conocer y utilizar estas técnicas lo ayudarán a promocionarse, a establecer una clientela fiel y a crearse un futuro financiero sólido.

DESCRIBIR QUÉ ESPERAR AL PASAR DE LA ESCUELA AL TRABAJO

Realizar la transición de la escuela al trabajo puede resultar difícil. Aunque le cause un gran entusiasmo la idea de tener un empleo, trabajar por un salario implica una serie de deberes y responsabilidades que quizás no haya considerado.

La escuela de belleza y bienestar ofrece un ambiente indulgente. Allí tiene la oportunidad de realizar un procedimiento una y otra vez hasta lograr hacerlo correctamente. Cometer errores y repararlos es una parte lógica del proceso y los instructores y mentores están allí para ayudarlo. Si es necesario, puede ajustar sus horarios, y tener cierto margen para conciliar sus problemas personales con las exigencias del estudio (**Figura 9-2**).

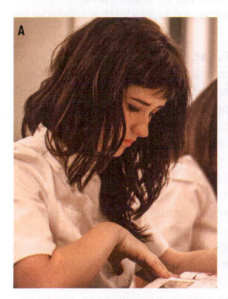 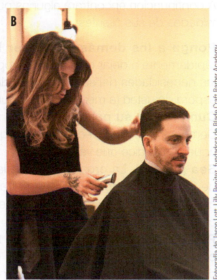

▲ FIGURA 9-2   Es tiempo de pasar de la vida escolar (A) a la vida laboral (B).

Sin embargo, cuando se convierte en empleado, se espera que ponga las necesidades del salón y de la clientela por delante de las suyas. Deberá llegar siempre puntual a los turnos asignados y estar preparado para realizar los servicios o funciones que se le soliciten, independientemente de lo que suceda en su vida personal. Por ejemplo, si un amigo le ofrece entradas para un concierto que se llevará a cabo un día de trabajo, simplemente no podrá tomarse el día libre. Si lo hiciera, seguramente le causaría una molestia a sus clientes, que incluso podrían decidir no volver al salón, spa o barbería. También, podría recargar de trabajo a sus compañeros, quienes pueden sentirse ofendidos si les pide hacerse cargo de sus citas.

Muchos graduados creen que apenas se gradúen obtendrán un trabajo con una alta remuneración en el cual podrán realizar solo los servicios que ellos deseen. No funciona así para la mayoría de la gente. En un empleo, pueden pedirle que realice servicios que no son su primera elección. La buena noticia es que si trabaja realmente duro en la primera línea, al mismo tiempo estará aprendiendo y este tipo de experiencia es irreemplazable.

¿SABÍA QUE…?

Establezca contacto con mentores, profesionales, educadores y compañeros de clases y haga preguntas, siga consejos, escuche y considere todas sus opciones. Al hacerlo, se abrirá al conocimiento, a los recursos y a una gran cantidad de información sobre la industria de la belleza y el bienestar.

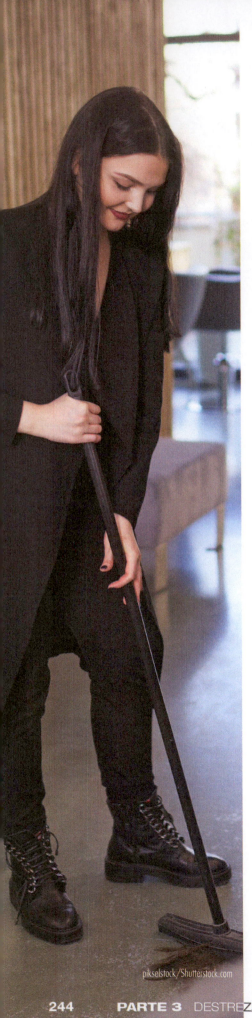

CÓMO PROSPERAR EN UNA PROFESIÓN DE SERVICIO

Al trabajar en este tipo de profesión, la primera realidad es que su carrera gira en torno al servicio a los clientes. Siempre habrá personas que no traten a los demás con respeto; sin embargo, la mayoría de las personas apreciará verdaderamente el trabajo que hace para ellos. Esperarán ansiosos la siguiente visita y con su fidelidad le mostrarán su aprecio por su arduo trabajo.

A continuación encontrará algunos puntos que lo ayudarán a satisfacer las necesidades de sus clientes:

- **Ponga a los demás en primer lugar.** Tendrá que acostumbrarse rápidamente a dejar de lado sus propios deseos y sentimientos y priorizar las necesidades del salón y de los clientes. Esto significa hacer lo que se espera de usted (a menos que haya una causa física que le impida hacerlo).
- **Cumpla con su palabra.** Elija sus palabras con cuidado y honestidad. Demuestre que se puede confiar en que usted dice la verdad y cumple con aquello que dice que va a hacer.
- **Sea puntual.** La organización de las citas es primordial en el negocio de la belleza. Llegar a tiempo al trabajo muestra respeto no solo a los clientes, sino también a los compañeros de trabajo (que deberán hacerse cargo de sus clientes si llega tarde).
- **Resuelva los problemas.** Todos los trabajos y situaciones plantean problemas. Aprenda a reconocer los problemas con rapidez y trate de encontrar modos de resolverlos en forma constructiva.
- **Capacítese continuamente.** Los empleados valiosos continúan el aprendizaje durante toda su carrera. Pensar que una vez egresado de la escuela no debe aprender nada más es inmaduro y limitante. Su carrera puede tomar variadas e interesantes direcciones según las nuevas cosas que aprenda. Esto se aplica a todos los aspectos de la vida. Además de aprender nuevas destrezas técnicas, debe seguir profundizando en su propio comportamiento y en mejores formas de relacionarse con las personas, los problemas y otros asuntos.

SER PARTE DEL EQUIPO

Trabajar en un salón, spa o barbería requiere poner en práctica y perfeccionar sus destrezas para relacionarse con las personas. En esta clase de lugares, se vive en un ambiente de trabajo en equipo. Para convertirse en un buen trabajador en equipo, debe poner lo mejor de sí para practicar los siguientes principios del lugar de trabajo:

- **Esfuércese por ayudar.** Preocúpese no solo por su propio éxito, sino también por el de los demás. Muéstrese dispuesto a ayudar a un colega quedándose un poco más tarde o llegando un poco más temprano.
- **Colabore.** Muéstrese dispuesto a ayudar con todo lo que debe hacerse en el salón, desde doblar toallas hasta concertar citas, cuando no está ocupado atendiendo a los clientes (**Figura 9-3**).
- **Comparta sus conocimientos.** Muéstrese dispuesto a compartir lo que sabe. Esto lo convertirá en un miembro respetado de cualquier equipo. Al mismo tiempo, muéstrese dispuesto a aprender de sus colegas al escuchar sus perspectivas y técnicas.

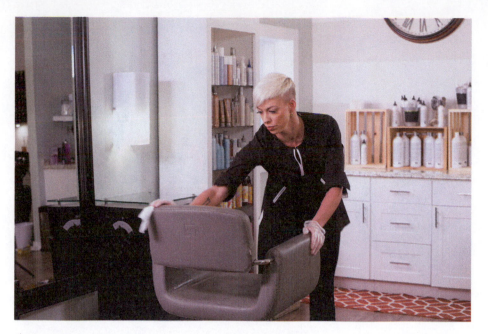

▲ FIGURA 9-3   Colabore cada vez que lo necesiten.

- **Sea siempre positivo.** Resista la tentación de caer en comentarios maliciosos y chismes.
- **Entable relaciones.** Así como hay diferentes tipos de personas en el mundo, hay diferentes tipos de relaciones dentro del mundo de la belleza y el bienestar. No es necesario ser el mejor amigo de alguien para poder tener una buena relación de trabajo con esa persona.
- **Muéstrese dispuesto a resolver conflictos.** La parte más difícil de una relación se presenta cuando surge un conflicto. Los conflictos y las tensiones son perjudiciales para las personas involucradas, para las que están alrededor y para el negocio en su conjunto. No obstante, los conflictos forman parte natural de la vida. Si puede trabajar en forma constructiva para resolver un conflicto, siempre será un miembro valorado dentro del equipo. Si tiene un problema, háblelo en privado con la persona, no con terceros que no estén involucrados.
- **Muéstrese dispuesto a subordinarse.** Todos comenzamos desde abajo. Recuerde que los principiantes casi siempre comienzan desde abajo en la escala jerárquica.
- **Sea sinceramente leal.** La lealtad es fundamental para el funcionamiento de un salón, spa o barbería. Los profesionales de la belleza deben ser leales al negocio y a la administración. La administración debe ser leal con el personal y con los clientes. Lo ideal es que los clientes sean leales al empleado y al salón. A medida que trabaje para fortalecer las características que crean un equipo, comenzará a sentir un fuerte sentido de lealtad con su lugar de trabajo (**Figura 9-4**).

Aunque cada persona esté preocupada por avanzar y tener éxito, un buen compañero de equipo sabe que nadie puede tener éxito solo. Será verdaderamente exitoso si todo su negocio es exitoso.

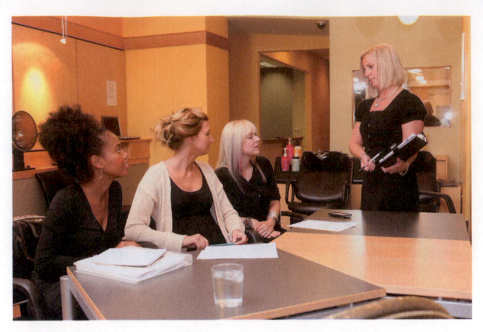

▲ **FIGURA 9-4** La comunicación es la clave para el trabajo en equipo.

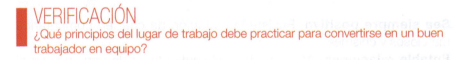

VERIFICACIÓN
¿Qué principios del lugar de trabajo debe practicar para convertirse en un buen trabajador en equipo?

RESUMIR LAS OPCIONES DE EMPLEO EN EL MUNDO REAL

Es importante que determine qué tipo de puesto es adecuado para usted, siendo sincero cuando evalúa sus destrezas. Si necesita ayuda y orientación durante su búsqueda de trabajo para evaluar las particularidades de los diferentes lugares de trabajo que está considerando, pídale consejo a su instructor. Tendrá un comienzo auspicioso si elige cuidadosamente un salón, spa o barbería según su cultura y el tipo de salón y beneficios que prefiere.

DESCRIPCIÓN DEL CARGO

Cuando acepte un puesto de trabajo, se esperará que se comporte adecuadamente, realice los servicios que se le solicitan y que se conduzca en forma profesional. Para hacer esto de la mejor manera posible, deberá recibir una descripción del cargo, un documento que describe las obligaciones y las responsabilidades de un puesto en particular. Muchos negocios cuentan con descripciones del cargo preimpresas. Si se encuentra en un salón que no usa este tipo de descripciones, puede escribir una usted mismo. Después, mostrársela al gerente para que la revise y asegurarse de que ambos lleguen a un buen acuerdo sobre lo que se espera de su trabajo.

Una vez que tenga la descripción del cargo, asegúrese de comprenderla. Al leerla, tome apuntes y anote cualquier pregunta que quiera hacerle al gerente. Al asumir el nuevo trabajo, consiente en cumplir todo lo que está escrito en la descripción del cargo. Si tiene alguna duda o necesita más información, es su responsabilidad preguntar.

Recuerde que se espera que cumpla todas las funciones que se establecen en la descripción del cargo. La calidad con la que cumpla con estos deberes influirá en su futuro en el negocio, así como en la remuneración que recibirá.

Al realizar la descripción del cargo, los mejores negocios no dejan nada librado al azar. Se aseguran de describir no solamente las obligaciones y responsabilidades del empleado, sino también las actitudes que esperan de ellos y las oportunidades que estarán a su disposición. Al igual que los salones, spas o barberías que las generan, las descripciones del cargo tienen diversos tamaños y formas, e incluyen una variedad de requisitos, beneficios e incentivos.

CLASIFICACIONES DE LOS EMPLEOS

Al evaluar una oferta de trabajo, su primera preocupación probablemente será la remuneración que se ofrece. La forma en la que se le pagará por los servicios realizados en el trabajo dependerá principalmente de su estatus como empleado, contratista independiente o arrendatario de estación. Muchos profesionales de la belleza trabajan como contratistas independientes o arrendatarios de estación, aunque también hay muchos cargos disponibles en salones, spas y barberías. El Servicio de Impuestos Internos (IRS, Internal Revenue Service) de los Estados Unidos categoriza a los contratistas independientes y arrendatarios de estación como trabajadores independientes. En relación a su responsabilidad fiscal, a estos profesionales se les exigen determinados criterios y restricciones que los distinguen de los empleados.

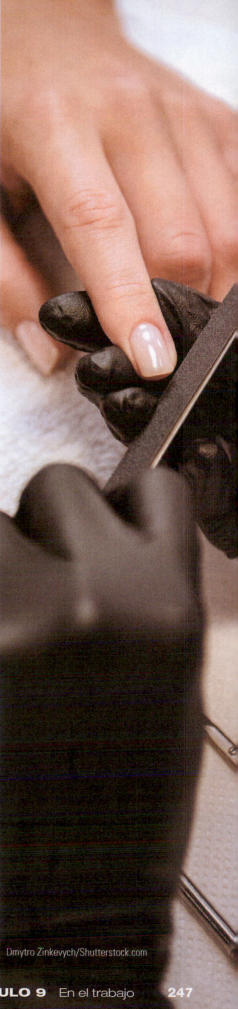

SUGERENCIA

La mayoría de los empleadores exigen la capacitación continua, incluso después de varios años en el trabajo. Eso es un punto a favor. Mientras más se capacite, más ganará; así lo demuestran las estadísticas de la industria.

La educación continua por Internet no solamente es cómoda y asequible, sino que también abre un universo de ideas globales y se puede realizar en el tiempo libre. Vaya a Milady.com y MiladyPro.com para obtener información sobre los recursos en línea que incluyen seminarios en línea, artículos y videos sobre temas como desarrollo personal y profesional, control de infecciones, oportunidades de contactos, herramientas de marketing y mucho más.

ESTATUS DE EMPLEADO

Como **empleado**, puede trabajar por un salario, una comisión o un salario más comisiones. Debe ser informado acerca de dónde y cuándo trabajar, cómo realizar el trabajo y si es obligatorio el uso de un uniforme. Es muy probable que usted no sea quien concierte las citas con sus clientes y que, aparte de las propinas, no maneje dinero por los servicios que brinda. Quizás se le ofrezca o se le exija una capacitación, según las necesidades del negocio, y algunos establecimientos pueden proporcionar beneficios de seguro o de vacaciones.

Al ser empleado, su empleador es responsable de retener sus impuestos a las ganancias y Medicare, pagar una parte de su seguro social, pagar impuestos por desempleo y proporcionarle un Formulario W-2, la Declaración sobre salario e impuestos. Sus responsabilidades como empleado incluyen informar todos

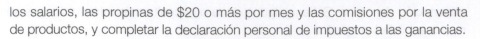

los salarios, las propinas de $20 o más por mes y las comisiones por la venta de productos, y completar la declaración personal de impuestos a las ganancias.

ESTATUS DE CONTRATISTA INDEPENDIENTE

Como contratista independiente, puede alquilar una silla o trabajar por un porcentaje de las ganancias de los servicios que realiza, pero debe solicitar un número de identificación de impuestos y proporcionar su propia cobertura de seguro comercial. También es responsable de sus propios impuestos a las ganancias y sobre el trabajo independiente, y debe recibir un formulario 1099-MISC del dueño del establecimiento cuando gana más de $600 por año. Si bien es posible que los gastos del negocio sean deducibles de impuestos, se deben informar todos los ingresos y las propinas, y es posible que se exijan pagos trimestrales de impuestos calculados. Para probar que trabaja como contratista independiente a los efectos impositivos, debe haber un acuerdo o contrato por escrito entre usted y el propietario del establecimiento. Este acuerdo debe contemplar cómo será compensado, cuáles son sus responsabilidades, qué se incluye en el alquiler de la silla y una fecha de finalización de su trabajo, además de estipulaciones adicionales, según sea necesario. Cuando se preparan adecuadamente, los acuerdos de los contratistas independientes pueden ser renovables. Se recomienda buscar asesoramiento contable para asegurarse de que el acuerdo cumpla con las leyes fiscales federales vigentes.

ESTATUS DE ARRENDATARIO DE ESTACIÓN

En un acuerdo de alquiler de estación, en realidad, está estableciendo un pequeño negocio. Esto requiere un contrato con el dueño del establecimiento, las licencias comerciales correspondientes, un seguro, un número de identificación de impuestos y una designación fiscal como arrendatario de estación o empresario independiente. Como arrendatario de estación, arrienda un espacio al propietario del negocio y es el único responsable de la clientela, los implementos, los registros, el mantenimiento de la estación de trabajo y la contabilidad. Maneja todas las transacciones monetarias y es responsable de reservar sus propias citas. Generalmente, la única obligación para con el propietario es el alquiler semanal o mensual. Debe recibir una llave del establecimiento y determinar sus propios horarios y calendario.

Una de las ventajas principales del alquiler de estación es que puede trabajar por cuenta propia con una inversión relativamente pequeña. Los gastos iniciales son bastante bajos y, por lo general, se limitan a los costos del alquiler, los implementos, los productos y la promoción personal o publicidad. Para algunos arrendatarios de estación, los pocos gastos fijos se equilibran con el ingreso que se genera al ser un profesional de la belleza principiante con una clientela pequeña. Sin embargo, una buena regla es asegurarse de que su clientela sea lo suficientemente grande como para cubrir todos los costos, y aun así, pagar su salario.

El alquiler de silla o estación también es ideal para quienes desean trabajar medio tiempo, complementar otros ingresos o están dando el paso inicial para ser dueños de su propio negocio. Sin importar los motivos, un acuerdo de alquiler de estación le ofrece al individuo los medios para mantener el control y la toma de decisiones en cuanto a horarios de trabajo y metas profesionales.

La disponibilidad de puestos, la elección de personal, la conveniencia y el nivel de responsabilidad que desea asumir afectarán su capacidad de trabajo. Asegúrese de familiarizarse con las leyes fiscales estatales y federales correspondientes. El trabajo como contratista independiente o arrendatario de estación es una forma de empleo independiente, lo que significa que no existen los beneficios de vacaciones y feriados pagos. Es decir que deberá planear con anticipación y separar sus ahorros para las temporadas en las que no trabaje o para cuando surja una emergencia.

La **Tabla 9-1** proporciona un resumen de las diferencias que existen entre trabajar como empleado, contratista independiente o arrendatario de estación.

TABLA 9–1: RESUMEN DE LA CLASIFICACIÓN DEL EMPLEO

EMPLEADO	CONTRATISTA INDEPENDIENTE	ARRENDATARIO DE ESTACIÓN
Se brindan instrucciones de trabajo; se evalúa el desempeño laboral.	No se brindan instrucciones, capacitaciones ni evaluaciones.	No se brindan instrucciones, capacitaciones ni evaluaciones.
Tal vez se brinde o se exija una capacitación.	Tal vez deba realizar una inversión personal en capacitación avanzada.	Requiere una inversión personal en capacitación avanzada.
Las horas de trabajo están establecidas o programadas.	Establece sus propios horarios y su cronograma mediante un acuerdo.	Establece sus propios horarios y su cronograma de trabajo.
El salón programa las citas.	Puede programar sus propias citas.	Programa sus propias citas.
Los ingresos por los servicios generalmente se cobran en la recepción.	Los ingresos por los servicios generalmente se cobran en la recepción.	El arrendatario de estación cobra los ingresos por los servicios.
Se suministran las instalaciones y el equipo.	Puede pagar ciertos equipos o llegar a un acuerdo; se pueden generar ganancias y pérdidas.	Determinados equipos se incluyen en el contrato de arrendamiento; se pueden generar ganancias y pérdidas.
Se pueden ofrecer beneficios.	No se ofrecen beneficios.	No se ofrecen beneficios.
No hay acuerdo de alquiler.	Se requiere un contrato de contratista independiente. Se requiere un contrato con fecha de finalización, información sobre el pago de salario, obligaciones, etc.	Se requiere un contrato de alquiler de estación. Requiere un contrato de arrendamiento con fechas, tarifas, responsabilidades del arrendatario de estación, etc.
Se pueden reembolsar los gastos.	Generalmente, no se reembolsan los gastos.	No se reembolsan los gastos.
Puede ser asalariado, recibir un sueldo por hora, una comisión o un salario más comisión.	Puede recibir una tarifa porcentual, una comisión o un pago fijo y se pueden renovar los acuerdos. Puede trabajar en más de un sitio.	Es responsable del cobro de todos los ingresos por servicios.
Es posible que se exija el uso de uniforme.	Es posible que se estipule el atuendo en el acuerdo.	Generalmente, la decisión es del arrendatario.
El empleador paga el impuesto a las ganancias, parte del impuesto del Seguro Social, el impuesto de Medicare y los impuestos por desempleo.	Es responsable del pago de todos los impuestos, las licencias y los seguros.	Es responsable del pago de todos los impuestos, las licencias, los seguros y la publicidad.
El empleador registra el monto de las propinas.	Es responsable de sus propinas y sus impuestos.	Es responsable de sus propinas y sus impuestos.
El empleador está obligado a suministrar el Formulario W-2, Declaración sobre salario e impuestos.	Puede trabajar durante el horario de trabajo del salón. El propietario debe brindar el formulario 1099.	Se exige el envío del formulario 1099 al propietario por el pago del alquiler.

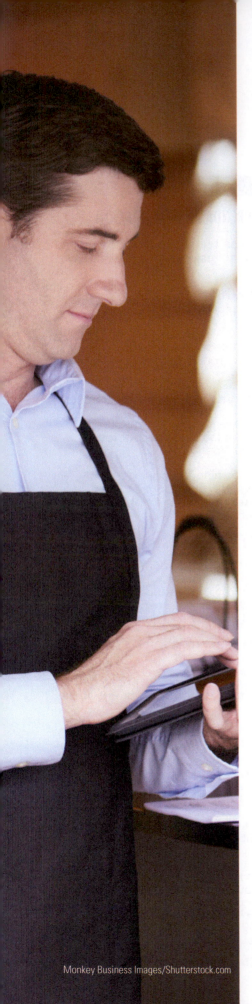

ESTRUCTURAS DE SALARIO

Como se mencionó anteriormente, el alquiler de estación implica pagar al dueño del negocio un monto fijo por el espacio. Las ganancias obtenidas por la prestación de servicios son prácticamente suyas después de pagar el alquiler y los insumos. Sin embargo, para el empleado o el contratista independiente, la remuneración se puede estructurar de distintas maneras.

SALARIO

La remuneración por hora es, por lo general, la mejor opción para un profesional de la belleza principiante porque rara vez tiene una clientela estable. Por lo general, al principio se utiliza una remuneración por hora basada en el salario mínimo o, tal vez un poco mayor para incentivar a los nuevos profesionales de la belleza a mantener el trabajo. Por ejemplo, si su salario es de $10 por hora y trabaja 40 horas, se le pagarán $400 esa semana. Si trabaja más horas, recibirá más salario. Si trabaja menos horas, recibirá menos salario. Se le descontarán los impuestos correspondientes de su salario.

Recuerde que si le ofrecen un salario fijo en lugar de una tarifa por hora, el salario debe ser al menos igual al salario mínimo por la cantidad de horas que trabaje. Tiene derecho a recibir pago por horas extra si trabaja más de 40 horas por semana. La única excepción sería si trabaja en un puesto gerencial oficial.

COMISIÓN

Una comisión es un porcentaje de los ingresos obtenidos por los servicios de un profesional. Por lo general, el empleado recibe una comisión una vez que logra constituir una clientela fiel. La estructura del pago de comisiones es muy distinta a la del salario por hora: El dinero que recibe es el resultado directo del monto total de dinero que genera por los servicios del salón, spa o barbería. Las comisiones se pagan en función de un porcentaje del dinero total obtenido por sus servicios y pueden variar entre un 25 y un 70 por ciento, según el tiempo que haya trabajado en el negocio, su nivel de rendimiento y los beneficios que forman parte de su paquete laboral.

Por ejemplo, supongamos que al final de la semana, los servicios que realizó suman $1000. Si está a un nivel de comisión de un 50 por ciento, entonces se le pagarán $500 (previo a los impuestos). Recuerde que hasta que no tenga al menos dos años de atención a clientes, le será difícil mantenerse únicamente con un sistema de remuneración por comisiones. Además, muchos estados no permiten el pago de comisiones directas a menos que promedien por lo menos el salario mínimo.

SALARIO MÁS COMISIÓN

Otra de las formas comunes de remuneración en el negocio de la belleza es la estructura de salario más comisión. En este caso, recibe un salario y una comisión. A este tipo de arreglo también se lo denomina *garantía*, ya que garantiza un salario básico mínimo. Este tipo de estructura se utiliza usualmente para motivar a los empleados a realizar más servicios y aumentar, así, la productividad. Por ejemplo, imagine que su paga por hora es de $300 por semana y realiza servicios por alrededor de $600 semanales. El gerente puede ofrecerle una comisión adicional del 25 por ciento sobre los servicios que realice por encima de su promedio habitual de $600 semanales. O, quizás, reciba un salario fijo por hora, pero le ofrezcan una comisión del 15 por ciento por los productos que venda. En ocasiones, esta variante es denominada *salario más bono*. Con esta estructura, el salario se basa en un promedio de lo que podría haber ganado si le pagaran una comisión, pero también obtiene un bono por superar este monto. Se puede apreciar que este tipo de estructura lleva rápidamente a un aumento significativo de la remuneración (**Figura 9-5**).

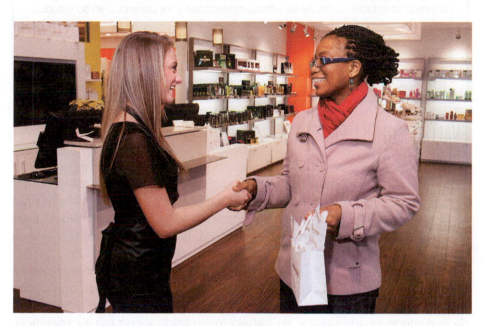

▲ **FIGURA 9-5** Las comisiones sobre las ventas minoristas aumentan los ingresos.

PROPINAS

Cuando recibe un servicio satisfactorio en un hotel o restaurante, probablemente deje una propina a quien lo atendió. También se ha convertido en una costumbre que los clientes recompensen de este modo a los profesionales de la belleza que los atienden. Algunos salones, spas y barberías poseen una política sobre las propinas y otros no. Esta es una decisión del negocio que se basa en lo que considera apropiado para su clientela.

Las propinas son un ingreso que se suma a su remuneración regular y deben registrarse y contabilizarse en la declaración de impuesto a las ganancias. Informar los ingresos por propinas le resultará beneficioso cuando quiera obtener una hipoteca u otro tipo de préstamo y necesite que sus ingresos parezcan tan sólidos como lo son en realidad.

Como se puede ver, hay diferentes maneras de estructurar la remuneración de un profesional de la belleza. Es probable que a lo largo de su carrera tenga la oportunidad de probar cada uno de estos métodos en algún momento. Al decidir si un método de compensación particular es adecuado para usted, es importante considerar sus gastos mensuales y elaborar un presupuesto financiero personal. El tema de los presupuestos se tratará más adelante en este capítulo.

Su SONRISA es su LOGO, su PERSONALIDAD ES SU TARJETA DE PRESENTACIÓN,

LO QUE SIENTEN SUS CLIENTES CUANDO USTED LOS ATIENDE ES SU MARCA.

– JAY DANZIE

EVALUACIÓN DEL EMPLEADO

La mejor manera de evaluar su progreso es pedirle una opinión al gerente del salón y a sus compañeros de trabajo. Es muy probable que el empleador cuente ya con una estructura de evaluación. Comúnmente, las evaluaciones se realizan 90 días después de la contratación, y a partir de allí una vez al año. No dude en solicitar ayuda y opiniones cuando las necesite. Estos comentarios lo ayudarán a mejorar sus destrezas técnicas y para brindar servicio a los clientes.

Pídale a un profesional con mayor experiencia que esté presente en alguna de sus consultas con el cliente y que le señale las áreas en las que puede mejorar. Pídale al gerente que observe sus destrezas técnicas y le indique de qué modo puede realizar su trabajo más rápido y con mayor eficiencia. Pídale a un compañero de trabajo de su confianza que lo observe y evalúe sus destrezas como vendedor minorista. Este tipo de evaluaciones beneficiará enormemente su proceso de aprendizaje.

BUSQUE UN MODELO A SEGUIR

Una de las mejores formas de mejorar su desempeño es tomar como modelo de comportamiento a alguien que tenga el éxito que usted desea tener (**Figura 9-6**).

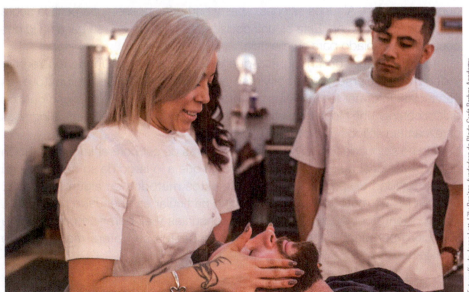

▲ FIGURA 9-6 Un buen modelo a seguir puede ofrecer asesoramiento cuando comienza.

Fotografía de Jason Lott. Lilly Benítez, fundadora de Blade Craft Barber Academy

Observe a los demás profesionales del salón. Podrá identificar fácilmente quiénes son realmente buenos y quiénes solo hacen lo mínimo indispensable. Concéntrese en las destrezas de quienes sean verdaderamente buenos. ¿Cómo tratan a sus clientes? ¿Cómo tratan al personal y al gerente? ¿Cómo programan sus citas? ¿Cómo manejan su educación continua? ¿Qué proceso utilizan al formular una coloración o seleccionar un producto? ¿Qué actitud tienen respecto a su trabajo? ¿Cómo manejan una crisis o un conflicto?

¿SABÍA QUE...?

Los profesionales de la belleza pueden aumentar la posibilidad de desarrollar una clientela sólida y leal en forma más rápida si:

- Viven en una ciudad grande o eligen áreas dentro de sus ciudades que tengan una gran cantidad de clientes potenciales.
- Seleccionan una ubicación donde la competencia por lo clientes esté menos saturada.
- Poseen capacitación avanzada, destrezas y certificaciones.
- Poseen y hacen uso de sus capacidades artísticas.
- Emplean estrategias de publicidad y marketing.
- Se concentran en un nicho poco usual dentro del negocio de la belleza (por ejemplo, los adolescentes).

Acuda a estos profesionales destacados en busca de consejo. Pídales unos minutos de su tiempo, pero esté dispuesto a esperar, ya que probablemente no sea fácil encontrar tiempo para conversar durante un día de trabajo ajetreado. Si tiene algún problema, explíquele la situación a su mentor y pídale ayuda para ver la situación desde otro punto de vista. Vaya dispuesto a escuchar y no discuta acerca de sus puntos de vista. Recuerde que usted solicitó ayuda, incluso cuando lo que su colega le diga no es lo que quiere oír. Agradézcale a su compañero de trabajo por la ayuda y reflexione acerca de los consejos recibidos.

Un poco de ayuda y orientación de parte de compañeros de trabajo más diestros y experimentados puede ser una gran contribución a la hora de alcanzar sus metas.

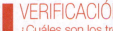
VERIFICACIÓN
¿Cuáles son los tres estatus de empleo comunes para los profesionales de la belleza?

PONER EN PRÁCTICA
LA ADMINISTRACIÓN DEL DINERO

Aunque tener una carrera en la industria de la belleza y el bienestar involucra lo artístico y lo creativo, también requiere el conocimiento y la planificación de las finanzas. Muchos profesionales de la belleza viven el momento y no planifican el futuro. Ellos pueden terminar sintiéndose engañados por no haber podido obtener los beneficios que sus amigos y familiares disfrutan en otras carreras.

En una estructura empresarial, el departamento de recursos humanos de la sociedad anónima se ocupa en gran medida de realizar la planificación financiera de sus empleados. Por ejemplo, seguro médico y dental, cuentas de jubilación, cuentas de ahorro y muchos otros gastos se descuentan y se pagan automáticamente del salario del empleado. No obstante, la mayoría de los profesionales de la belleza deben investigar y planear estos gastos por su cuenta. Tal vez parezca difícil, pero, en realidad, es el pequeño precio que hay que pagar a cambio de la libertad, la compensación financiera y la satisfacción laboral que puede ofrecer una carrera en la industria de la belleza y el bienestar. Y lo bueno es que todos podemos aprender a administrar el dinero.

PAGOS DE DEUDAS

Además de ganar dinero, los adultos responsables se preocupan por pagar sus deudas. A lo largo de su vida y su carrera seguramente contraerá deudas, ya sea en forma de préstamos para adquirir un automóvil, hipotecas para vivienda o préstamos para estudiantes. Aunque para algunas personas es fácil ignorar la responsabilidad de pagar estos préstamos. Solicitar un préstamo y luego desentenderse de la deuda es una actitud extremadamente irresponsable e inmadura. La falta de pago de los préstamos se denomina *incumplimiento* y puede tener consecuencias graves para su crédito profesional y personal. Pueden iniciar acciones legales en su contra si no paga los préstamos. La mejor manera de cumplir con todas las responsabilidades financieras es saber con precisión cuánto debe y cuánto gana, para poder tomar decisiones informadas acerca de sus finanzas. Antes de comprometerse con un crédito, asegúrese de comprender los términos de pago, la tasa de interés y lo que realmente puede pagar.

INFORMES DE INGRESOS

Mientras ingresa a su nueva carrera y se esfuerza por establecerse, es muy probable que se encuentre en una estructura de pago por comisión o salario. Cuando reciba su pago, los impuestos y otras deducciones ya estarán descontados conforme a las leyes de su estado. Puede obtener otros ingresos fuera del salón, spa o barbería, por ejemplo, realizando servicios in situ en casamientos, fiestas o residencias privadas. Cuando declara sus impuestos estatales anuales, es imprescindible que informe sobre las propinas en efectivo y todos los otros ingresos que no aparecen en el salario. En caso de no informar estos ingresos, se pueden producir graves consecuencias legales, entre las que se incluyen:

- multas e incluso encarcelamiento
- la disminución de poder para solicitar un préstamo, ya que se basa en los ingresos declarados
- la reducción de beneficios del Seguro social al jubilarse
- la disminución del aval de la Oficina Laboral como industria sustentable, que podría reducir la disponibilidad de préstamos y subvenciones federales.

    La mejor forma de registrar las propinas e ingresos adicionales es llevar un registro diario. Al final de cada semana, sume la cantidad total de ingresos adicionales. Luego, sume el total del mes. Escriba los totales de los meses en una sola página al frente del libro de registro o de la hoja de cálculo. Al final del año, podrá informar fácilmente el ingreso total en efectivo para sus impuestos. Los profesionales de la belleza con valores éticos asumen la responsabilidad de cumplir adecuadamente con las leyes fiscales e informar sus ingresos con precisión al final de cada año.

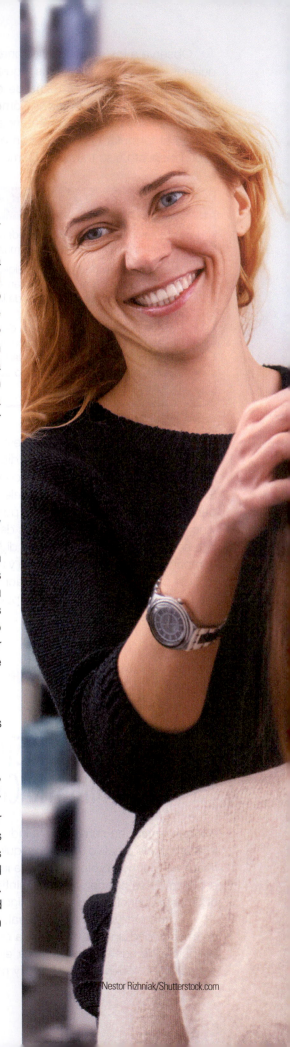

Nestor Rizhniak/Shutterstock.com

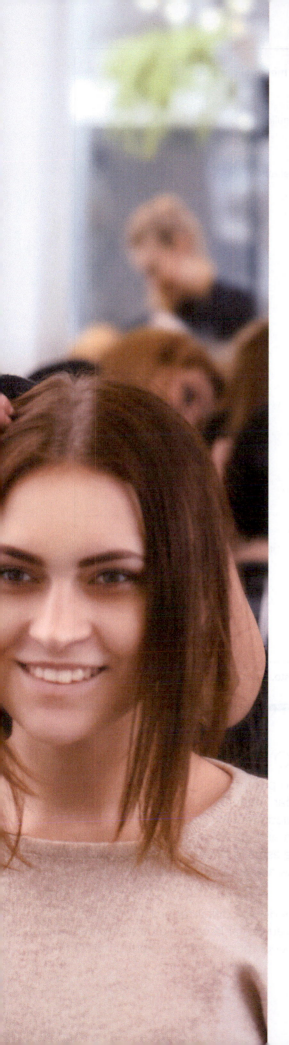

CONCÉNTRESE EN

La tecnología del negocio

En la actualidad, es común que en los salones, spas y barberías se utilicen computadoras para respaldar el negocio; una tendencia que puede ser beneficiosa para los estudiantes expertos en tecnología. Es muy probable que domine un software de negocios con más facilidad que otros profesionales. En la actualidad, estos programas se encargan de la administración de flujos de caja, el seguimiento del inventario, la automatización de la nómina, las reservas de citas de los clientes, el seguimiento de las evaluaciones de desempeño y más. Solo recuerde que estos registros de clientes, en general, se consideran propiedad del negocio y están protegidos con garantía de confidencialidad.

Si suele trabajar con tecnología, puede ayudar a configurar el acceso al correo electrónico, un sitio web, páginas en las redes sociales y mucho más. Dado que son muchos los clientes que disfrutan de la libertad de hacer reservas en línea y recibir recordatorios de las citas por mensajes de texto, y los salones se ven beneficiados por el correo electrónico e incluso por los programas de marketing electrónicos, es importante que tenga algún conocimiento de tecnología. Si cree que necesita ayuda con alguna aplicación determinada, hay muchos recursos disponibles, incluidos los otros estudiantes y futuros colegas.

PRESUPUESTO PERSONAL

Es asombrosa la cantidad de personas que trabajan duro y ganan muy buenos salarios, pero nunca se toman el tiempo de elaborar un presupuesto personal. Muchas personas le temen a la palabra *presupuesto* porque imaginan que les impondrá demasiadas restricciones a sus gastos o que tendrán que ser genios matemáticos para trabajar con uno. Por suerte, ninguno de esos temores tiene fundamentos en la realidad.

Los presupuestos personales varían desde los más simple hasta los más complejos. El adecuado para usted depende de sus necesidades. Al comienzo de su carrera, un presupuesto simple será suficiente. Para comenzar, observe la Planilla de presupuesto mensual personal (**Figura 9-7**). En ella se enumeran los gastos mensuales estándar que la mayoría de la personas incluyen en su presupuesto. Incluye, también, el pago de un préstamo para estudiantes, los ahorros y los pagos a una cuenta de retiro individual (IRA).

Realizar un seguimiento de dónde va su dinero le ayuda a asegurarse de que siempre tendrá suficiente. También lo ayuda a planificar con anticipación y a ahorrar para gastos mayores, como vacaciones, la compra de una vivienda propia o incluso su propio negocio. En suma, ajustarse a un presupuesto es una buena práctica que puede mantener fielmente toda la vida.

ACTIVIDAD

LA PALABRA CON "P"

Revise la planilla de presupuesto mensual personal y complete los montos que se aplican a su vida y su situación financiera actual. Si no está seguro del monto de alguno de los gastos, ingrese un monto promedio que corresponda a los últimos tres meses (o una estimación lo más correcta posible). Puede ser que necesite tener tres o cuatro meses de empleo para poder completar la parte de los ingresos, pero complete lo que pueda. Si el saldo es un número negativo, comience a enumerar formas de reducir los gastos o aumentar los ingresos.

Planilla de presupuesto mensual personal

A. Gastos

1. Alquiler mensual (o la participación en el alquiler) $_____
2. Pago del automóvil   _____
3. Seguro del automóvil   _____
4. Combustible/mantenimiento y reparación del automóvil   _____
5. Electricidad   _____
6. Combustible   _____
7. Seguro médico   _____
8. Entretenimiento (películas, cenas, etc.)   _____
9. Provisiones   _____
10. Limpieza en seco   _____
11. Arreglo personal   _____
12. Prescripciones/exámenes médicos   _____
13. Celular   _____
14. Internet/televisión/teléfono particular   _____
15. Préstamo estudiantil   _____
16. Cuenta individual de retiro   _____
17. Depósito de ahorro   _____
18. Otros gastos   _____

GASTOS TOTALES $_____

B. Ingresos

1. Sueldo neto mensual   _____
2. Propinas   _____
3. Otros ingresos   _____

INGRESOS TOTALES $_____

C. Saldo

Ingresos totales (B)   _____
Menos gastos totales (A)   _____

SALDO $_____

▲ **FIGURA 9-7** Use esta planilla de presupuesto, o una similar, para comparar sus gastos mensuales con sus ingresos.

CONCEDERSE UN AUMENTO

Luego de haberse tomado algún tiempo para crear, utilizar y trabajar con su presupuesto personal, querrá buscar maneras de que le sobre más dinero después de pagar las cuentas. Puede recurrir automáticamente a las fuentes más obvias, como solicitarle un aumento a su empleador o pedir un mayor porcentaje de comisión. Aunque estas tácticas sin duda son válidas, también puede pensar en otras formas de aumentar sus ingresos. Estos son algunos consejos:

- **Gaste menos dinero.** Aunque puede ser difícil reducir los gastos, no hay dudas de que es un modo de aumentar la cantidad de dinero que le queda a fin de mes. Este dinero puede utilizarse para invertir, ahorrar o pagar deudas.

- **Trabaje más horas.** Si es posible, elija los horarios en los que hay mayor actividad en el salón, que son los más cómodos para los clientes. Llegue temprano y quédese hasta tarde para atender las necesidades de reservas de los clientes. El sábado es el día de trabajo de mayor demanda en la mayoría de los salones, spas y barberías.
- **Aumente el precio de los servicios.** Probablemente tomará algo de tiempo antes de encontrarse en condiciones de aumentar los precios de sus servicios. Por un lado, para hacerlo necesita contar con una clientela fiel, es decir, clientes que son leales a un profesional en particular, que en este caso es usted. Además, debe dominar por completo todos los servicios que realiza. Cuando cuenta con una clientela fiel y domina los servicios, no hay nada de malo en aumentar los precios cada uno o dos años, siempre y cuando el aumento sea razonable. Averigüe lo que cobran sus competidores por servicios similares y aumente sus tarifas de acuerdo con ello.
- **Realice más ventas minoristas.** La mayoría de los empleadores paga una comisión por cada producto que el profesional recomienda o vende a sus clientes. Ganará más dinero si vende más productos.

BUSCAR CONSEJO PROFESIONAL

Así como desea que sus clientes lo consulten cuando necesitan una sugerencia y servicios asociados a la belleza y el bienestar, a veces es importante solicitar el asesoramiento de expertos, en especial en lo relativo a las finanzas. Puede investigar y entrevistar a planificadores financieros que lo asesoren acerca de cómo reducir la deuda de su tarjeta de crédito, cómo invertir su dinero o cómo financiar su retiro. Hable con asesores de su banco local que le pueden sugerir el tipo de cuenta que ofrezca mayor ganancia o flexibilidad con su dinero, según sus necesidades.

Al solicitar asesoramiento de otros profesionales de la belleza, asegúrese de no seguir su consejo sin antes evaluar cuidadosamente si este se ajusta a su situación y necesidades particulares. Antes de realizar cualquier inversión, infórmese acerca de los bienes y servicios disponibles. Cuando comience a considerar la implementación de un presupuesto, hágase las siguientes preguntas:

- ¿De qué modo se comparan los gastos con los ingresos?
- ¿Qué saldo le queda una vez pagados todos los gastos?
- ¿Hubo alguna sorpresa al realizar este ejercicio?
- ¿Considera que mantener un presupuesto es una buena forma de administrar el dinero?
- ¿Conoce otros métodos que utilicen las personas para administrar el dinero?

VERIFICACIÓN
¿Qué cuatro consejos puede seguir para aumentar sus ingresos?

DOMINAR LAS VENTAS EN EL SALÓN, SPA Y BARBERÍA

Otra área que tiene que ver con el tema del dinero y usted son las ventas. Como profesional de la belleza, tendrá muchas oportunidades para vender productos y mejorar sus facturas de servicios. El mejoramiento de la facturación, que también se conoce como la *venta de servicios adicionales*, es una práctica que consiste en recomendar y vender servicios adicionales a los clientes. Estos servicios puede realizarlos usted u otros profesionales con licencia en un campo distinto. La venta al por menor es la acción de recomendar y vender productos a sus clientes para el uso en el hogar (**Figura 9-8**). Estas dos actividades pueden marcar una enorme diferencia en su panorama económico.

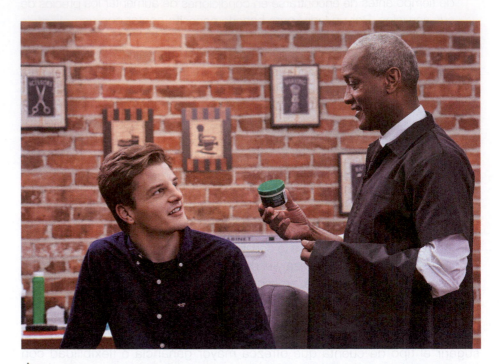

▲ **FIGURA 9-8** La venta al por menor es de suma importancia para aumentar los ingresos.

LOS PRINCIPIOS DE LAS VENTAS

Algunos profesionales de la belleza huyen de las ventas. Piensan que vender es ser insistente. Una mirada más profunda hacia el modo en que funcionan las ventas puede alejar sus preocupaciones. Una vez que conozca los principios básicos de las ventas, no solo podrá convertirse en un buen vendedor, sino que también se sentirá bien al brindar un servicio valioso a sus clientes.

Para tener éxito en las ventas, necesita ambición, determinación y una personalidad agradable. El primer paso es venderse usted mismo. Los clientes deben apreciarlo y confiar en usted antes de comprar sus servicios, productos para el cuidado de la piel, champús y acondicionadores o cualquier otra mercadería.

Recuerde que cada cliente que entra al salón, spa o barbería es un comprador potencial de servicios o mercaderías adicionales. Reconocer las necesidades y preferencias del cliente es la base de una venta exitosa (**Figura 9-9**).

Para convertirse en un vendedor profesional, debe ser capaz de aplicar los siguientes principios de venta de productos y servicios:

• Familiarícese con las características y los beneficios de los distintos servicios y productos que trata de vender y recomiende solo los que el cliente realmente necesite. Debe tratar de probar todos los productos disponibles del salón.

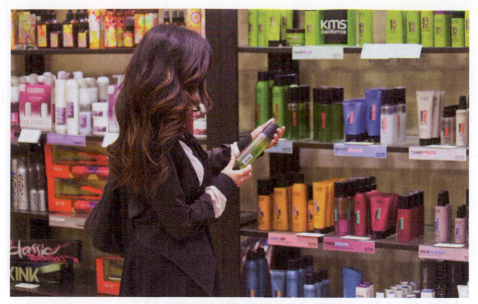

▲ **FIGURA 9-9** Cada cliente es un comprador potencial de servicios y productos adicionales.

- Adapte su enfoque y sus técnicas para satisfacer la personalidad y las necesidades de cada cliente. Algunos clientes prefieren una venta sutil durante la cual se les informa sobre el producto, sin insistir en la compra. Otros se sienten cómodos con un enfoque de "venta agresiva", que se centra enfáticamente en por qué el cliente debería comprar el producto.

- Muéstrese confiado cuando recomiende productos para la venta. Esta confianza surgirá al informarse acerca de los productos que está vendiendo y al creer que son tan buenos como dice.

- Genere interés y deseo en el cliente haciendo preguntas que determinen una necesidad.

- Nunca describa falsamente un servicio o producto. Hacer declaraciones falsas no solo decepcionará al cliente, sino que reducirá las probabilidades de nuevas ventas para ese cliente.

- No subestime la inteligencia del cliente ni el conocimiento que tiene de su propia rutina de cuidados en el hogar o sus necesidades particulares.

- Para vender un producto o servicio, hable de manera relajada y amistosa. Si es posible, muestre cómo se usa el producto (**Figura 9-10**).

- Aprenda a reconocer el momento psicológico correcto para cerrar una venta. Cuando el cliente se muestre dispuesto a comprar, deje de vender. No se exceda en la venta, solo elogie al cliente por su compra y asegúrele de que estará contento con ella.

SUGERENCIA

Para una referencia rápida, tenga en cuenta estos cinco puntos cuando realice una venta:

1. Establezca una relación de comunicación con el cliente.
2. Determine las necesidades del cliente.
3. Recomiende productos o servicios en base a esas necesidades.
4. Enfatice los beneficios.
5. Cierre la venta.

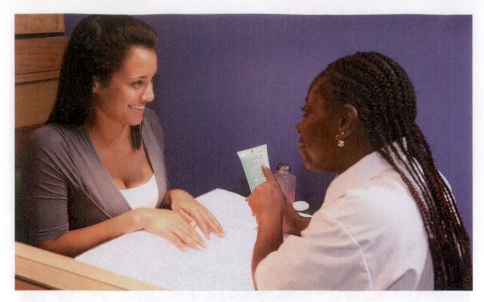

▲ FIGURA 9-10   Cuando sea posible, muestre el producto.

LA PSICOLOGÍA DE LAS VENTAS

La mayoría de las personas tienen razones para hacer lo que hacen, y cuando usted vende algo, su trabajo es imaginar las razones que motivarán a una persona a realizar la compra. Notará que los clientes tienen motivos muy variados para comprar productos de belleza y bienestar. Algunos están motivados por la vanidad (quieren verse mejor). Algunos buscan satisfacción personal (desean sentirse mejor consigo mismos). Otros necesitan resolver un problema (quieren pasar menos tiempo cuidando su apariencia).

A veces, un cliente puede preguntar acerca de un producto o servicio, pero seguir indeciso o con dudas. En este tipo de situación, puede ayudar al cliente ofreciendo un consejo sincero y honesto. Cuando le explique al cliente cómo es un servicio, concéntrese en los resultados y beneficios del servicio. Tenga siempre presente que su primera consideración debe ser el interés de su cliente. Tendrá que saber exactamente cuáles son las necesidades del cliente y tener una idea clara de cómo satisfacer esas necesidades.

He aquí algunos consejos para iniciar una conversación orientada a la venta al por menor:

- Pregunte a todos sus clientes qué productos utilizan en casa para cuidar su cabello, piel y uñas.
- Describa los productos que usa, mientras los aplica. Por ejemplo, dígale al cliente por qué usa ese mousse o exfoliante en particular y los efectos que causa. También explique al cliente cómo utilizar el producto en el hogar.
- Cuando sea posible, coloque el producto en las manos del cliente o tenga el producto a la vista.
- Informe al cliente de qué modo lo beneficiará el servicio recomendado (por ejemplo, una afeitada al ras o uñas más fuertes).
- Mantenga las áreas de venta limpias, bien iluminadas y atractivas.
- Informe al cliente sobre cualquier promoción o venta que tenga lugar en el salón, spa o barbería.
- Conozca los beneficios que otorga el uso de un producto profesional a diferencia de las marcas genéricas que se venden en tiendas.
- Si tiene tiempo, ofrezca una breve lección de peinado. Si su cliente tiene problemas para peinarse en casa, valorará sus consejos. Después de la demostración, observe mientras el cliente hace la mímica de la técnica de peinado recomendada para poder orientarlo.

ACTIVIDAD

Descúbrase como vendedor

Aunque tenga claro que la venta al por menor de productos es un servicio para los clientes, puede ser que no esté seguro de cómo realizarla. Elija a un compañero de clase y dramatice la dinámica de una situación de ventas. Intercámbiense el papel entre cliente y profesional de la belleza. Evalúen el desempeño del otro y sugieran lo que deben mejorar. Luego realice el ejercicio con alguien más, porque no hay dos clientes iguales. Explore distintos temas, como la venta al por menor o la venta de productos adicionales, con distintos tipos de objeciones, como el costo o la marca.

VERIFICACIÓN

¿Qué principios se aplican en la venta de productos y servicios en un salón, spa o barbería?

UTILIZAR EL MARKETING PARA EXPANDIR SU CLIENTELA

Una vez que domine los principios básicos de un buen servicio, incluidos los de la venta al por menor y la venta de servicios adicionales, revise algunas técnicas de marketing para aumentar su clientela (es decir, los clientes que vuelven a solicitar sus servicios).

Las siguientes son solo algunas sugerencias, ya que hay muchas otras que pueden resultarle útiles. La mejor manera de decidir qué técnicas son más eficaces es probar varias.

- **Brinde un buen servicio constantemente.** Parece simple, pero es sorprendente cuántos profesionales se esfuerzan por conseguir clientes y, luego, los pierden solo porque se apresuran a realizar el servicio y los clientes no quedan conformes. Brindar un servicio de buena calidad siempre debe ser su principal preocupación.

- **Sea confiable.** Actúe siempre con educación, amabilidad y profesionalismo. Llegue al salón, spa o barbería a horario, no deje a los clientes esperando. Hágale al cliente el estilo que le pide, no algo diferente. Recomiende un producto para la venta solo cuando lo haya probado usted mismo y sepa qué puede hacer y qué no.

- **Sea respetuoso.** Si trata a los demás con respeto, los demás lo tratarán con respeto. Ser respetuoso significa que no hará comentarios maliciosos ni bromas sobre nadie ni nada relacionado al salón. La energía negativa debilita a todos, especialmente a usted.

- **Sea positivo.** Sea una de esas personas que siempre ve el vaso medio lleno. Busque el lado positivo de cada situación. A nadie le gusta estar cerca de una persona que está siempre insatisfecha.

- **Sea profesional.** A veces, un cliente puede tratar de lograr una relación más personal de lo que debería ser. Lo mejor para usted y su cliente, es no cruzar esa línea.

- **Envíe tarjetas de cumpleaños.** Pídales a los clientes sus fechas de cumpleaños (solo el mes y el día, no el año) para anotarlas en las fichas de consulta con el cliente, y utilícelas como una herramienta para hacer que regresen al salón. Aproximadamente un mes antes del cumpleaños del cliente, envíele una tarjeta con una oferta especial. La promoción será válida solo durante el mes de su cumpleaños. Esta forma de publicidad no es costosa y siempre es muy bien recibida.

- **Pida las direcciones de correo electrónico a sus clientes.** Actualmente el correo electrónico es la forma preferida de comunicación de muchas personas. De hecho, muchos clientes prefieren concertar sus citas mediante el correo electrónico.

- **Use redes sociales.** Internet es un medio poderoso para desarrollar su reputación y atraer nuevos clientes. Use las herramientas de las redes sociales como Facebook y Yelp para establecer su credibilidad, mostrar su trabajo y brindar un espacio para que los clientes satisfechos lo recomienden. Cree una página de Facebook dedicada a la empresa y conviértalo en un lugar para compartir consejos de belleza y bienestar, tendencias e información y promociones del salón. Publique fotos del antes y el después para mostrar sus destrezas (pero siempre obtenga el permiso de sus clientes antes de compartir sus fotos). Yelp es una herramienta poderosa para desarrollar su marca. Si el salón, spa o barbería tiene una lista de Yelp, asegúrese de utilizarla para fortalecer su negocio. Los clientes satisfechos podrán publicar una revisión de los servicios y brindar una clasificación de su experiencia en general. Siempre es buena idea invitar de manera casual a los clientes a que hagan una crítica; pero no es ético presionarlos para que la hagan.

- **Tarjetas de presentación.** Haga una tarjeta de presentación especial con sus datos, pero deje espacio para que el cliente escriba su nombre. Si el cliente está evidentemente complacido con su trabajo, entréguele varias tarjetas. Pídale que escriba su nombre en las tarjetas y que se las entregue a amigos y compañeros de trabajo. Por cada nuevo cliente que venga con la tarjeta con su nombre, ofrézcale un 10 por ciento de descuento en el próximo servicio o un servicio adicional sin cargo en su próxima cita. Esto le da al cliente una gran motivación para recomendar su servicio a otras personas, y a su vez, le ayuda a ampliar su clientela (**Figura 9-11**).

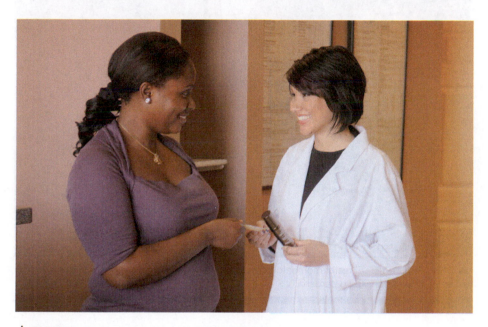

▲ FIGURA 9–11 Las tarjetas de presentación ayudan a ampliar la clientela.

- **Recomendaciones de negocios locales.** Otra excelente forma de ampliar el negocio es trabajar con negocios locales para obtener recomendaciones. Busque gimnasios, restaurantes, boutiques, salones de tatuajes y otros pequeños comercios que estén cerca de su salón, spa o barbería. Ofrézcales intercambiar tarjetas y comprométase a enviarles clientes cuando sepa que ellos buscan productos o servicios que sus vecinos pueden brindar, si ellos hacen lo mismo por usted. Es una buena forma de desarrollar un sentido de comunidad entre los vendedores locales y de llegar a nuevos clientes a quienes no podría llegar de otro modo.
- **Hable en público.** Muéstrese dispuesto a hablar en público en asociaciones locales, la Asociación de Padres y Maestros (PTA), organizaciones para personas jóvenes y cualquier otro lugar que lo ponga frente a las personas de su comunidad, las cuales son clientes potenciales. Por ejemplo, puede desarrollar un programa breve (de 20 a 30 minutos) en el que explique la importancia de la apariencia profesional poniendo énfasis en su rubro y en otros consejos acerca del cuidado del aspecto personal destinado a personas que buscan trabajo o que ya lo tengan.

RESERVE LA PRÓXIMA CITA DE LOS CLIENTES

El mejor momento para pensar cómo hacer que los clientes regresen al salón, spa o barbería es cuando aún se encuentran allí. Puede parecer un poco difícil asegurarles a los clientes que le interesa que hayan quedado satisfechos con la visita actual y, a la vez, hablarles de la próxima cita, pero ambas cosas van de la mano. La mejor manera de alentar a los clientes a que reserven otra cita antes de dejar el salón simplemente es hablar con ellos, hacerles preguntas y escuchar sus respuestas con atención (**Figura 9-12**).

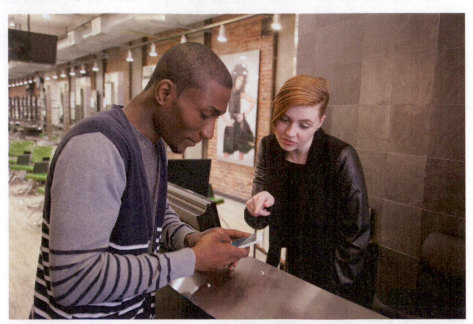

▲ **FIGURA 9-12** El mejor momento para darle una nueva cita a un cliente es antes de que se vaya del salón, spa o barbería.

Si esté trabajando en el cabello del cliente, por ejemplo, converse acerca del estado de su cabello, sus hábitos de cuidado en el hogar y los beneficios que ofrece realizar un mantenimiento regular o especial en el salón. Escuche con atención lo que sus clientes le cuentan durante las visitas porque, con frecuencia, descubrirá muchas pistas que le permitirán saber lo que sucede en sus vidas. Esas pistas le darán pie para hablar sobre su próxima cita.

CONCÉNTRESE EN

Cómo desarrollar su eficiencia

Algunos profesionales creen que los servicios a los clientes serán mejores si se emplea más tiempo en realizarlos. ¡No es así! A menos que su salón, spa o barbería cuente con sala de estar, el cliente solo debe permanecer en el salón el tiempo que sea necesario para que le realicen el servicio en forma adecuada.

Sea consciente de cuánto tiempo tarda en realizar los distintos servicios y luego programe las citas de acuerdo con ello. A medida que adquiera mayor experiencia, debería notar una reducción en el tiempo que le lleva realizar estos servicios. Esto significa que el cliente espera menos y usted puede aumentar la cantidad de servicios que realiza diariamente. El aumento de servicios obviamente aumenta sus ingresos.

EN CAMINO

Su primer trabajo en esta industria seguramente será el más difícil. Comenzar en este negocio implica dedicar más tiempo a una curva de aprendizaje pronunciada. Sea paciente con usted mismo mientras realiza la transición de "estudiante" a "profesional". Recuerde siempre que en la vida laboral, como en todo lo que haga, la práctica lleva a la perfección. No sabrá todo lo necesario desde el principio, pero confíe en que se graduará de la escuela con una sólida base de conocimientos. Aproveche a los muchos profesionales generosos y experimentados que conocerá, y permítales que le enseñen los trucos del oficio. Comprométase a perfeccionar sus destrezas técnicas y de servicio al cliente.

SUGERENCIA

Existen bastantes libros y artículos en Internet que ofrecen muy buenas estrategias para formar una clientela y lograr que los clientes sigan volviendo. Revíselos y haga una lista de las sugerencias que le parezcan adecuadas para usted, su clientela y su salón, spa o barbería. Luego, elija una estrategia y pruébela cada dos a tres meses y vea si funciona. Si le ayudó a conseguir su objetivo de captar y mantener a nuevos clientes, ponga una estrella al lado de la idea y guárdela para usarla nuevamente cuando sea el momento apropiado.

Sobre todo, siempre esté dispuesto a aprender. Si se guía por los conceptos que aprendió en este libro, seguramente podrá disfrutar de su vida y cosechar los sorprendentes beneficios que le brinda una carrera en la industria de la belleza y del bienestar **(Figura 9-13)**.

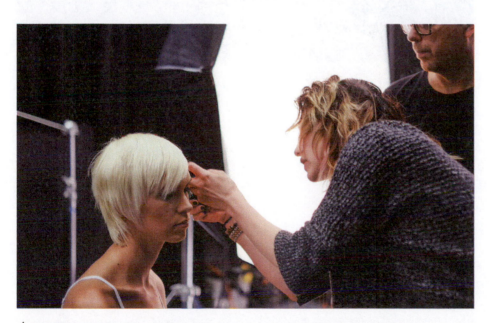

▲ FIGURA 9-13 Bienvenido a su nueva carrera en el negocio de la belleza.

VERIFICACIÓN
¿Qué tres técnicas de marketing se pueden utilizar para mantener y expandir su clientela?

APLICAR EN EL TRABAJO

¡Felicitaciones por completar este capítulo! Antes de continuar, tómese un momento para pensar cómo los temas del capítulo En el trabajo se aplican a su disciplina en particular. Debata con un compañero o un grupo de estudio qué condición de empleo desearía tener, sus dudas acerca de la venta al por menor o la venta de productos adicionales, cómo planea administrar el pago de su préstamo para estudiantes, etc.

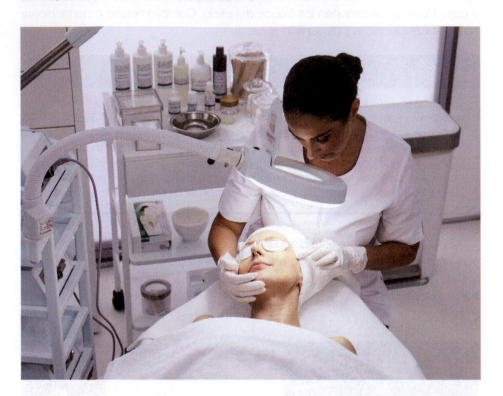

PROGRESO DE LAS COMPETENCIAS

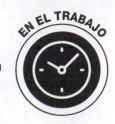

EN EL TRABAJO

¿Cómo le está yendo con el capítulo "En el trabajo"? **A continuación, marque los Objetivos de aprendizaje del Capítulo 9 que considere que ha dominado; deje sin marcar aquellos objetivos a los que deberá volver:**

☐ EXPLICAR QUÉ IMPLICA ESTAR EN EL TRABAJO.

☐ DEBATIR QUÉ SE ESPERA AL PASAR DE LA ESCUELA AL TRABAJO.

☐ RESUMIR LAS OPCIONES DE EMPLEO EN EL MUNDO REAL.

☐ PONER EN PRÁCTICA LA ADMINISTRACIÓN DEL DINERO.

☐ DEMOSTRAR LAS VENTAS EN EL SALÓN, SPA Y BARBERÍA.

☐ UTILIZAR EL MARKETING PARA EXPANDIR SU CLIENTELA.

GLOSARIO

alquiler de estación	pág. 248	también conocido como *alquiler de sillón*; forma de empleo autónomo, titularidad de un negocio y declaración de impuestos que se caracteriza por alquilar una cabina o estación en un salón, spa o barbería.
clientela	pág. 257	clientes fieles a un determinado profesional de la belleza.
comisión	pág. 250	porcentaje de los ingresos que se obtuvieron por los servicios de un profesional.
contratista independiente	pág. 248	forma de empleo autónomo y declaración de impuestos con responsabilidades específicas de contabilidad, impuestos, seguro y demás.
descripción del cargo	pág. 246	documento que describe todas las tareas y responsabilidades de un puesto en particular.
empleado	pág. 247	clasificación de empleo en la que el empleador retiene determinados impuestos y tiene un gran nivel de control.
mejoramiento de la facturación	pág. 257	también denominada *venta de servicios adicionales*; práctica que consiste en recomendar y vender servicios adicionales a los clientes.
venta al por menor	pág. 258	acto de recomendar y vender productos a los clientes para que los usen en el hogar.

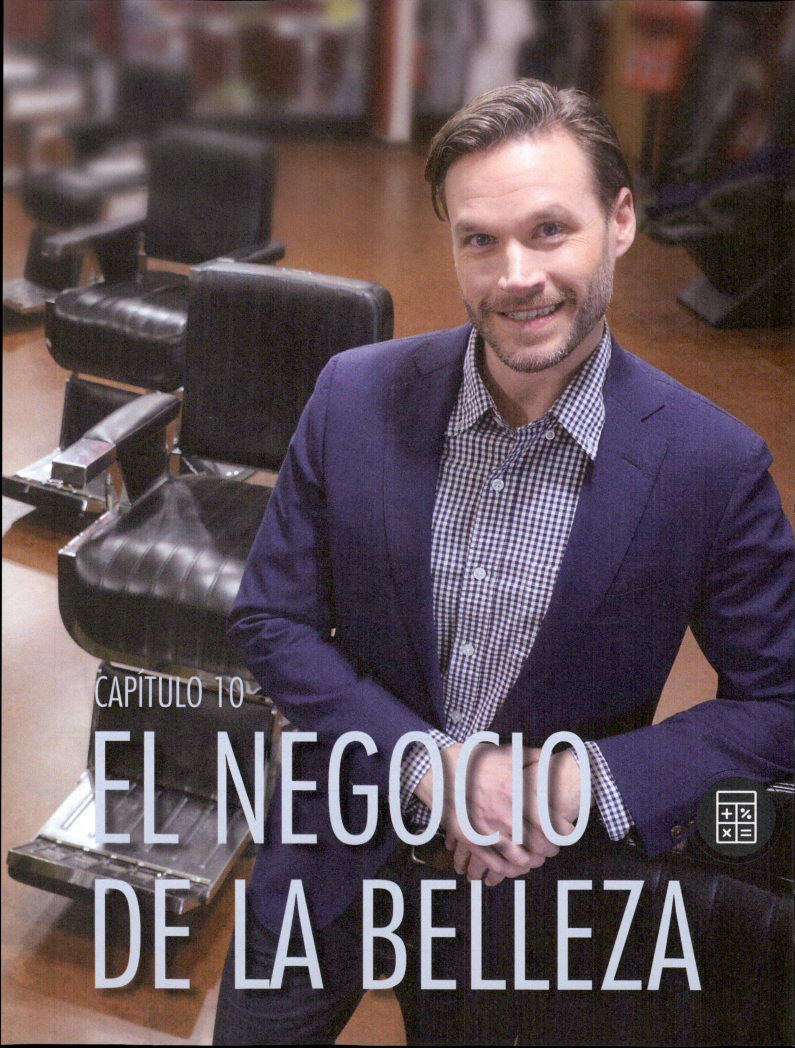

CAPÍTULO 10

EL NEGOCIO
DE LA BELLEZA

"Usted crea su futuro con las acciones de hoy, no las de mañana."
-Robert Kiyosaki

AL FINALIZAR ESTE CAPÍTULO, USTED PODRÁ:

1. EXPLICAR EL NEGOCIO DE LA BELLEZA.

2. DESCRIBIR LOS REQUISITOS NECESARIOS PARA TENER UN NEGOCIO.

3. DESCRIBIR EL ALQUILER DE ESTACIÓN.

4. IDENTIFICAR LOS COMPONENTES DE UN SALÓN, SPA O BARBERÍA EXITOSO.

5. ENUMERAR LAS ESTRATEGIAS DE MARKETING PARA CONSTRUIR SU NEGOCIO.

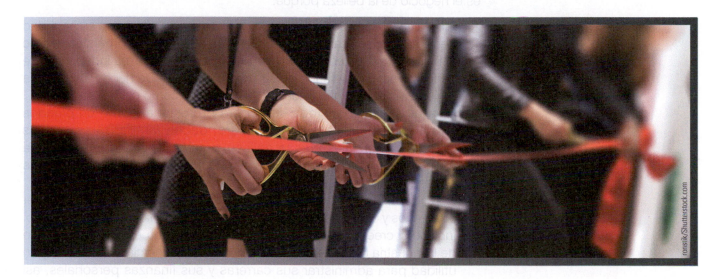

ronsik/Shutterstock.com

EXPLICAR EL NEGOCIO DE LA BELLEZA

Si llega a un momento en su vida en que siente que está listo para ser su propio jefe, tendrá que considerar dos opciones principales: (1) ser propietario de su negocio o (2) alquilar una estación en un salón, spa o barbería existente. Ambas opciones son proyectos extremadamente serios que exigen una importante inversión financiera y una línea de crédito sólida.

Se han escrito libros enteros sobre cada uno de los temas desarrollados en este capítulo, así que debe estar preparado para investigar profundamente sus ideas comerciales antes de tomar cualquier decisión acerca de abrir un negocio. La información a continuación se incluye a modo de descripción general, sin embargo, mientras mejor preparado esté para ser un gran artista y un empresario exitoso, mayores serán sus probabilidades de tener éxito (**Figura 10-1**).

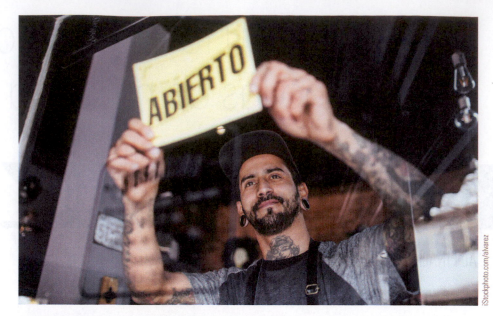

▲ **FIGURA 10-1** El exitoso negocio de la belleza reúne talento artístico y visión comercial.

Los profesionales de la belleza deben estudiar y comprender bien qué es el negocio de la belleza porque:

- A medida que se vuelven más competentes en su oficio y en su habilidad para manejar a otras personas y a ellos mismos, los profesionales de la belleza tal vez decidan alquilar una estación en forma independiente o incluso ser propietarios de su propio negocio. De hecho, la mayoría de los propietarios han trabajado, alguna vez, como profesionales.
- Aunque transcurran toda su carrera profesional como empleados en un establecimiento de un tercero, deben familiarizarse con las normas comerciales que se aplican al salón, al spa o a la barbería de la que forman parte. También es importante que vean sus carreras profesionales como su propio negocio.
- Para convertirse en emprendedores exitosos, necesitarán atraer empleados y clientes a sus negocios y conservar su fidelidad a largo plazo.
- Incluso si creen que van a estar involucrados con el aspecto artístico de la industria para siempre, el conocimiento comercial les será de gran utilidad para administrar sus carreras y sus finanzas personales, así como también sus prácticas comerciales.

DESCRIBIR LOS REQUISITOS NECESARIOS PARA TENER UN NEGOCIO

El trabajo de los propietarios de negocios es muy distinto al de los profesionales de la belleza. En general, los propietarios siguen proporcionando servicios a los clientes mientras administran el negocio. Esto implica una gran cantidad de tiempo y no hay garantías de ganancias, por lo que la aventura de tener un salón, spa o barbería definitivamente no es para todo el mundo.

EL PLAN DE NEGOCIOS

Independientemente del tipo de negocio que planifique tener, es fundamental contar con un plan de negocios exhaustivo y bien fundamentado. Un plan de negocios es una descripción escrita de su negocio tal como es ahora y de cómo prevé que será en los próximos cinco años (detallado año por año). Un plan de negocios corresponde más bien a un acuerdo con usted mismo y no impone obligaciones legales. Sin embargo, si quiere obtener financiamiento, es esencial que primero cuente con un plan de negocios. Hay muchos libros, clases, DVD y sitios web con información mucho más detallada de la que se ofrece aquí. Sin embargo, a continuación puede encontrar una muestra del tipo de información y los materiales que deben aparecer en un plan de negocios.

- **Resumen ejecutivo.** Un resumen de su plan y una lista de sus objetivos.
- **Declaración de la visión.** Un panorama a largo plazo de lo que será el negocio y cómo lucirá cuando se llegue a ese punto.
- **Declaración de objetivos.** Una descripción de las influencias estratégicas clave del negocio, como el mercado al que estará orientado, los tipos de servicios que ofrecerá y la calidad de dichos servicios.
- **Plan organizacional.** Una descripción de los niveles de empleados y de administración y de cómo se dirigirá el negocio desde el punto de vista administrativo.
- **Plan de marketing.** Una descripción de toda la investigación realizada en relación con los clientes a los que estará orientado su negocio, junto con sus necesidades, deseos y hábitos.
- **Documentos financieros.** Declaraciones financieras proyectadas, declaraciones reales (históricas) y el análisis de estos.
- **Documentos de respaldo.** Currículum vitae del propietario, información financiera personal, contratos legales y otros acuerdos.
- **Políticas comerciales.** Las políticas que deben cumplir tanto los salones pequeños como los arrendatarios de estaciones y que garantizan que todos los clientes y empleados reciban un trato justo y coherente.

ABRIR SU PROPIO NEGOCIO

Abrir su propio salón, spa o barbería es un emprendimiento enorme en términos financieros, físicos y mentales, porque lo hará enfrentarse con desafíos complejos y desconocidos. Además del plan de negocios, antes de inaugurar su local, necesitará decidir qué productos utilizar y tener, qué tipos de publicidad y promociones emplear, cuál es el mejor método y filosofía para dirigir el negocio y crear una cultura, y a quiénes contratar en caso de necesitar personal adicional.

Ya sea que esté abriendo un pequeño spa vacacional, un salón para el cuidado de las uñas de una gran franquicia o una modesta barbería independiente, debe prestar especial atención a una serie de cuestiones básicas y pasos fundamentales, tal como se describe en la sección que sigue.

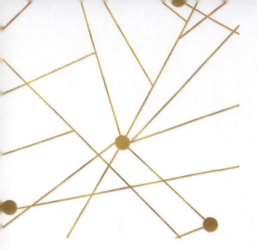

REDACTE UNA DECLARACIÓN DE LA VISIÓN Y DE LOS OBJETIVOS DE SU NEGOCIO

Una **declaración de la visión** es un panorama extenso de los objetivos del negocio a largo plazo: en qué se convertirá y qué aspecto tendrá cuando se llegue a ese punto. Una declaración de objetivos es una guía de las acciones de la organización: explica las metas generales en detalle, proporciona un camino y contiene los valores principales para facilitar la toma de decisiones. La declaración de objetivos sienta las bases de cómo se crean las estrategias de la empresa. Los **objetivos** son un conjunto de puntos de referencia esenciales que, cuando se alcanzan, lo ayudan a llevar a cabo su misión y visión. Es importante establecer metas realistas tanto a corto como a largo plazo.

CREE SU IDENTIDAD DE MARCA

Para construir un negocio único y exitoso, es fundamental que cree su identidad de marca desde el comienzo. Para crear su marca, comience por identificar conceptos simples para utilizar como componentes básicos para la identidad de su marca.

- ¿Qué lo diferencia del resto? ¿Qué hará que un cliente quiera ir a su negocio y no al que está enfrente?
- ¿Qué está vendiendo? Todos los salones, spa o barberías ofrecen servicios de belleza, así que busque más allá de lo obvio. ¿Ofrece una experiencia de lujo, un ambiente familiar o un servicio rápido consciente del costo?
- ¿Cuál es su estética? ¿Tendrá un color, tema o uniforme consistente para su personal?

Si identifica las respuestas a las tres preguntas principales anteriores, consolidará sus conceptos y le servirán de referencia. Consúltelas a menudo para que sean su inspiración, guía o un recordatorio de sobre qué basó su empresa.

CREE UN CRONOGRAMA DEL NEGOCIO

Si bien al comienzo estará más ocupado en los dos primeros aspectos del cronograma, una vez que su negocio sea exitoso, tendrá que pensar en los demás aspectos también.

- **Año 1:** Podría llevar un año o más determinar y completar todos los aspectos para iniciar el negocio.
- **Años 2 a 5:** Este es el tiempo para dedicarse al negocio, su clientela y sus empleados, y para hacer crecer y expandir el negocio para que sea rentable.
- **Años 5 a 10:** Si llega con éxito a esta instancia, puede utilizar este período de tiempo para abrir más sucursales, ampliar el alcance del negocio, construir un lugar más amplio o incluir cualquier cosa que usted o sus clientes necesiten y quieran.
- **Años 11 a 20:** En este período de tiempo quizás quiera pasar de ser un profesional de la belleza en relación de dependencia a ser gerente de tiempo completo de su negocio y comenzar a planear su eventual retiro.

- **A partir del año 20:** Este podría ser el momento perfecto para considerar vender su negocio o hacerle algún tipo de cambio, tal vez contratar un socio minoritario y entrenarlo para que se haga cargo de las operaciones diarias. De esta forma usted podría tener tiempo para explorar sus intereses o pasatiempos.

DETERMINACIÓN DE LA VIABILIDAD COMERCIAL

Determinar si el negocio que imagina es viable significa abordar ciertos temas prácticos. Por ejemplo, ¿tiene alguna destreza o talento especial que pueda ayudarlo a que su negocio se destaque frente a otros salones, spas o barberías de la zona? El área donde piensa ubicar su negocio, ¿le ofrece el tipo apropiado de clientela para los productos y servicios que desea ofrecer? Basado en su visión del negocio, ¿cuánto dinero necesitará para abrirlo? ¿Dispone de financiamiento?

ELECCIÓN DE UN NOMBRE COMERCIAL

El nombre que seleccione para su empresa explica lo que es y también puede identificar características que lo distingan de la competencia en el mercado. El nombre también influirá en la manera en que los clientes existentes y los potenciales perciban su negocio. El nombre creará una imagen de su negocio en la mente de sus clientes. Tenga en cuenta que una vez que se formen esa imagen, si usted no está satisfecho, esta puede ser muy difícil de cambiar. Además, si cambia de idea una vez que su negocio ya tenga un nombre, los trámites legales, bancarios e impositivos serán una complicación.

ELECCIÓN DE UNA UBICACIÓN

Lo mejor será que establezca su negocio en función de su clientela principal y de sus necesidades. Seleccione una ubicación que cuente con buena visibilidad, gran circulación de peatones, fácil acceso, suficiente espacio para estacionar y acceso para discapacitados (**Figura 10-2**).

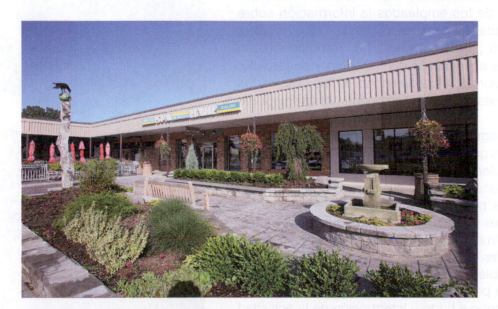

▲ **FIGURA 10-2** Explorar la mejor ubicación para su negocio.

ACUERDOS POR ESCRITO

La apertura de un salón depende de una serie de documentos y acuerdos por escrito, como arrendamientos, contratos con proveedores, contratos de empleados, etc. Estos acuerdos por escrito detallan (generalmente con fines legales) los roles de cada uno y su retribución. Debe poder leerlos y comprenderlos. Si bien no le impone obligaciones legales, su plan de negocios entra en esta categoría, ya que acompañará a su empresa durante todo el proceso desde la puesta en marcha y durante muchos años por venir.

El plan debe incluir una descripción general de la empresa y los servicios que brindará, la demografía del área, que corresponde a la información sobre una población específica, incluidos datos sobre la raza, la edad, los ingresos y el nivel educacional, los salarios previstos y los costos de los servicios relacionados, un plan de operaciones que incluya la estructura de precios y los gastos en equipamiento, insumos, reparaciones, publicidad, impuestos y seguros; también ganancias proyectadas y gastos generales por un período de hasta cinco años. Un contador público certificado (CPC) puede ser de gran ayuda en el momento de recopilar información financiera rigurosa. La Cámara de Comercio de la zona propuesta normalmente tiene información sobre la demografía del área.

LEYES Y REGLAMENTACIONES COMERCIALES

Las leyes y reglamentaciones comerciales son todas y cada una de las leyes y reglamentaciones locales, estatales y federales que debe cumplir al decidir abrir su salón o alquilar una estación. Como las leyes varían en función del año, el estado y la ciudad, es importante que se comunique con las autoridades locales para informarse acerca de las licencias comerciales, los permisos y otro tipo de reglamentaciones, como inspecciones comerciales y de planificación urbanística. Además, debe conocer y cumplir con todas las pautas federales de la Administración de Seguridad y Salud Ocupacional (Occupational Safety and Health Administration, OSHA), incluidas las que requieren poner a disposición de los empleados la información sobre la lista de ingredientes de las preparaciones cosméticas. La OSHA requiere la Hoja de datos de seguridad (HDS) para este fin. También existen muchas leyes federales que se aplican a la contratación y el despido, al pago de beneficios, a los aportes a los derechos de los empleados (por ejemplo, seguridad social y desempleo) y al comportamiento en el lugar de trabajo.

Para llevar adelante un negocio exitoso, es imprescindible que comprenda las leyes y las normas que regulan el ser propietario de un salón, spa o barbería. Estas no solo sientan la base de las pautas aceptables respecto a la contratación y al despido de empleados, sino que también construyen un marco para las políticas y los procedimientos diarios y la seguridad. No seguir las leyes y las reglas puede dar lugar a costosas multas y grandes sanciones. Es importante familiarizarse con las leyes y las reglas locales, estatales y federales antes de abrir su negocio.

Al abrir su negocio, es posible que necesite contratar un seguro que le garantice protección contra la pérdida de ingresos por malas prácticas, responsabilidad civil, incendio, robo y hurto e interrupción de la actividad comercial. También deberá contar con pólizas de discapacidad. Asegúrese de que sus pólizas cubran todas las demandas monetarias que deberá afrontar con el arrendamiento.

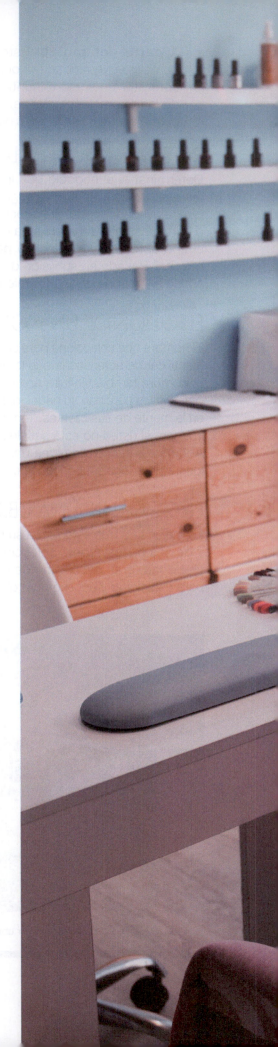

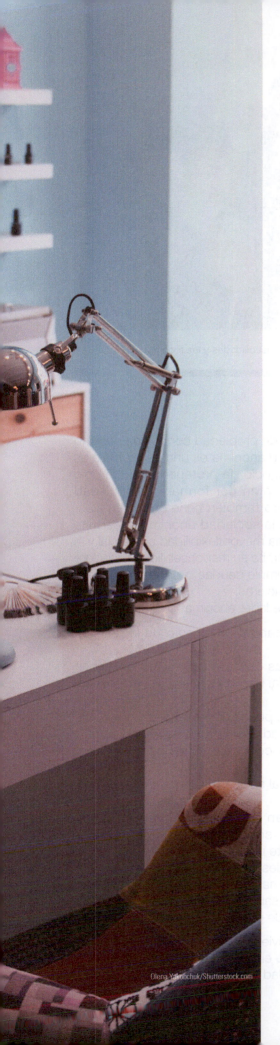

Olena Yakobchuk/Shutterstock.com

OPERACIONES DIARIAS

Como puede ver, un nuevo negocio implica muchos requisitos, documentos y consideraciones de las que deberá ocuparse antes de la apertura. Muchos de estos continuarán durante toda la vida del negocio y serán un indicador de cómo funciona su salón, spa o barbería día a día. La operación comercial hace referencia a los procesos o actividades recurrentes que forman parte del funcionamiento de un negocio, con el propósito de producir ingresos y valor.

Las políticas del negocio son los términos, normas y regulaciones que este adopta para garantizar que todos los clientes y socios reciban un trato justo y coherente. Incluso los salones pequeños y los arrendatarios de estaciones deben contar con este tipo de políticas. Una parte fundacional y definitiva de las actividades diarias es llevar los registros, es decir, mantener registros precisos y completos de todas las actividades comerciales del negocio. Un sistema sólido de contabilidad y mantenimiento de registros le será útil de muchas maneras, especialmente a la hora de pagar impuestos.

TIPOS DE TITULARIDAD DE UN NEGOCIO

Una persona, una sociedad de personas, una sociedad anónima o una franquicia pueden ser propietarios de un salón, spa o barbería y administrarlo. Antes de decidir qué tipo de titularidad es la mejor para su situación, investigue profundamente las opciones. Hay excelentes herramientas de referencia disponibles. También puede consultar a un abogado especializado en derecho comercial.

TITULARIDAD INDIVIDUAL

La titularidad individual puede resultarle la mejor situación si le gusta hacer sus propias reglas y es lo suficientemente responsable como para cumplir con todos los deberes y obligaciones de la gestión de un negocio.

El propietario único es el dueño individual y, por lo general, el administrador del negocio, que determina las políticas y tiene la última palabra en las decisiones; asume los gastos, recibe las ganancias y carga con todas las pérdidas.

SOCIEDAD DE PERSONAS

Una sociedad de personas es una estructura comercial en la que la propiedad se comparte entre dos o más personas, aunque no necesariamente en partes iguales. Una de las razones para ingresar a este tipo de sociedad es la de contar con mayor capital o dinero para invertir en un negocio; otra razón es obtener ayuda para el funcionamiento. Los socios comparten sus destrezas y talentos, lo que facilita el trabajo, las responsabilidades y la toma de decisiones. Tenga en cuenta que los socios deben asumir la responsabilidad en forma conjunta por las deudas de ambos.

La sociedad de personas puede significar una mayor oportunidad para aumentar la inversión y el crecimiento. Esta sociedad puede ser fantástica si existe la química adecuada, o desastrosa si usted se termina vinculado legalmente con la persona incorrecta. Su socio puede contraer deudas o tener pérdidas de las que usted ni siquiera tenga conocimiento, a menos que cuenten con un contador externo. La confianza es solo uno de los requisitos para este acuerdo (Figura 10-3).

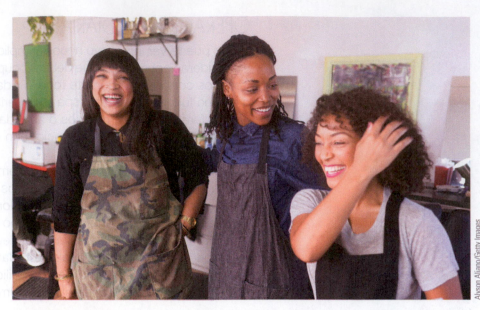

▲ FIGURA 10-3 Los socios comparten las responsabilidades y las recompensas.

SOCIEDAD ANÓNIMA

Una sociedad anónima es una estructura de propiedad controlada por uno o más accionistas. Constituir una sociedad anónima es una de las mejores formas que tiene el propietario de un negocio de proteger su patrimonio personal. La mayoría de las personas optan por formar una sociedad anónima únicamente por esta razón, pero también tiene otras ventajas. Por ejemplo, la estructura comercial de la sociedad anónima le permite ahorrar dinero en impuestos, le proporciona mayor flexibilidad comercial y le facilita el incremento del capital. Además, limita su responsabilidad financiera personal en el caso de que el negocio acumule deudas inmanejables, o que de algún otro modo tenga problemas financieros.

En general, las características de las sociedades anónimas son las siguientes:

- Las sociedades anónimas reúnen capital por medio de la emisión de certificados de valores o acciones.
- Los accionistas (personas o empresas que compran acciones) tienen un interés de propiedad en la compañía. Mientras más acciones poseen, mayor es ese interés.
- Usted puede ser el único accionista, o puede haber varios.
- Para mantener la condición de sociedad anónima, es necesario cumplir con formalidades corporativas, tales como reuniones de accionistas y de directorio.
- El impuesto a las ganancias se limita al salario que percibe y no al total de las ganancias de la empresa.
- Las sociedades anónimas tienen un costo de constitución y funcionamiento superior al de las sociedades de personas o los propietarios únicos. Por ejemplo, existe un cargo de constitución inicial, honorarios de registro y cargos estatales anuales.
- Un accionista de una sociedad anónima debe pagar los impuestos por seguro de desempleo en función de su salario, mientras que un propietario único o un miembro de una sociedad de personas no tiene que hacerlo.

Su contador le podría sugerir que convierta su negocio en una pequeña sociedad anónima, que es un negocio que el Servicio de Impuestos Internos califica con el estatus de pequeña sociedad anónima. Este estatus permite que los impuestos de la empresa sean similares a los de las sociedades de personas o al de los propietarios únicos, a diferencia del pago de impuestos bajo una estructura de impuestos de sociedad anónima. O su contador podría sugerir que su negocio se registre como una SRL (Sociedad de Responsabilidad Limitada) que es un tipo de propiedad comercial que combina varias características de las estructuras de las sociedades de personas y las de las sociedades anónimas. Los propietarios de una SRL tienen la misma protección por responsabilidad civil que una sociedad anónima. Una SRL existe como una entidad separada, muy similar a una sociedad anónima. Los socios no pueden ser responsabilizados personalmente por las deudas, a menos que hayan firmado una garantía personal.

¿SABÍA QUE…?

Cuando abre su propio negocio, debe consultar a un abogado o un contador antes de rellenar cualquier documento para legalizar su negocio. Su abogado le aconsejará sobre los documentos legales y las obligaciones que deberá emprender como propietario de un negocio y su contador le informará sobre cómo podría registrar su negocio con fines impositivos. Le resultará útil buscar profesionales que tengan experiencia previa en el negocio de la belleza.

TITULARIDAD DE FRANQUICIA

Una franquicia es una forma de organización comercial donde una firma que ya tiene éxito (el franquiciante) establece una relación contractual continua con otras empresas (franquiciados) que funcionan bajo el nombre de marca del franquiciante a cambio de una tarifa. Cuando opera un salón, spa or barbería como franquicia, generalmente funciona con la guía del franquiciante y debe cumplir un contrato con muchas cláusulas. Estas cláusulas garantizan que todos los locales de la franquicia se administren de manera similar, luzcan de la misma forma, usen los mismos logotipos y, en ocasiones, incluso realicen las mismas capacitaciones o posean los mismos productos de venta al por menor (**Figura 10-4**).

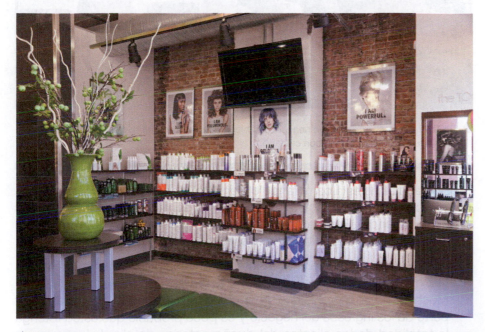

▲ **FIGURA 10-4** La titularidad de una franquicia puede tener muchos beneficios.

Las franquicias ofrecen la ventaja de contar con un nombre conocido y el reconocimiento de marca, y el franquiciante realiza la mayor parte del marketing por usted. Además, muchos cuentan con territorios protegidos, lo que significa que no se puede abrir otra franquicia del mismo nombre dentro de su área geográfica fija. Sin embargo, los acuerdos de franquicia varían ampliamente entre lo que puede y no puede hacer por cuenta propia. Poseer una franquicia no garantiza la obtención de ganancias y siempre debe investigar la franquicia, hablar con otros propietarios de salones de la franquicia y hacer que un abogado lea el contrato y le explique todo lo que no comprenda, incluidas las obligaciones y los acuerdos para el pago de los derechos de la franquicia. En la mayoría de los casos, debe pagar los derechos independientemente de si obtiene o no ganancias.

COMPRA DE UN NEGOCIO ESTABLECIDO

La compra de un salón, spa o barbería establecido puede ser una excelente oportunidad; sin embargo, como con cualquier otra cosa, deberá considerar las cosas desde todas las perspectivas posibles (**Figura 10-5**). Si decide comprar un negocio ya establecido, solicite la ayuda profesional de un contador y la de un abogado comercial. Puede comprar todos los activos de un salón, o bien una parte de sus bienes. Sin embargo, es importante

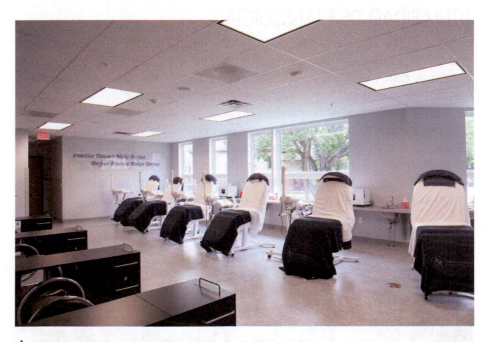

▲ FIGURA 10-5   Adquirir un negocio establecido puede ser una excelente oportunidad que requiere que se maneje con cuidado.

considerar que no está comprando el personal o la clientela. No hay garantía de que con el nuevo propietario el personal se mantendrá o los clientes seguirán viniendo. Por lo general, cualquier acuerdo para la adquisición de un negocio ya establecido debe incluir los siguientes elementos:

- Una auditoría financiera que determine el valor real del negocio una vez que las reservas del propietario actual estén fuera de la ecuación. Muchas veces, el propietario de un salón, spa o barbería aporta la mayor parte de los ingresos del negocio y es poco probable que usted retenga la totalidad de los clientes del dueño anterior sin el suficiente apoyo y motivación de este.

- Un acuerdo de compra y venta por escrito que evite malos entendidos entre las partes.
- Un inventario completo y firmado (de productos, artefactos, etc.) en el que se indique el valor de cada artículo.
- Si la operación incluye la transferencia de pagarés, hipotecas, arrendamientos o escrituras de venta, el comprador deberá investigar si existen moras en el pago de deudas.
- La identidad confirmada del propietario.
- El uso del nombre del negocio y su reputación por un determinado período de tiempo.
- Puesta en conocimiento de toda la información en relación con la clientela del salón y sus hábitos de compra y servicio.
- Puesta en conocimiento de las condiciones del establecimiento. Si está comprando el inmueble en sí, está bien realizar una inspección completa. Además, entran en consideración muchos otros aspectos legales, como le indicará su agente inmobiliario y su abogado.
- Un acuerdo de no competencia que especifique que el vendedor no podrá trabajar ni establecer un nuevo salón, spa o barbería dentro de una determinada distancia de la presente ubicación.
- Un acuerdo con los empleados, ya sea formal o informal, que le indique si ellos seguirán trabajando en el negocio al cambiar de propietario. Los contratos de trabajo existentes deben ser transferibles.

ACTIVIDAD

Prácticamente en el negocio

Formen grupos de estudiantes para planificar los aspectos prácticos de sus propios salones, spas o barberías. Designar ciertas tareas a miembros específicos del grupo, o bien, decidir si todos trabajarán en cada tarea como grupo. Cada equipo debe realizar las siguientes tareas:

- Decidir el nombre de su negocio.
- Determinar los servicios que ofrecerán.
- Crear una señalización divertida para la fachada del salón.
- Redactar una declaración de la misión y la visión.
- Escribir una declaración de objetivos.
- Crear un plan organizacional y un plan de marketing.

La mayoría de los estudiantes no podrá elaborar presupuestos complejos, pero si lo desean, determinen un presupuesto específico y distribúyanlo en las áreas clave, como la decoración, los equipos, los insumos y el personal. Pidan comentarios a sus instructores para saber si el presupuesto es realista.

BOSQUEJO DE UN ARRENDAMIENTO

En muchos casos, ser dueño de su propio negocio no significa ser dueño del local donde está alojado. Cuando arriende o alquile una propiedad, deberá llegar a un acuerdo bien pensado y redactado con el propietario del inmueble. El contrato deberá especificar claramente quién es el propietario de qué cosas y quién es el responsable de qué reparaciones y gastos. También deberá asegurarse de lo siguiente:

- Un permiso que contemple que los artefactos o equipos instalados en el salón, spa o barbería se puedan retirar sin dejar de cumplir con el contrato.

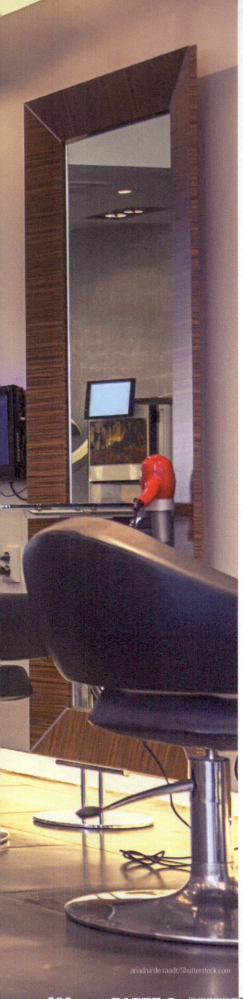
ariadna de raadt/Shutterstock.com

- Un acuerdo sobre las renovaciones y reparaciones necesarias, tales como pintura, plomería, reparaciones e instalaciones eléctricas.
- La opción de transferir el arrendamiento a otra persona por parte del arrendatario. De esta manera, las obligaciones del pago de la renta quedarán separadas de la responsabilidad de operar la empresa en caso que se decida incorporar otra persona u otro propietario.

PROTECCIÓN CONTRA INCENDIOS, ROBOS Y DEMANDAS JUDICIALES

Como propietario de un negocio, debe proteger su negocio, los clientes y el personal en distintos niveles. A continuación, se incluyen algunas de las formas en las que puede reducir el riesgo y asegurar esta protección:

- Asegúrese de que su negocio cuente con unas cerraduras adecuadas, así como un sistema de vigilancia y de alarma contra incendios y robos.
- Contrate seguros de responsabilidad, contra incendio, negligencia profesional y robos, y no permita que estas pólizas pierdan vigencia mientras el negocio esté en funcionamiento.
- Estudie minuciosamente todas las leyes que regulan su disciplina, así como los códigos de seguridad y de control de infecciones de su ciudad y estado.
- Mantenga registros precisos con el número de empleados, sus salarios, antigüedad en el empleo y números de Seguridad Social, de acuerdo a lo exigido por las leyes estatales y federales que controlan el bienestar social de los trabajadores.
- Siempre consulte al organismo regulador que le corresponda en caso de tener preguntas sobre la legislación local. El desconocimiento de la ley no representa una excusa para violarla.

FUNCIONAMIENTO DEL NEGOCIO

Ya sea propietario o gerente, deberá desarrollar ciertas destrezas para lograr la operación exitosa de un salón, spa o barbería. Para manejar una empresa orientada a las personas, necesitará:

- un excelente sentido comercial, buen criterio y sólidas destrezas diplomáticas
- conocimiento de principios comerciales sólidos.

Debido a que desarrollar estas destrezas toma tiempo, es recomendable establecer un círculo de contactos (propietarios de comercios, dentro y fuera de la industria) que puedan asesorarlo a lo largo del camino. Contemple la posibilidad de unirse al grupo local de empresarios o a la Cámara de Comercio de la ciudad, a fin de extender el alcance de su red. La Cámara de Comercio es una organización local de empresas y dueños de empresas cuya meta es promover, proteger y favorecer los intereses de las empresas en una comunidad. Una administración adecuada del negocio depende de los siguientes factores:

- suficiente capital de inversión
- administración eficaz
- buenos procedimientos comerciales
- destrezas computacionales sólidas
- cooperación entre gerentes y empleados
- personal experimentado y capacitado
- excelente atención al cliente
- precios convenientes para los servicios (**Figura 10-6**).

MENÚ

Depilación

con cera en cejas	$7,00
Depilación con cera en piernas completas	$75,00
Depilación americana del área del bikini	$40,00
Depilación con cera en manos y pies	$15,00
Depilación con cera en la zona del bozo o en el mentón	$15,00
Depilación con cera en axilas	$30,00
Depilación con cera en el pecho	$25,00

Faciales

Facial exprés	$25,00
Facial básico	$45,00
Facial de espalda	$80,00
Microdermoabrasión	Desde $80,00
Máscara corporal	$100,00

Maquillaje

Básicos de maquillaje	$30,00
Tintura para pestañas	$15,00

Servicios del salón

Cortes de cabello para niños (de menos de 12 años de edad)	Desde $25,00
Lavado y secado	Desde $35,00
Coloración permanente (no incluye corte)	Desde $65,00
Repaso de coloración	Desde $30,00
Extensiones de cabello	Se requiere una consulta gratuita
Alisamiento térmico del cabello	Desde $85,00

Servicios de barbería

Lavado y corte	$40,00
Recorte de barba o bigote	Desde $15,00
Afeitado con calor	$35,00
Manicura para hombres	$20,00
Pedicura para hombres	$50,00
Afeitada del cuello	$15,00

Uñas

con manicura	$25,00
Pedicura	$35,00
Manicura con gel	$30,00
Diseño de uñas	Desde $5,00
Rosado y blanco	$30,00
Reparación de uñas	$4,00

▲ **FIGURA 10-6** Ejemplo de lista de servicios.

ASIGNACIÓN DEL DINERO

Como operador de un negocio, usted siempre debe saber dónde se emplea su dinero. Es indispensable contar con un buen contador y un buen sistema contable. Las cifras de la **Tabla 10–1** le servirán como pauta para la asignación del dinero, pero pueden variar dependiendo de la localidad y la disciplina.

LA IMPORTANCIA DE LLEVAR REGISTROS

El buen funcionamiento comercial requiere de un sistema de registros simple y eficiente. Para cumplir con los requisitos tributarios y laborales locales, estatales y federales, es necesario contar con un adecuado sistema de registros comerciales. Los registros solamente tienen valor si son correctos, concisos y completos. Los métodos de registro adecuados incluyen llevar un registro preciso de todos los ingresos y gastos. El ingreso normalmente se clasifica como recibos de servicios y ventas minoristas. Los gastos incluyen alquiler, servicios públicos, seguros, salarios, publicidad, equipos y reparaciones. Conserve los talonarios de las chequeras, los cheques cancelados, los recibos y las facturas. Se recomienda contar con un contador profesional o un tenedor de libros con plena responsabilidad que lo ayude a

TABLA 10-1 PUNTOS DE REFERENCIA FINANCIEROS DE LOS SALONES, SPAS Y BARBERÍAS EN LOS ESTADOS UNIDOS

GASTOS	PORCENTAJE DEL INGRESO TOTAL BRUTO
Salarios y comisiones (incluye los impuestos de la nómina)	53,5
Alquiler	13
Insumos	5
Publicidad	3
Depreciación	3
Lavandería	1
Limpieza	1
Iluminación y electricidad	1
Reparaciones	1,5
Seguro	0,75
Teléfono	0,75
Varios	1,5
Gastos totales	85
Ganancia neta	15
Total	100

Cortesía de Kopsa Otte CPAs & Advisors en York, NE, famosa a nivel nacional por ser la única empresa de contabilidad que se especializa en salones y spas.

llevar adecuadamente los registros. El **cuadro 10-1** es una generalización y los porcentajes pueden variar de ciudad en ciudad. Por ejemplo, el alquiler en la ciudad de Nueva York puede constituir un porcentaje de las ventas diferente del de Duluth, Minnesota.

El término *contador con plena responsabilidad* se refiere a una persona capacitada para realizar todas las tareas, desde el registro de ventas y las nóminas de pago, hasta la generación de un informe de ganancias y pérdidas. La parte más importante de llevar registros es tener la habilidad de defender su empresa en caso de una audición del gobierno federal o estatal y tener pruebas precisas de todas las ventas realizadas y los impuestos pagados.

REGISTROS DE COMPRAS E INVENTARIO

La compra de insumos e inventario debe supervisarse con detenimiento. Los registros de compra lo ayudan a mantener un inventario perpetuo, lo que evita el exceso o la falta de insumos necesarios y también lo alertan sobre incidentes de hurto. Los registros de compra también le permiten establecer el valor neto del negocio a fin de año.

Conserve un inventario corriente de todos los insumos y clasifíquelos de acuerdo a su uso y valor minorista. Los insumos de consumo son aquellos que se usan en el funcionamiento comercial diario. Los productos que se venden a los clientes son los insumos minoristas. Ambas categorías tienen diferentes responsabilidades impositivas, por eso asegúrese de verificar con su contador de estar cargando los impuestos adecuados.

REGISTROS DE SERVICIOS

Conserve siempre los registros o las fichas de clientes que describen los tratamientos brindados y los productos vendidos a cada uno. Se recomienda el uso de un programa de software específico para este fin, destinado a salones, spas o barberías. Todos los registros de servicio deberán incluir el nombre y la dirección del cliente, la fecha en que recibió el servicio o efectuó la compra, el monto pagado, los productos empleados y los resultados obtenidos. También se deberán anotar las preferencias y gustos del cliente.

VERIFICACIÓN
¿Cuáles son los elementos de un plan básico de negocios?

DESCRIBIR EL ALQUILER DE ESTACIÓN

El alquiler de estación, conocido también *como alquiler de sillón*, implica el alquiler de una estación en un salón, spa o barbería. Esta práctica es muy común en las barberías en Estados Unidos. Muchas personas consideran el alquiler de estación como una alternativa más conveniente a ser dueño de una barbería.

¿SABÍA QUE…?

En la actualidad, el alquiler de estaciones es legal en todos los estados excepto en Pensilvania, donde está prohibido por ley. En Nueva Jersey, el consejo estatal no reconoce el alquiler de estaciones como un método aceptable de hacer negocios. Consulte las últimas leyes y regulaciones vigentes en su estado.

En un acuerdo de alquiler de estación, en general un profesional alquila una estación o un espacio de trabajo por un pago semanal que se paga al propietario del salón, spa o barbería. Los profesionales que alquilan una estación solo son responsables de su propia clientela, suministros, registros y contabilidad, y tienen la capacidad de ser sus propios jefes con una mínima inversión de capital.

El alquiler de estación es una situación recomendable para muchos profesionales que cuentan con una clientela considerable y estable, y que no dependen de la clientela general del negocio para mantenerse ocupados. Sin embargo, si no tiene reservas que le ocupen como mínimo el 70 por ciento del tiempo, el alquiler de estación podría no resultar ventajoso.

Aunque suene como una buena opción, el alquiler de estación tiene una serie de obligaciones, como por ejemplo las siguientes:

- Llevar registros para el impuesto a las ganancias y otros motivos legales.
- Pagar todos los impuestos, incluso mayor Seguro Social (el doble del de un empleado).
- Hacerse cargo del seguro contra demandas por negligencia profesional y el seguro médico adecuados.
- Cumplir con todas las responsabilidades que impone el Servicio de Recaudación de Impuestos (IRS) a los contratistas independientes. Para obtener más información, visite irs.gov y busque contratistas independientes.
- Utilizar su propio teléfono y sistemas de reservas.
- Reunir todas las tarifas de servicio, tanto sea que se hayan pagado en efectivo o mediante tarjeta de crédito.
- Crear todos los materiales profesionales, incluidos tarjetas de presentación y un menú de servicios.

- Comprar todos los insumos, incluidos los artículos para detrás del mostrador y los insumos y productos de venta minorista.
- Controlar y mantener el inventario.
- Administrar la compra de productos e insumos.
- Considerar el presupuesto para publicidad u ofrecer incentivos para asegurarse un flujo constante de nuevos clientes.
- Costear todo tipo de educación continua.
- Trabajar en un ambiente independiente en donde el trabajo en equipo prácticamente no existe y donde las normas del salón se interpretan en forma individual.
- Cumplir las leyes y regulaciones estatales. Actualmente, hay dos estados (Pennsylvania y Nueva Jersey) que no permiten el alquiler de estaciones; otros pueden requerir que cada inquilino de un establecimiento tenga su propia licencia y cuente con un seguro de responsabilidad civil individual. No deje de consultar con su agencia reguladora estatal.

Al alquilar una estación no tendrá los mismos beneficios que un empleado de un salón, spa o barbería, como licencias y vacaciones pagas. Recuerde que como arrendatario de estación, no ganará dinero si no trabaja. Quizás lo más importante es que debe continuar atrayendo nuevos clientes y mantener los que tiene, lo que implica trabajar en las horas que los clientes lo necesiten. Para obtener más información sobre el alquiler de estación como opción comercial, consulte el Alquiler de estación 101 de Milady: *Una guía para el estilista independiente.*

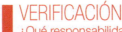

VERIFICACIÓN

¿Qué responsabilidades asume un profesional que alquila una estación?

IDENTIFICAR LOS COMPONENTES DE UN SALÓN, SPA O BARBERÍA EXITOSO

La única manera de garantizar que se mantendrá en el negocio y que tendrá un salón próspero es brindar un excelente servicio a sus clientes. Los clientes de su salón deben sentir que reciben una excelente atención y que tienen suficientes motivos para volver pronto. Para lograrlo, el salón, spa o barbería debe ser estéticamente atractivo, estar bien organizado, funcionar armónicamente y sobre todo, tener un nivel de limpieza excepcional.

PLANIFICAR LA DISTRIBUCIÓN

Una de las oportunidades más interesantes de su futuro emprendimiento es planear y construir la mejor distribución física para el tipo de salón que usted pretende tener. La mayor preocupación debe ser la máxima eficiencia. Por ejemplo, si abre un salón económico que ofrece servicios rápidos, deberá contar con varias estaciones y una recepción entre pequeña y mediana, porque los clientes entrarán y saldrán rápidamente del salón. Las ventas minoristas son fundamentales para que el negocio de la belleza sea rentable. Asegúrese de que los productos que lleva y el espacio que diseña reflejen la importancia de las grandes ventas minoristas (**Figura 10-7**).

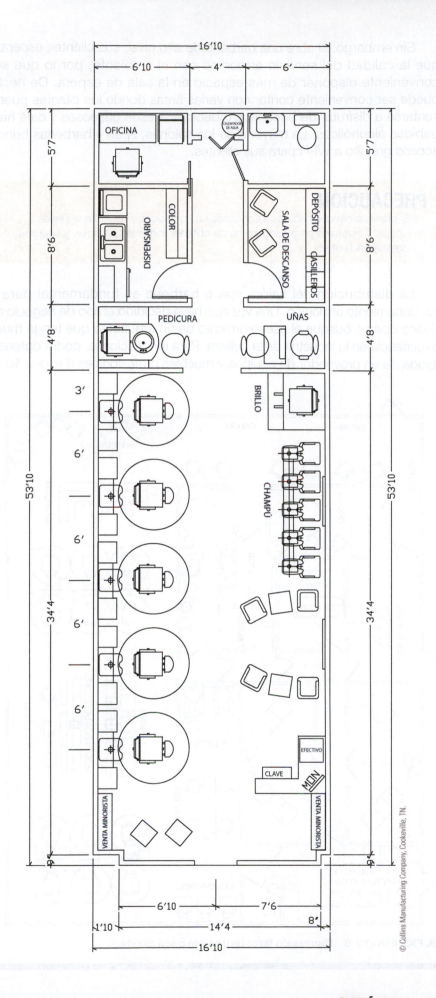

OFICINA

CALENTADOR DE AGUA

DISPENSARIO

COLOR

DEPÓSITO

CASILLEROS

SALA DE DESCANSO

PEDICURA

UÑAS

BRILLO

CHAMPÚ

EFECTIVO

CLAVE

VENTA MINORISTA

VENTA MINORISTA

16'10
6'10   4'   6'
5'7
8'6
4'8
3'
6'
6'
6'
6'
53'10
34'4
9'

5'7
8'6
4'8
53'10
34'4
9'

6'10   7'6
1'10   14'4   8'
16'10

© Collins Manufacturing Company, Cookeville, TN.

Sin embargo, si abre una barbería de alto nivel, sus clientes esperarán que la calidad del servicio armonice con el ambiente, por lo que será conveniente disponer de más espacio en la sala de espera. De hecho, puede ser conveniente contar con varias áreas donde los clientes puedan sentarse a disfrutar de bocaditos o bebidas, desde gaseosas y café hasta bebidas alcohólicas. La mayoría de los salones, spas y barberías brindan acceso gratuito a Wi-Fi para sus clientes.

PRECAUCIÓN

Si planifica ofrecer bebidas alcohólicas en su negocio, consulte las leyes locales y estatales para asegurarse de obtener todas las licencias y seguros correspondientes.

La distribución del salón, spa o barbería es fundamental para un funcionamiento armónico. Una vez que haya decidido el tipo de negocio que desea operar, busque el asesoramiento de un arquitecto que tenga mucha experiencia en la industria de la belleza. Para renovaciones, podrá obtener la ayuda de un proveedor de equipos y muebles profesionales (**Figura 10-8**).

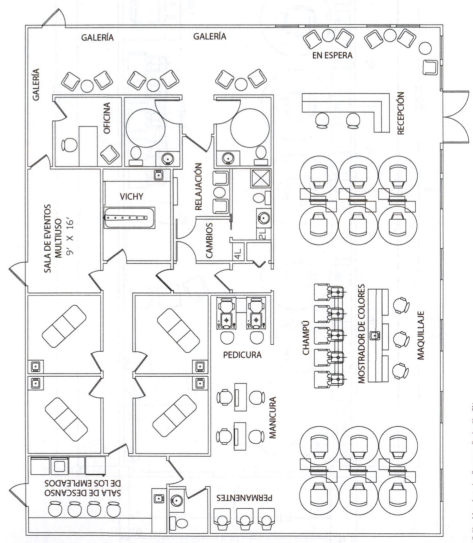

▲ **FIGURA 10-8** Distribución típica de un salón o spa grande.

© Collins Manufacturing Company, Cookeville, TN.

Idealmente, el diseño que desarrolle debe incluir lo siguiente:

- amplio espacio para los pasillos
- espacio para cada parte de los equipos
- espejos de calidad
- mobiliario, artefactos y equipos seleccionados con base en el costo, la durabilidad, la utilidad y la apariencia
- decoración y pintura que sea temática y agradable a la vista
- baños para clientes y empleados
- puertas e instalaciones con acceso para discapacitados
- buenos sanitarios e iluminación para prestar los servicios
- ventilación, aire acondicionado y calefacción
- tomacorrientes suficientes y capacidad eléctrica adecuada para el funcionamiento de todos los equipos
- áreas de almacenamiento
- áreas de exhibición
- recepción o sala de espera atractiva, equipada y cómoda.

Los costos para crear incluso un salón, spa o barbería pequeños en un espacio existente pueden variar entre los $75 y los $125 por pie cuadrado (0,09 metros cuadrados), como mínimo. La renovación de un espacio existente exige conocer los códigos de edificación y las restricciones del propietario antes de realizar cualquier modificación. Todos los aparatos sanitarios deben estar en la misma área y las conexiones eléctricas deben respetar el código. Si no es así, pagará miles de dólares de más. Antes de comenzar, deje por escrito todo lo que realice con los contratistas, empresas de diseño, fabricantes de equipo y arquitectos. Idealmente debería obtener tres presupuestos de todo lo que necesite, desde los contratistas y los servicios de limpieza hasta las estaciones del salón y los equipos. No sienta temor de negociar siempre que pueda.

Intente calcular cuánto ganará cada área del negocio para que pueda utilizar el espacio con eficacia. Un exhibidor de venta al por menor acogedor en el área de la recepción es una buena inversión. Por el contrario, un área de descanso para los empleados no genera ingresos. Además de considerar los costos para crear el negocio, necesitará financiar los gastos de funcionamiento. De hecho, deberá considerar la posibilidad de tener varios meses y hasta un año de gastos disponibles para ayudarlo a funcionar plenamente. La mayoría de los salones nuevos tardan aproximadamente seis meses en comenzar a operar en toda su capacidad.

ACTIVIDAD

El diseño de sus sueños

¿Cómo se vería el salón, el spa o la barbería de sus sueños? Intente diseñar un negocio que atraiga al tipo de clientes que usted desea, ofrezca los servicios en los que le gustaría especializarse y proporcione un ambiente de trabajo eficaz y cómodo para los profesionales de la belleza.

Haga dibujos, utilice palabras o intente hacer una combinación de ambos. Preste atención a los requisitos prácticos, pero también deje volar un poco su imaginación. ¿Tragaluces? ¿Una cascada? ¿Un toro mecánico? Escoja lo que quiera. ¡Es su sueño! Piense cómo podría dirigirse a los cinco sentidos a la vez.

PERSONAL

Su personal está compuesto por los trabajadores o empleados. El tamaño de su negocio determinará la cantidad de personal. Es posible que los salones, spas o barberías grandes requieran recepcionistas, asistentes y servicio de

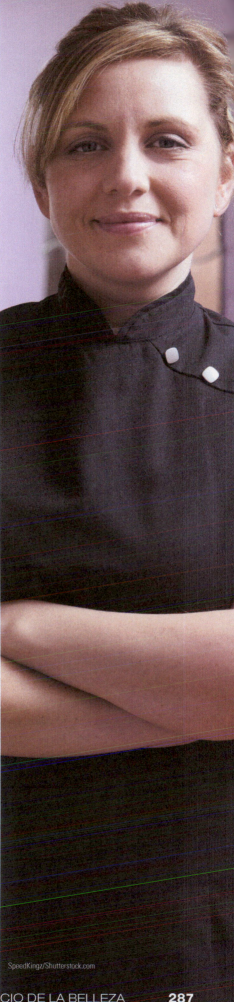

limpieza, además de una variedad de profesionales de belleza que estén especializados en diferentes temas. Por lo general, los establecimientos más pequeños contratan un tipo de personal que puede brindar más de un servicio. Por ejemplo, un barbero también puede ser colorista. Por último, ya sea que su salón sea grande o pequeño, sofisticado o económico, el éxito depende de la actitud y la calidad del trabajo que realiza el personal.

Cuando entreviste a empleados potenciales, tenga en cuenta lo siguiente:

- **Nivel de destreza.** ¿Cuál es su formación educativa? ¿Cuándo fue la última vez que asistieron a un evento educativo? ¿Cuánto tiempo han estado en la industria? ¿Qué pueden brindarle a la organización además de sus destrezas técnicas?
- **Arreglo personal.** ¿Luce como un profesional al que usted acudiría para que lo asesore en su presentación personal?
- **Imagen en relación con el negocio.** ¿Son demasiado modernos o conservadores para su ambiente? ¿Su imagen refleja la imagen del negocio?
- **Actitud general.** ¿Parecen ser mayormente positivos o negativos en las respuestas a sus preguntas? ¿Parecen tener motivación e iniciativa propias?
- **Destrezas de comunicación.** ¿Pueden entender sus preguntas? ¿Puede usted entender sus respuestas?
- **Antecedentes laborales.** ¿Han permanecido anteriormente en un negocio muchos años o han pasado de salón en salón? ¿Traen una clientela o esperan que usted construya una para ellos?

Es fundamental tomar buenas decisiones al contratar personal. Corregir decisiones equivocadas en la contratación de personal es algo costoso y doloroso para todos los implicados y podría ser más complicado de lo que uno cree.

NÓMINA Y BENEFICIOS PARA EMPLEADOS

Para tener una empresa exitosa, en la que todos se sientan apreciados y felices de trabajar con dedicación para servir bien a los clientes, usted deberá estar dispuesto a compartir el éxito con su personal cuando pueda hacerlo financieramente. Puede hacerlo de diferentes maneras:

- Haga que el pago de los salarios sea su máxima prioridad. En la adjudicación de fondos, esto deberá aparecer en primer lugar. También debe ser el gasto mayor.
- Cada vez que le sea posible, ofrezca a los empleados leales y que se esfuerzan tantos beneficios como pueda. Puede cubrir el costo de esos beneficios o simplemente ponerlos a disposición de sus empleados para que decidan si pueden cubrir los costos por sí mismos.
- Ponga a disposición de los miembros del personal un cronograma de evaluaciones del empleado. Deje en claro qué se espera de ellos si desean recibir aumentos de salario.
- Cree y mantenga una política de propinas. Una buena idea consiste en que tanto los empleados como los clientes sepan exactamente qué es lo que se espera. También es importante estar familiarizado con las leyes impositivas sobre las propinas.
- Exprese el plan de pagos completo por escrito.
- Cree incentivos al brindarles a sus empleados la oportunidad de ganar más dinero, premios o entradas a eventos educativos y exhibiciones del rubro. Las recompensas pueden inspirar a los empleados a trabajar más.
- Implemente políticas comerciales y apéguese a ellas. Todas las personas en el salón deben regirse por las mismas normas, incluido usted mismo.

MANEJO DEL PERSONAL

Como propietario de un negocio, una de las tareas más desafiantes será la de manejar al personal. Al mismo tiempo, liderar a su equipo también puede ser muy gratificante. Si es hábil para manejar personas, podrá tener un impacto positivo en la vida de sus empleados y en sus capacidades para ganarse la vida. Si no le es natural manejar personas, no se desespere. La gente puede aprender a dirigir personal de la misma forma en la que se aprende a conducir un automóvil o a proporcionar servicios para el cabello. Recuerde que manejar personal es un trabajo serio. Ya sea que lo haga con naturalidad o no, le tomará un tiempo familiarizarse con el rol.

Recursos humanos (abreviado RR. HH.) es una especialidad en sí misma. No solo se trata de cómo debe gestionar los empleados, sino también de lo que puede o no puede decir al contratar, administrar o despedir personal. Todos los empleadores deben conocer las diferentes leyes de derecho civil, incluidas las regulaciones de la Comisión para la Igualdad de Oportunidades Laborales (EEOC, por sus siglas en inglés) y la Ley para Estadounidenses con Discapacidades (ADA, por sus siglas en inglés), que se aplica a las contrataciones y despidos, además del diseño del negocio en cuanto a la accesibilidad. Todas las empresas deben contar con políticas para el personal y un manual de procedimientos escritos que cada empleado debe leer y firmar. Si elige utilizar una empresa de pagos, le pueden brindar servicios de RR. HH. y manuales del empleado por una tarifa nominal. Mientras más sistemas documentados para la administración de recursos humanos posea, mejor.

Existen muchos libros excelentes, tanto dentro como fuera de la industria de la belleza, que puede utilizar como recurso para aprender a manejar a los empleados y el personal. Dedique una tarde a buscar en Internet o en una librería local información acerca del tema y compre los materiales o regístrese en clases que lo puedan informar e instruir. Una vez que haya reunido una base de información amplia, podrá seleccionar una técnica o un estilo que se adecue a su personalidad y a su salón, spa o barbería.

LA RECEPCIÓN

La mayoría de los propietarios creen que la calidad y el precio de los servicios son los elementos más importantes de un salón, spa o barbería exitoso. Ciertamente son de gran importancia, pero muchas veces se ignora la recepción, que es el centro de operaciones de un negocio. Los mejores negocios emplean recepcionistas profesionales para manejar el trabajo de atender las llamadas telefónicas, hacer las reservas, recibir a los clientes y ocuparse de sus necesidades.

EL ÁREA DE RECEPCIÓN

La primera impresión es la que cuenta y, debido a que la zona de recepción es lo primero que el cliente ve, debe ser atractiva, sugerente y cómoda. Este es el centro neurálgico de su negocio, donde se expondrán los productos de venta al por menor, se centralizará el sistema de telefonía, se llevarán a cabo las transacciones comerciales y donde estará el recepcionista si es que contrata a uno.

Asegúrese de que la zona de recepción esté provista de tarjetas de presentación y de una lista de precios bien visible, de manera que los clientes sepan cuánto deberán pagar por cada servicio.

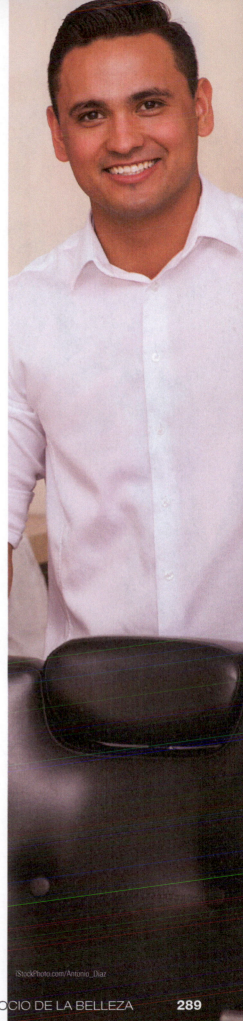

iStockPhoto.com/Antonio_Diaz

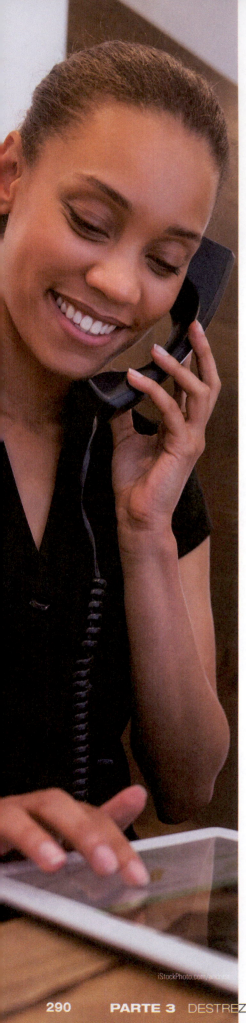

EL RECEPCIONISTA

Un recepcionista bien capacitado es fundamental para la vida del negocio, porque es la primera persona y la última que entra en contacto con los clientes. El recepcionista debe tener una imagen que refleje su marca, debe ser agradable, tener paciencia, saludar a cada cliente con una sonrisa y llamarlos por su nombre. El servicio eficiente, amistoso y consistente fomenta la buena voluntad, la confianza y la satisfacción.

Además de cumplir el importante papel de recepción, el recepcionista maneja otras funciones importantes, incluidas contestar el teléfono, manejar el libro de citas, avisar a los profesionales de belleza cuando llega un cliente, preparar la agenda de citas para el personal y recomendar productos y servicios adicionales a los clientes. El recepcionista debe tener un conocimiento completo de los productos minoristas que se venden en el salón, a fin de servir como vendedor y fuente de información para los clientes.

Durante los períodos de poca actividad, se acostumbra que el recepcionista cumpla con otras obligaciones y actividades como ordenar la zona de recepción y mantener informes diarios y de inventario. Las llamadas personales o los proyectos personales se realizan en el tiempo libre, no en el trabajo.

RESERVA DE CITAS

La responsabilidad fundamental de un recepcionista es la reserva de citas. Esto se debe realizar con cuidado porque los servicios en la página de citas se venden en términos de tiempo. Las citas deben estar programadas de modo tal que se optimice el uso del tiempo de todos: tanto el del cliente como el del profesional de la belleza. Lo ideal sería que el cliente no tenga que esperar por un servicio y que el profesional no tenga que esperar a su siguiente cliente.

La reserva de citas es el principal trabajo del recepcionista, pero cuando este no esté disponible, el propietario, gerente del salón o cualquiera de los demás profesionales de un negocio pequeño pueden ayudar con las reservas. Es muy importante que cada persona que trabaje en el área de recepción sepa cómo reservar una cita y cuánto tiempo se requiere para cada servicio. Sin importar quién reserve la cita, cualquier persona que conteste el teléfono o atienda a clientes deberá tener una voz y una personalidad agradables.

EL LIBRO DE CITAS

El libro de citas ayuda a los profesionales a organizar su tiempo para satisfacer las necesidades de sus clientes. Deberá reflejar con precisión lo que sucede en el salón, spa o barbería en cada momento. En los establecimientos más grandes, el recepcionista prepara el cronograma de citas para el personal; en los salones más pequeños, cada persona prepara su propio cronograma (**Figura 10-9**).

El libro de citas se ha ido computarizando cada vez más y es más fácil acceder a su información a través del sistema digital del negocio. O también puede ser un libro impreso real ubicado en la recepción. Algunos salones poseen sitios web con sistemas de reservas en línea que se conectan al software de administración.

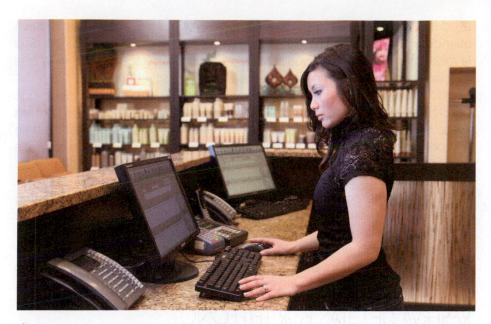

▲ FIGURA 10-9 Libro de citas computarizado.

EL TELÉFONO

Una parte importante del negocio de la belleza se maneja por teléfono. Los buenos hábitos y técnicas en el uso del teléfono permiten al propietario y a los empleados de un salón aumentar sus actividades y mejorar las relaciones con los clientes y proveedores. Con cada llamada, una respuesta gentil y apropiada ayudará a construir la reputación del salón. Por ejemplo: "Gracias por llamar a Spa Milady, habla Shannon. ¿En qué puedo ayudarle?".

PLANIFICACIÓN EFICIENTE

Debido a que la zona puede ser ruidosa, las llamadas comerciales a los clientes y proveedores deben hacerse en los momentos más tranquilos del día o desde un sector silencioso del salón. El protocolo para llamadas telefónicas es el siguiente:

* Emplee una voz agradable, hable claramente y con un lenguaje correcto. La sonrisa en su cara se reflejará en su voz y eso es de gran importancia.
* Muestre interés cuando hable con un cliente o con un proveedor.
* Sea cortés, respetuoso y gentil con todas las personas que llamen, aun con quienes pongan a prueba los límites de su paciencia.
* Sea diplomático. No diga nada que irrite a la persona del otro lado de la línea.

LLAMADAS ENTRANTES

A menudo, una llamada entrante es la primera impresión del cliente sobre su negocio. Los clientes normalmente llaman con anticipación para solicitar el profesional de la belleza de su preferencia para cada cita, pero también pueden llamar para cancelar o cambiar una cita. La persona que contesta el teléfono debe contar con las destrezas telefónicas necesarias para manejar estas llamadas.

Cuando conteste el teléfono, diga: "Buenos días (tardes o noches), gracias por comunicarse con el Salón Milady. ¿Cómo puedo ayudarlo?" o "Gracias por llamar a Barbería Milady. Habla Jonathan. ¿En qué puedo ayudarlo?". Algunos negocios piden que se proporcione el nombre de quien atiende el teléfono a la persona que llama. Las primeras palabras que diga le mostrarán a la persona que llama algo sobre su personalidad. Haga que las personas que llaman sepan que se alegra de escucharlos.

Conteste rápidamente el teléfono. Una regla general es no dejar que el teléfono suene más de cuatro veces. En sistemas con más de una línea, si entra una llamada mientras está hablando por otra línea, pídale a la primera persona que le permita dejarla en espera, conteste la segunda llamada y pida que lo esperen mientras termina con la primera llamada. Tome las llamadas en el orden de entrada.

Si no cuenta con la información solicitada por la persona que llama, puede dejarla en espera mientras busca la información u ofrecerle responder su llamada apenas consiga la información solicitada.

No hable con un cliente a su lado mientras habla con alguien por teléfono. Tenga una conversación a la vez, para evitar brindar un mal servicio a más de un cliente.

RESERVA DE CITAS POR TELÉFONO

Cuando tome reservas para citas, tome nota del nombre y apellido del cliente, su número de teléfono, dirección de correo electrónico y el servicio reservado. Muchos negocios llaman al cliente uno o dos días antes para reconfirmar la cita reservada. Los sistemas automatizados pueden enviar una confirmación por correo electrónico o incluso por mensaje de texto.

Todos los empleados deben estar familiarizados con los productos y servicios disponibles en el salón, el spa o la barbería y sus precios, al igual que con los profesionales que brindan servicios específicos, por ejemplo la microdermoabrasión. Asigne trabajos con equidad. No programe seis citas para un profesional y solo dos para otro, a menos que sea necesario dado que tienen especialidades distintas.

Sin embargo, si alguien llama para reservar una cita con un profesional en particular en un determinado día y hora, haga todos los esfuerzos para satisfacer el pedido del cliente. Si ese profesional de la belleza no está disponible, puede manejar la situación de una de las siguientes maneras:

- Sugiera otros horarios en que el profesional esté disponible.
- Si el cliente no puede asistir en ningún otro horario, sugiera a otro profesional.
- Si el cliente no quiere probar con otro profesional, ofrézcase a llamarlo si hay una cancelación en el momento requerido.

MANEJO DE QUEJAS TELEFÓNICAS

Manejar las quejas, particularmente por teléfono, es una tarea difícil. Probablemente la persona que llama esté alterada e irascible. Responda en forma controlada, con tacto y cortesía, sin importar las circunstancias. Recién entonces la persona que llama sentirá que recibió un trato justo.

El tono de su voz debe ser comprensivo y tranquilizador. Su forma de hablar debe convencer a la persona que llama de que usted está realmente preocupado por la queja. No interrumpa a la persona que llama. Después de escuchar la queja completa, trate de resolver la situación rápida y eficazmente.

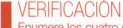
VERIFICACIÓN
Enumere los cuatro componentes de un salón, spa o barbería exitoso.

ENUMERAR LAS ESTRATEGIAS DE MARKETING PARA CONSTRUIR SU NEGOCIO

El propietario de un nuevo salón, spa o barbería querrá tener el negocio listo y funcionando lo antes posible para comenzar a obtener ganancias y empezar a pagar las deudas. Este es el momento en que el marketing (una estrategia respecto de cómo se compran, venden e intercambian los bienes y servicios) entra en acción. Piense en el marketing como el método que utilizará para atraer y retener clientes satisfechos. Es el medio para venderse y promover su negocio.

De acuerdo a una encuesta de la Asociación Profesional de Belleza (PBA, Professional Beauty Association), los tres métodos principales por los que los clientes encuentran un proveedor de servicio son los siguientes:

1. recomendación o derivación
2. una ubicación conveniente
3. publicidad.

Teniendo en cuenta este dato, probablemente, el foco de muchas de sus estrategias de marketing debería apuntar a responder una pregunta: ¿Qué le dicen sus clientes a sus amigos acerca de su negocio?

MARKETING VIRAL

La versión moderna del boca en boca es *el marketing viral*, que, a pesar de los diferentes tipos de medios, aún sigue adoptando la forma de referencias y recomendaciones. Es la comunicación personal acerca de un servicio o producto entre los clientes objetivo y sus amigos, parientes y socios. La técnica del marketing viral pasa su mensaje a cientos e incluso miles de clientes potenciales a través de los sitios de redes sociales y campañas de correo electrónico.

El marketing viral es un fenómeno de la era digital que usted puede utilizar, y tal vez ya haya utilizado, para difundir su marca gracias a los clientes que estén tan entusiasmados con sus servicios como para promocionarlos entre sus amigos, familiares y en las redes interpersonales que pueden llegar a otros miles de personas.

LAS REDES SOCIALES PARA PROPIETARIOS DE NEGOCIOS

Ya hemos hablado de las redes sociales como herramienta comercial en capítulos anteriores, pero vale la pena insistir en la fuerza de esta plataforma para atraer a una comunidad de personas y comunicarse con ella, así como en el hecho de que se trata de un vehículo ideal para el marketing viral. Las redes sociales le permiten acortar distancias geográficas y culturales para llegar a distintas personas con intereses y deseos similares. Es un medio para atraer seguidores y para que otras personas lo promocionen a usted y a su negocio por medio del marketing viral.

Esto se logra proporcionando contenido que sea valioso y relevante para su audiencia de forma coherente, así como distintas vías de interacción de su marca por fuera del salón, spa o barbería. Estas son algunas maneras en que usted puede utilizar las redes sociales para proporcionar contenido relacionado con su negocio de forma coherente:

- Escriba un blog que refleje sus conocimientos, su talento y sus destrezas, con recursos y datos útiles sobre belleza y bienestar.
- Publique los consejos de belleza y bienestar del día.

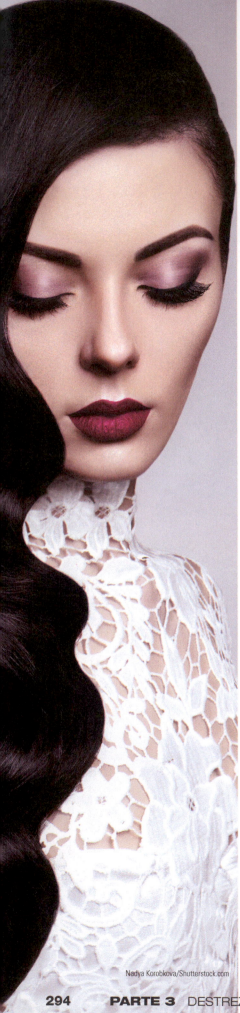
Nadya Korobkova/Shutterstock.com

- Cree vínculos con marcas de productos cosméticos y de belleza, y publique su reseña personal sobre los productos nuevos.
- Inicie una columna de consejos sobre belleza y bienestar.

No olvide seguir las mejores prácticas para redes sociales del capítulo 2, "La imagen profesional".

SUGERENCIA

Este capítulo ofrece un panorama general de los temas complejos relacionados con la propiedad de un salón, spa o barbería. Existen muchos recursos en Internet para seguir estudiando. Estos pueden ayudarlo a comenzar:

Diseño

- http://www.beautydesign.com
  Haga clic en la pestaña Design Center (Centro de diseño) en el extremo superior, para ver varios diseños y fotos de salones de todo el mundo.
- http://www.collinsmfgco.com
  Visite la galería y las opciones de diseño de este fabricante de equipos para salones, spas y barberías.

Recursos humanos

- http://www.dol.gov/compliance/guide
  Esta es la guía en línea de derecho laboral del Departamento de Trabajo de los Estados Unidos.
- http://www.eeoc.gov
  Investigue las regulaciones relevantes en relación con la igualdad de oportunidades de empleo en el sitio web de la Comisión de Igualdad de Oportunidades de Empleo de los Estados Unidos; consulte el manual de cumplimiento.
- http://www.hr.blr.com
  Este sitio ofrece informes de índole legal y comercial, relacionados con los RR. HH. Encuentre foros, docenas de temas y regulaciones por estado.

Propiedad y funcionamiento de una pequeña empresa

- http://www.business.com
  Encuentre asesoría respecto de temas comerciales de la A a la Z y recursos comerciales para contabilidad, ventas, marketing, tecnología, etc.
- http://www.isquare.com
  Asesoría para la pequeña empresa.
- http://www.salonbuilder.com
  Encuentre información sobre cómo comenzar un negocio en la industria de la belleza.
- http://www.strategies.com
  Este sitio ofrece seminarios, capacitación y asesoría para el crecimiento de salones, spas y barberías.

Software para salones, spas y barberías.

- http://www.harms-software.com
- http://www.shortcuts.net
- http://www.salonbizsoftware.com
- http://www.saloniris.com
- http://www.salon-software.com

PUBLICIDAD

El término *publicidad* abarca iniciativas de promoción por las que se paga y cuyo objetivo directo es incrementar la actividad comercial.

La publicidad incluye todas las actividades para promocionar su salón, spa o barbería, desde avisos en el diario o la radio hasta eventos de caridad en los que participe el negocio, tales como exhibiciones de moda o eventos comunitarios. A fin de crear el deseo de obtener un producto o servicio, la publicidad debe atraer y mantener la atención de los lectores, radioescuchas o televidentes.

Una vez más, los clientes satisfechos son el mejor método publicitario, de modo que haga felices a sus clientes (**Figura 10-10**). Luego, haga que sus clientes trabajen para usted. Desarrolle un programa de recomendaciones y un programa de lealtad donde el cliente que recomienda obtenga algún tipo de recompensa.

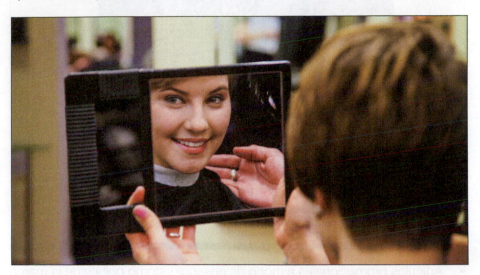

▲ **FIGURA 10-10** La satisfacción del cliente es su mejor publicidad.

Si tiene alguna experiencia en la creación de publicidad, puede decidir organizar su propia campaña. Otra opción es contratar a una agencia o pedirle al periódico o a la radio locales que le ayuden a producir un aviso. Como regla general, el presupuesto de publicidad no debe exceder el 3 por ciento de su ingreso bruto. Asegúrese de planificar con anticipación las festividades y los eventos anuales especiales, tales como bailes escolares, la víspera del Año Nuevo o la temporada de bodas.

Asegúrese de saber lo que está pagando. Ponga todo por escrito. Ningún tipo de publicidad le garantizará que conseguirá negocios. En ocasiones, las circulares locales pueden funcionar bien. Debe conocer a su clientela, los tipos de medios de comunicación que usan y los tipos de mensajes que les resultan atractivos.

A continuación encontrará algunas herramientas que puede utilizar para atraer a los clientes a su salón, spa o barbería:

- Cupones y anuncios publicitarios en periódicos.
- Un sitio web.
  Si no tiene un gran presupuesto ahora, compre su nombre de dominio y mantenga la titularidad actualizada. Puede crear un sitio sin mucho gasto y mientras su negocio crece, puede agrandarlo para que tenga muchas páginas y funciones. Un sitio web es una forma fácil para que los nuevos clientes lo encuentren en las búsquedas de internet o en enlaces que comparten sus amigos.
- Boletines enviados por correo electrónico y descuentos especiales para los clientes que acepten recibir esos correos (**Figura 10-11**).
  Incluya siempre *un vínculo para dar de baja* la suscripción. También puede comprar listas de correos electrónicos que apunten a su demografía para ayudarlo a armar su lista de subscriptores.
- Promociones mediante el sitio web, incluidas las que aparecen en su propio sitio, sitios web de redes sociales y blogs.
- Correo directo a listas de correo y a clientes actuales.
- Avisos clasificados.

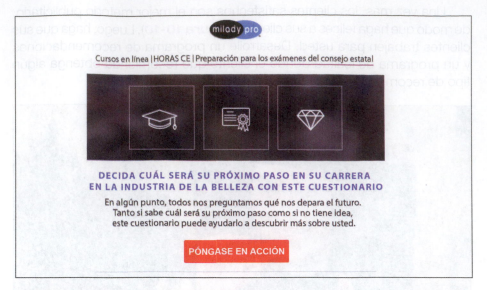

milady pro

Cursos en línea | HORAS CE | Preparación para los exámenes del consejo estatal

DECIDA CUÁL SERÁ SU PRÓXIMO PASO EN SU CARRERA EN LA INDUSTRIA DE LA BELLEZA CON ESTE CUESTIONARIO

En algún punto, todos nos preguntamos qué nos depara el futuro. Tanto si sabe cuál será su próximo paso como si no tiene idea, este cuestionario puede ayudarlo a descubrir más sobre usted.

PÓNGASE EN ACCIÓN

▲ **FIGURA 10-11** Las campañas por correo electrónico pueden llegar a los clientes actuales y potenciales y atraerlos al salón.

- Artículos promocionales a modo de obsequio, como peines de la marca o paquetes de artículos de venta al por menor, como por ejemplo champús y colonias.
- Vitrinas que atraigan la atención y destaquen el salón y los productos de venta al por menor.
- Publicidad en la radio.
- Publicidad en la televisión.
- Eventos comunitarios: concurrir a eventos comunitarios como voluntarios en clubes masculinos y femeninos, funciones de la iglesia, reuniones políticas, actividades de caridad y en programas de entrevistas en radio y televisión.
- Hacer donaciones de sus servicios para organizaciones locales, por ejemplo en eventos para recaudar fondos para escuelas.
- Recomendaciones de clientes.
- Videos en el salón para promocionar sus productos y servicios.
- Crear un mensaje de espera que exprese los mejores atributos de su salón.

Muchas de estas formas lo ayudarán a atraer nuevos clientes, sin embargo, el primer objetivo de toda empresa debería ser mantener a los clientes actuales. Se necesitan al menos tres visitas al salón para que un nuevo cliente se convierta en un cliente fiel. Estimule a su personal para que sus clientes reserven previamente las citas: el simple hecho de que el cliente haya visitado el salón 100 veces no significa que volverá. Si tiene instalado en el lugar un sistema para reservar previamente las citas, está asegurando negocio a futuro. Una vez que tenga una clientela fiel, es mucho más barato ofrecerles promociones. Es por eso que debería hacer un seguimiento de cada visita para determinar la satisfacción del cliente y comunicarse personalmente con los clientes que no hayan visitado el salón durante más de dos meses.

VENDER EN EL SALÓN, SPA O BARBERÍA

Un aspecto importante del éxito financiero de un negocio de la belleza implica *la venta de servicios adicionales* (agregar servicios extras), *la publicidad cruzada* (incentivar al cliente que reservó un servicio a que agregue otro) y *la venta al por menor* (vender productos para uso en el hogar o de mantenimiento). No importa el tamaño o el estilo de su negocio, agregar servicios y ventas minoristas a su servicio representa un ingreso adicional. Recuerde: sus clientes gastarán dinero durante sus visitas. Es su trabajo incentivar a los clientes a que inviertan en servicios y en artículos de venta al por menor que harán que vuelvan a buscar más y los ayudará a mantener la apariencia que usted contribuyó a conseguir.

Es importante que nosotros como profesionales nos sintamos seguros de vender servicios y productos de venta el por menor. Elimine cualquier sentimiento negativo o estereotipos que tenga con respecto a las ventas o los vendedores y empiece de cero. Los profesionales serviciales e informados consideran la atención al cliente como su principal prioridad. Estas personas juegan un papel muy importante en las vidas de sus clientes y son muy valiosos para ellos porque ofrecen buenos consejos. De hecho, tanto los propietarios de salones como los estilistas exitosos se ganan la vida ofreciendo consejos de belleza y bienestar todos los días (**Figura 10-12**).

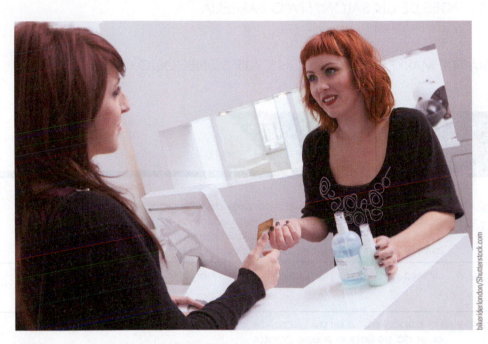

▲ **FIGURA 10-12** La venta de artículos al por menor beneficia a todos.

■ VERIFICACIÓN
Enumere cinco herramientas de publicidad que puede utilizar para atraer a los clientes a su salón, spa o barbería.

PONER EN PRÁCTICA EL NEGOCIO DE LA BELLEZA

¡Felicitaciones por completar este capítulo! Antes de continuar, tómese un momento para pensar cómo estos temas sobre el negocio de la belleza pueden aplicarse a su disciplina particular. Analice, junto a un compañero o en un grupo de estudio, qué tipo de propiedad le interesa más (o si prefiere alquilar una estación, o ninguno de los anteriores), los elementos de diseño o las características que prefiere para su propio salón, spa o barbería, dónde le gustaría que esté ubicada, qué clientela tendría, en qué se especializaría, etc.

PROGRESO DE LAS COMPETENCIAS

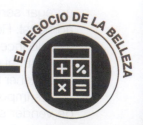

EL NEGOCIO DE LA BELLEZA

¿Cómo le está yendo con el negocio de la belleza? **A continuación, marque los Objetivos de aprendizaje del Capítulo 10 que considere que ha dominado; deje sin marcar aquellos objetivos a los que deberá volver:**

☐ EXPLICAR EL NEGOCIO DE LA BELLEZA.

☐ DESCRIBIR LOS REQUISITOS NECESARIOS PARA TENER UN NEGOCIO.

☐ DESCRIBIR EL ALQUILER DE ESTACIÓN.

☐ IDENTIFICAR LOS COMPONENTES DE UN SALÓN, SPA O BARBERÍA EXITOSO.

☐ ENUMERAR LAS ESTRATEGIAS DE MARKETING PARA CONSTRUIR SU NEGOCIO.

GLOSARIO

acuerdos por escrito	pág. 274	documentos que rigen la apertura de un negocio, incluidos los contratos de arrendamiento, los contratos con los proveedores y los empleados, etc. que detallan, generalmente con fines legales, los roles y la naturaleza de la actividad y el intercambio comercial.
capital	pág. 275	dinero necesario para invertir en un negocio.
declaración de la misión y la visión	pág. 272	un panorama a largo plazo de lo que será el negocio y cómo lucirá cuando se llegue a ese punto.
demografía	pág. 274	información sobre una población específica, incluidos datos sobre la raza, la edad, los ingresos y el nivel educacional.
funcionamiento del negocio	pág. 275	los procesos o actividades permanentes y recurrentes que forman parte del funcionamiento de un negocio a fin de producir ingresos y valor.
insumos de consumo	pág. 282	insumos que se usan en el funcionamiento diario del negocio.
insumos minoristas	pág. 282	insumos que se venden a los clientes.
leyes y reglamentaciones comerciales	pág. 274	todas y cada una de las leyes y reglamentaciones locales, estatales y federales que debe cumplir cuando decide abrir su negocio o alquilar una estación.
llevar registros	pág. 275	mantenimiento de registros precisos y completos de todas las actividades comerciales de su negocio.

Capítulo 2

1. Mann, Charles Riborg. *Un estudio de educación en ingeniería*. New York, NY: Fundación Carnegie, 1918. 106–107.

2. Mehrabian, Albert. *Mensajes silenciosos*. Belmont, CA: Wadsworth Publishing Company, Inc., 1971.

Capítulo 6

1. Departamento de Trabajo de los EE. UU.y Administración de Salud y Seguridad Ocupacional. "OSHA QuickCard – Folletos Informativos de Seguridad sobre la Comunicación de Riesgos", 2015. https://www.osha.gov/Publications/HazComm_QuickCard_SafetyData.html

Capítulo 8

1. Asociación Profesional de Belleza (Professional Beauty Association). *Resumen económico de la industria de los salones y de los spas - mayo de 2014*, 2014. https://www.finance.senate.gov/imo/media/doc/Professional%20Beauty%20Association-%202014%20Economic%20Snapshot%20of%20the%20Salon%20Industry.pdf